Elogios à obra *O Poder de Cura dos 5 Elementos*:

"Quando está em seu elemento natural, você se sente saudável, feliz e completo. Em seu livro *O Poder de Cura dos 5 Elementos*, Lindsay Fauntleroy nos conduz, etapa a etapa, pelos cinco elementos da natureza – Água, Madeira, Fogo, Terra e Metal –, e nos faz lembrar de que não estamos separados da natureza; de que a natureza é nosso espelho, refletindo de volta nossas necessidades mais profundas. Este livro é medicina para a alma."

– Gail Parker, PhD, autora de
Restorative Yoga for Ethnic and Race-Based Stress and Trauma e de *Transforming Ethnic and Race-Based Traumatic Stress with Yoga*

"O conhecimento de Fauntleroy é profundamente sólido. Ele atravessa continentes, culturas, tradições e séculos, e torna-se ainda mais poderoso com as reflexões pessoais e profundas da autora acerca de nossa vida e nossos tempos [...]. Recomendo *O Poder de Cura dos 5 Elementos* para todos que se inspiram a buscar, apoiar e integrar a cura pela qual tanto nós quanto nosso mundo ansiamos."

– Alaine D. Duncan, acupunturista, psicoterapeuta de experiência somática, autora de *The Tao of Trauma*

"Uma abordagem inspiradora, sagrada e moderna de tradições medicinais e sabedoria ancestral."

– Ashley River, autora de *Tending to the Sacred* e de *Messages from the Heart of the Divine*

"Uma rica tapeçaria de conhecimento, narrativas pessoais e práticas de cura, entrelaçados com paixão e criatividade. Lindsay Fauntleroy é uma mestra na arte da cura e professora. Ela tem a rara capacidade de tornar os princípios da cura sutil acessíveis à nossa vida diária, invocando suas próprias experiências, exemplos de casos, referências transculturais, músicas e filmes. A integração que Lindsay faz entre a terapia com florais e a jornada da alma por meio dos cinco elementos demonstra uma compreensão verdadeiramente alquímica do casamento dos opostos, e é apenas um dos momentos de revelação que você encontrará neste livro."

– Patricia Kaminski e Richard Katz,
diretores da Flower Essence Society

"Uma exploração revolucionária e inovadora dos sistemas de cura ancestrais como medicina moderna. Lindsay Fauntleroy é uma guia sábia, generosa e fidedigna, que conseguiu tornar acessíveis, relevantes e prazerosos esses ensinamentos profundos, sem comprometer sua profundidade."

– Sebene Selassie, autora de *You Belong*

"Este livro reúne pesquisas da autora, trabalho interior pessoal e uma vasta experiência clínica com essências florais, medicina chinesa, yoga e psicologia indígena para criar um guia de valor inestimável para a prática de medicina da alma. [...] Ele convida você a abrir os olhos para a magia do mundo ao seu redor."

– Lorie Eve Dechar, autora de *Five Spirits* e *The Alchemy of Inner Work*

O PODER DE CURA DOS 5 ELEMENTOS

Lindsay Fauntleroy

O PODER DE CURA DOS 5 ELEMENTOS

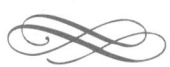

Uma Abordagem Inovadora dos Sistemas de Cura Ancestrais para Alcançar Equilíbrio Energético e Libertar o seu Poder Pessoal

Tradução
Martha Argel

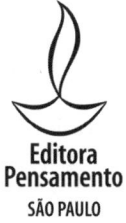

Editora
Pensamento
SÃO PAULO

Título do original: *In Our Element – Using the Five Elements as Soul Medicine to Unleash Your Personal Power*.

Copyright © 2022 Lindsay Fauntleroy L.Ac..

Copyright da edição brasileira © 2023 Editora Pensamento-Cultrix Ltda.

1ª edição 2023.

Arte interna nas páginas 34, 47, 83, 134, 185, 231 – Departamento de Arte da Llewellyn.

Ilustrações internas: Hollis Maloney.

Todos os direitos reservados. Nenhuma parte deste livro pode ser reproduzida ou usada de qualquer forma ou por qualquer meio, eletrônico ou mecânico, inclusive fotocópias, gravações ou sistema de armazenamento em banco de dados, sem permissão por escrito, exceto nos casos de trechos curtos citados em resenhas críticas ou artigos de revista.

A Editora Pensamento não se responsabiliza por eventuais mudanças ocorridas nos endereços convencionais ou eletrônicos citados neste livro.

Editor: Adilson Silva Ramachandra
Gerente editorial: Roseli de S. Ferraz
Preparação de originais: Marie Romero
Gerente de produção editorial: Indiara Faria Kayo
Editoração eletrônica: Join Bureau
Revisão: Ana Lúcia Gonçalves

Dados Internacionais de Catalogação na Publicação (CIP)
(Câmara Brasileira do Livro, SP, Brasil)

Fauntleroy, Lindsay

O poder de cura dos 5 elementos: uma abordagem inovadora dos sistemas de cura ancestrais para alcançar equilíbrio energético e libertar o seu poder pessoal / Lindsay Fauntleroy; tradução Martha Argel. – São Paulo: Editora Pensamento, 2023.

Título original: In our element: using the five elements as soul medicine to unleash your personal power.
Bibliografia.
ISBN 978-85-315-2303-8

1. Medicina oriental 2. Terapia alternativa I. Título.

23-155441 CDD-615.85

Índices para catálogo sistemático:
1. Terapia alternativa 615.85
Eliane de Freitas Leite – Bibliotecária – CRB 8/8415

Direitos de tradução para o Brasil adquiridos com exclusividade pela
EDITORA PENSAMENTO-CULTRIX LTDA., que se reserva a
propriedade literária desta tradução.
Rua Dr. Mário Vicente, 368 – 04270-000 – São Paulo – SP – Fone: (11) 2066-9000
http://www.editorapensamento.com.br
E-mail: atendimento@editorapensamento.com.br
Foi feito o depósito legal.

Sumário

Práticas de Medicina da Alma 7

Referência Rápida: Resumo das Lições para a Alma 9

Aviso Legal 11

Introdução 13

Capítulo 1 – Mudando Nossa Lente 37

Capítulo 2 – Trabalhando com os Elementos 55

Capítulo 3 – Águas Sagradas 67

Capítulo 4 – Madeira em Movimento 111

Capítulo 5 – Fogo Dançante 173

Capítulo 6 – Terra Firme 235

Capítulo 7 – Metal Precioso 291

Conclusão 335

Recursos 353

Bibliografia 357

Práticas de Medicina da Alma

Canal Receptivo 86

Apanhando Sonhos 89

Confeccionando um Quadro de Preces 105

Reação *versus* Resposta 171

Roteiro de Meditação *Mindfulness* Sensual 214

Arrume Tempo para a Alegria 230

Crie um Plano de Bem-estar 287

Crie um Ritual de Liberação 328

Referência Rápida: Resumo das Lições para a Alma

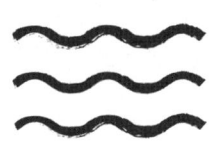
Elemento Água
Crie um Oásis
Conecte-se à Fonte
Você é Ancestral

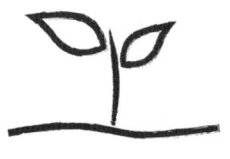
Elemento Madeira
Raiva = Mudança
Assuma uma Posição
Expresse-se
Seu Propósito tem Poder

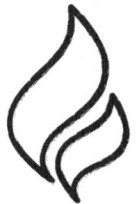
Elemento Fogo
Você como Totalidade
Abra seu Coração
A Alegria tem Sabor
Nossos Sentidos são Sagrados

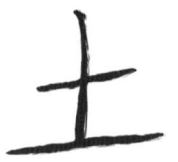

Elemento Terra
Honre as Mães
Encontre seu Centro
Seu Corpo é um Templo

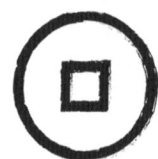

Elemento Metal
Esteja Presente
Você é Valiosa
Deixar Ir

Aviso Legal

A EDITORA E A AUTORA não assumem nenhuma responsabilidade por quaisquer danos sofridos pelo leitor em decorrência do uso do conteúdo desta publicação. A consulta a um terapeuta de saúde física e mental de confiança é sempre recomendada antes de dar início a qualquer programa de exercícios ou mudança na dieta, e pede-se encarecidamente bom senso na adoção do uso das práticas e substâncias descritas nesta obra.

Introdução

Quando você está em seu elemento, sente um fluir incrível. Você brilha. Sente-se energizada e vibrante. Seus dons e talentos geram abundância. Você se sente confiante e autêntica. Seus relacionamentos são amorosos e saudáveis. Você tem uma forte sensação de estar agindo de acordo com o significado e o propósito mais profundos de sua vida.

Há também momentos em que você se sente estagnada. Você passa a noite olhando para o teto, tomada por preocupações e ansiedade. O peso da depressão nos impede de desfrutar as coisas que importam. Sentimos medo, temos dúvidas quanto a nossos sonhos e estamos inseguras quanto às decisões que nos trouxeram até aqui. O fato é que há momentos em que você está em seu fluxo e momentos em que não está. Este livro vai ensiná-la a alinhar-se com os cinco elementos para recuperar o equilíbrio, utilizar seu potencial latente e encontrar seu fluxo. No decorrer desta leitura, apresentarei os cinco elementos – Água, Madeira, Fogo, Terra e Metal – como um sistema para a compreensão de nossos ciclos e ritmos que fazem parte de um grande e misterioso desígnio universal. Cada elemento tem lições específicas, visíveis no mundo natural. Você aprenderá a reconhecer as características dos elementos nos ritmos e ciclos orgânicos de sua vida.

O verdadeiro bem-estar inclui dar atenção a esperanças, sonhos, desejos e frustrações da alma. Neste livro, você vai aprender a reconhecer os "soluços da alma", tais como mágoa, confusão, ansiedade, procrastinação, depressão e outros, como sinais de que algum dos elementos requer atenção. Também vai aprender sobre a medicina da alma, que vai imergir você na sabedoria e no poder de cada elemento. Por meio da autorreflexão e das lições de cada elemento para a alma, da magia e da cura dos florais, de práticas corporais, tais como yoga e visualizações guiadas, assim como da força catártica da música, você ficará empoderada para reconfigurar pensamentos e emoções que lhe impedem de explorar todo seu potencial. Tudo isso também ajuda você a aplicar à sua vida a sabedoria ancestral de cada elemento.

Os cinco elementos oferecem um roteiro para a transformação pessoal e coletiva. Por meio dessa poderosa tapeçaria de referências culturais e da intersecção de tradições espirituais, espero que esse sistema ancestral mostre-se ainda relevante em nossa sociedade tecnológica. Compartilho minhas experiências pessoais, bem como minhas reflexões de mais de uma década de trabalho com comunidades não brancas. Espero que você perceba que essas vibrantes forças arquetípicas pertencem a *todos* nós – e transcendem raça, classe, gênero, espaço e tempo.

■ ■ ■

Este livro começou a se escrever sozinho há quase quarenta anos, quando eu estava no Ensino Fundamental. Minha melhor amiga Lisa e eu encontramos um grande arbusto que tinha em seu interior uma clareira apenas grande o bastante para que duas garotinhas entrassem rastejando. Ali, riscávamos desenhos no chão com uma vareta e imaginávamos ser bruxas antigas que praticavam magias. Acreditávamos sinceramente na magia da árvore e compartilhávamos histórias dos segredos que ela nos sussurrava.

Quando tinha 23 anos, por forças que até hoje não consigo explicar, eu era a única mulher numa viagem à África Ocidental com uma equipe de artes marciais treinada por Heru Nekhet. Quando os homens saíam para estudar, treinar e fazer fosse lá o que os homens faziam, eu ficava por conta própria. Um dia, sentei-me sob as folhas grandes e cerosas de uma bela árvore que crescia junto ao portão das instalações. Enquanto admirava o tronco intrincado formado por ramos interconectados, uma voz clara e distinta disse: "Você sabe que sou venenosa, não sabe?" O alerta estava envolto em tons suaves, abafados e levemente sedutores. Mas o engraçado é que eu não a "ouvi" com meus ouvidos. Era como se a voz dela tivesse entrado diretamente em minha consciência. Dois minutos depois, meu professor veio para fora e me viu contemplando a árvore. "Cuidado!" ele exclamou, alarmado. "Essa árvore é venenosa!!!"

Durante aquela viagem, tive a incrível honra de estar com o falecido sacerdote Baba Ishangi, renomado pioneiro da cultura africana nos Estados Unidos. Baba me explicou que, se eu quisesse colher qualquer erva, primeiro teria que pedir permissão à árvore-Mãe. Ela governava a área e protegia toda a vida vegetal que crescia ali, e sem sua permissão, o medicamento fitoterápico não funcionaria. "E qual é a árvore-Mãe?" Perguntei, ansiosa para maximizar meu tempo e minha eficiência. "Você vai saber qual é quando a encontrar", explicou ele. E lá fui eu, em busca de algo que não sabia o que era.

Eu a encontrei… ou talvez ela tenha me encontrado. Sei agora que ela me convocou, como faz a natureza quando nos abrimos a seu chamado. Desde os dias de minha árvore das fadas, aprendi como encostar o ouvido ao tronco e ter acesso à magia da natureza por meio de meu trabalho. É assim que a natureza se comunica conosco. E essa é a magia a que recorremos quando trabalhamos com os florais, com a medicina da alma e com os cinco elementos. Este livro é para quem deseja recuperar um pouco da magia que perdemos em nossa vida, ocupada demais com compromissos e tecnologias.

Um pouco sobre mim

Sou supernerd e apaixonada por medicinas africanas e indígenas de todos os aspectos da Diáspora.* Estou profundamente comprometida com as artes de cura e as culturas das quais elas emergem. Minha pesquisa começou de fato

---

* Referência à Diáspora Africana, nome dado à imigração forçada de africanos negros em razão do comércio escravista. [N. da T.]

com meu Mestrado em Artes pela Universidade de Nova York, no qual estudei arquétipos, mitos, metáforas e simbolismo na mídia e na cultura popular. Meus estudos de pós-graduação foram muito influenciados por meu trabalho com a African National Science (ANS), organização que me apresentou às diferenças entre as visões de mundo africana e ocidental. Minha dissertação de mestrado explorou como o materialismo e o individualismo impactam a psique de comunidades não brancas.

Minha vida mudou drasticamente quando fui diagnosticada com menopausa precoce, aos vinte e poucos anos. Fiquei arrasada quando os médicos me disseram que eu estava em plena menopausa e que nunca poderia ter filhos. Isso destruiu tudo o que eu tinha imaginado para minha vida, que incluía voltar para a Gâmbia levando comigo meus sete filhos. Minha cunhada, Karen, tinha no armário da cozinha o que pareciam ser centenas de medicamentos florais. Depois de me escutar lamentando sobre meu destino e minhas mágoas durante horas, ela selecionou cuidadosamente um dos frascos e me deu. As essências florais foram um ponto de virada! Não apenas meu coração por fim encontrou alguma paz, mas também comecei a atrair as situações, pessoas e oportunidades certas para minha transformação. Passei mais de dois anos totalmente dedicada a curar meu corpo com a medicina natural. Isso incluiu o primeiro tratamento de acupuntura com minha sogra querida, Shadidi Kinsey.

A dra. Kinsey começou seus estudos com o dr. Mutulu Shakur, no Instituto de Acupuntura do Harlem. Ela também foi minha primeira professora de acupuntura. Na estante dela, havia um livro velho, caindo aos pedaços, chamado *A Barefoot Doctor's Manual* [Manual dos Médicos de Pés Descalços]. Os médicos de pés descalços eram pessoas da classe trabalhadora com um treinamento básico em acupuntura e fitoterapia. Esses agentes de cura levavam a medicina a comunidades rurais e pobres, onde os médicos ricos de excelente formação não iam. Isso influenciou muito minha própria abordagem à essa medicina – acredito que ela pertença a todos nós e que devemos ter acesso a ela.

A imersão profunda nas artes espirituais e de cura enquanto tentava conceber despertou minha atenção para a sincronicidade e as coincidências significativas. Passei por um período intenso de estudos em uma organização espiritual africana, a Sociedade Ausar Auset, na qual tive contato pela primeira vez com o sistema dos cinco elementos por meio da prática de qigong para o equilíbrio emocional. O trabalho com sonhos, meditação, prece e rituais tornou-se referência em minha jornada, iluminando a interconexão entre meu corpo e meu espírito. Apliquei práticas de movimento para liberar o estresse retido em meu útero e senti o efeito direto que meu estado emocional assim como traumas não resolvidos tinham sobre minha saúde física. O trabalho espiritual amparado dentro dessa coletividade resultou no nascimento de minha filha, saudável e cheia de vida.

Minha jornada me deixou tão apaixonada pela acupuntura e pela espiritualidade que li todos os livros que pude, decidindo, assim, que voltaria a estudar para fazer mestrado em acupuntura. No Tri-State College of Acupuncture, estudei Medicina Tradicional Chinesa (MTC), acupuntura japonesa estilo Kiiko Matsumoto e liberação de pontos-gatilho miofasciais. Na escola, ganhei o apelido de "Mama Trauma", em razão de meu interesse pela ligação entre crises pessoais, angústia emocional, espiritualidade e os cinco elementos. Soube que estava no caminho certo quando comecei a estudar Acupuntura Alquímica com minha amiga e colega Lorie Dechar, que me apresentou os aspectos psicológicos e espirituais da teoria da acupuntura.

Como acupunturista, usei os cinco elementos como base para cursos em liderança, abundância, relacionamentos e empreendedorismo. Meu currículo para alunos de 11 a 18 anos foi implementado em escolas públicas da cidade de Nova York e ensina jovens urbanos a trabalharem com música, meditação e os cinco elementos para obter autoconsciência emocional, bem como sucesso acadêmico. De fato, muitas das seleções musicais apresentadas neste livro foram sugeridas por meus alunos, que estão conectados à pulsação de um mundo em transformação. Embora ancestrais, os cinco elementos estão aí, vivos e bem. Este livro nasceu de anos de prática pessoal, em conjunto com minhas pesquisas, docência e a atividade de ajudar as pessoas a usarem os cinco elementos como potentes forças de cura.

Encontrei um segundo lar em meu consultório e nos círculos de cura, amparando mulheres enquanto criam vidas totalmente novas para si mesmas. Ajudei centenas delas a descobrir como viver de maneira autêntica em seu elemento. Algumas estavam, assim como eu, tentando encontrar um meios de curar seus corpos, a despeito dos diagnósticos pessimistas dos médicos. Outras batalhavam por altos cargos nas empresas. Outras tentavam trazer ao mundo bebês, livros ou empreendimentos. Outras estavam na linha de frente como ativistas em prol de mudanças sociais. E outras, ainda, apenas tentavam refazer a vida depois de uma desilusão. Minhas experiências me ensinaram uma verdade ancestral: não existe cura do corpo que não inclua a cura da alma e do espírito. E não há cura da alma e do espírito que não inclua a natureza.

Vivo em dois mundos: tenho uma mente ocidental e um coração africano. Acredito na magia e na ciência. Meu objetivo é que os recursos que compartilho com você neste livro sejam tanto práticos quanto mágicos. Espero que os utilize, que experimente mudanças incríveis ao conectar-se com sua grandeza, e que passe adiante esses recursos para ajudar sua família, amigos, clientes e sua coletividade. Há muito trabalho de cura da alma a ser feito por aí. E estou feliz por estarmos nisso juntas.

Sobre os elementos

Existem algumas disciplinas da medicina chinesa que nos ajudam a encontrar nosso elemento constitutivo. Embora esta obra seja sobre os cinco elementos, ela tem uma abordagem diferente de outras a respeito desse tema, ou sobre a teoria da acupuntura. O objetivo aqui não é determinar seu tipo de personalidade ou os desafios de saúde que lhe estão destinados como uma realidade imutável. Você não é um elemento – você é *todos* os elementos.

Em minha experiência, minha vida tem fluido através de diferentes fases, e cada uma amplificou dentro de mim um elemento diferente. Já fui tão ardente, tão Fogo, que as pessoas chegavam a achar que eu era extrovertida, ou me mantive tão reclusa dentro de minha toca que elas chegaram a pensar que era uma eremita. Em uma fase independente e Madeira, viajei sozinha para a Jamaica e para Paris. Trabalhei um pouco além da conta para provar meu valor em uma marca de alta-costura. Também passei por uma intensa fase Metal durante oito anos, dedicando-me com a austeridade de uma freira à iniciação como sacerdotisa em um sistema espiritual africano. Nesse período, aprendi sobre adivinhação, fitoterapia, cristais, astrologia e o sistema dos cinco elementos. Como você verá, cada elemento tem sua marca característica nos modos como vivemos as circunstâncias de nossa vida e como lidamos com elas.

Cada um dos cinco elementos vive e respira dentro de nós, aparecendo em diferentes pontos de junção e nos convidando a assumir plenamente nosso poder, o chamado de nossa alma e nosso destino. Este livro foi escrito para nos ensinar a fazer uso de tais correntes. O sistema que estou compartilhando é antigo, tendo sido criado pelos taoistas na dinastia xamânica Xia (cerca de 2205-1766 a.C.) e na dinastia Shang Yin (cerca de 1700-1050 a.C.). Uma teoria afirma que os fundadores das dinastias Xia e Shang vieram do Crescente Fértil, cruzando o Irã dos dias de hoje, trazendo consigo as práticas espirituais xamânicas que têm raízes ancestrais na Núbia.* O sistema dos elementos foi cultivado e preservado desde a dinastia Zhang e durante toda a Revolução Comunista, quando foi despojado de muitos de seus fundamentos espirituais. O sistema dos Cinco Elementos vive agora no mundo ocidental sob os nomes de Medicina Chinesa, Acupuntura e Medicina do Oriente ou simplesmente Medicina Oriental.

---

* Clyde Winters. *The Ancient Black Civilizations of Asia*. Chicago: Uthman dan Fodio Institute, 2015.

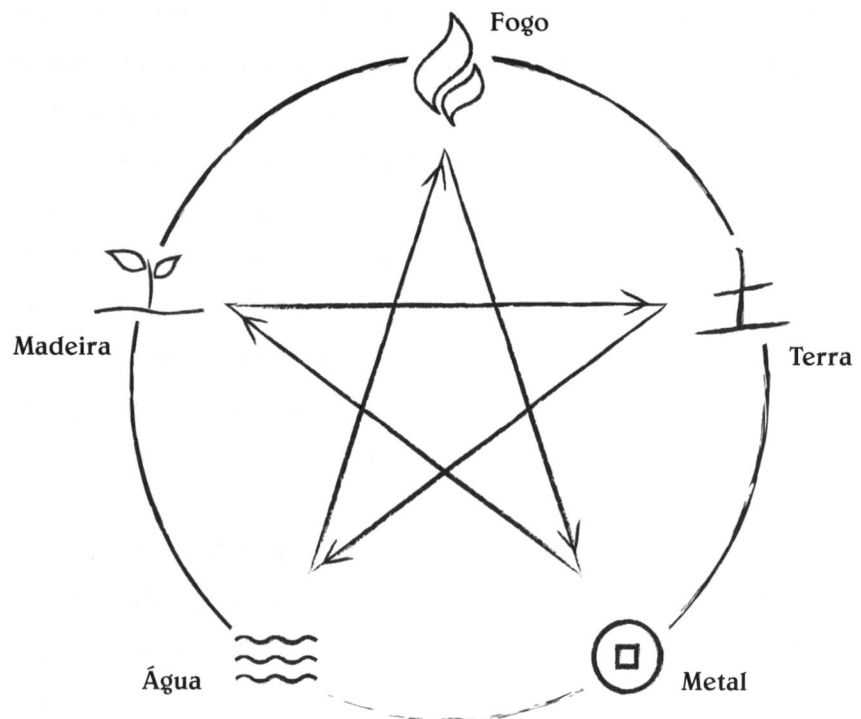

A Roda dos Cinco Elementos

Água – A Semente
Estação: Inverno
Fase: Incubação, semente de potencial
Energética: Descendente
Dons: Introversão, intuição, reflexão, quietude, cautela
Emoção: Medo
Cores: Azul/preto
Som: Gemido

Madeira – O Broto
Estação: Primavera
Fase: Princípio, iniciação

Energética: Ascendente
Dons: Autoatualização*, propósito, visão, crescimento
Emoção: Raiva, justa indignação
Cor: Verde
Som: Grito

Fogo – A Flor
Estação: Verão
Fase: Floração
Energética: Voltada para fora, expansiva
Dons: Extroversão, alegria, relacionamentos, amor
Emoção: Amor, alegria
Cor: Vermelho
Som: Riso

Terra – O Fruto
Estação: Fim do verão
Fase: Transição, mudança
Energética: Rotação
Dons: Acolhimento, família, coletividade, manifestação
Emoção: Empatia, pensamento excessivo
Cor: Amarelo
Som: Canto

Metal – As Folhas
Estação: Outono
Fase: Morte, declínio
Energética: Dissipação

---

* Autoatualização ou tendência à autoatualização designa, em diversas teorias psicológicas, geralmente de maneiras diferentes, a tendência de um organismo de desenvolver todas as suas possibilidades de crescimento. (O mesmo que autorrealização) [N. da T.]

Dons: Transformação, alquimia, o momento presente, discernimento
Emoção: Luto
Cor: Branco
Som: Suspiro

Bom, você deve estar pensando: "Ah, tenho muito fogo em meu mapa astral" ou "Sou de um signo de terra". Nesse caso, você está se referindo à astrologia, outro sistema ancestral e arquetípico. De fato, todos os sistemas ancestrais têm uma conexão com a natureza. As tradições indígenas, os sistemas diaspóricos africanos de orixás, o *ayurveda* e o sistema de chakras – apenas para citar alguns –, todos constituem psicologias baseadas na natureza, com seus próprios sistemas de associações de elementos. No entanto, cada um desses sistemas mantém melhor sua integridade se explorados de maneira individual, sem que tentemos mesclá-los uns aos outros. Pense desse modo: o fogo é fogo é fogo. Mas, para uma pessoa que vive na Antártica, o fogo representa algo diferente do que representa para alguém que vive no deserto. Assim, mesmo que o fogo seja fogo seja fogo, por ora *este* Fogo não é *aquele* Fogo. *Esta* Água não é *aquela* Água. Ao mesmo tempo, porém, nenhum desses sistemas está errado. Sinta-se convidada a pensar sim/e em vez de ou/ou. Resista ao impulso de agir como uma colonizadora dos elementos, impondo à outra pessoa ou à cultura o entendimento que você tem referente a um elemento. Por favor e obrigada.

Wu xing é uma expressão traduzida com frequência como cinco elementos, mas a tradução literal é, de fato, "cinco mudanças". Na escrita em ossos oraculares – a mais antiga forma conhecida de escrita chinesa –, o caractere *xing* é "a imagem de uma intersecção e simboliza a conexão de todas as energias e todas as direções".* Água, Madeira, Fogo, Terra e Metal representam cinco movimentos, estágios e transformações. Eles representam os

---

* Mestre Zhongxian Wu. "Daoist Imagery and Internal Alchemy", em *Transformative Imagery: Cultivating the Imagination for Healing, Change and Growth*, org. Leslie Davenport. Londres: Jessica Kingsley Publishers, 2016, pp. 196-212, 198.

estágios de visualização e de materialização dos desejos do coração bem como o ciclo orgânico da vida no qual todas as coisas são concebidas, nascem, crescem e por fim morrem. Os cinco elementos são um guia e um sistema para a organização de tudo que vivenciamos como manifestações de um padrão universal maior. Quer ache assustador ou estimulante, conectar-se com o fluxo dessas cinco correntes nos oferece um grande potencial para mudança. Você pode trabalhar com essas energias para criar a vida que deseja.

O Que é a Medicina da Alma?

Reserve um minuto, neste exato momento onde está sentada, para pensar sobre a pessoa mais saudável que conhece.

Vá em frente, eu espero.

Pensou?

Ótimo. Agora, pelos próximos 30 segundos, escreva todas as palavras que você usaria para descrever essa pessoa.

■ ■ ■

Fiz essa pergunta quase cem vezes nos últimos dez anos de condução de *workshops* e retiros. E sabe de uma coisa? Ninguém NUNCA descreveu a pessoa mais saudável que conhecia como "livre de uma doença em particular". Ironicamente, às vezes o oposto pode ser verdadeiro: a pessoa mais saudável que conhecemos pode estar lutando contra o câncer ou ter alguma doença degenerativa, como lúpus ou esclerose múltipla. E, claro, você pode ter pensado em uma pessoa que é inspiradora por seus hábitos alimentares e de exercícios. Mas, muito provavelmente, a pessoa que lhe veio à mente é saudável pelo modo como lida com a vida – não por causa de seu corpo físico.

Talvez seja uma pessoa positiva e otimista e faça você se sentir melhor com a sua própria vida só de estar perto dela. Minha amiga Keiana é assim. Juro, não importa o que diabos lhe conte, ela sempre vai me empoderar com alguma afirmação que me ajuda a ver que minha vida está se desenrolando como deveria. Ela tem a capacidade única de encontrar o lado bom em qualquer situação, sem ser irritante ao fazê-lo.

Talvez a pessoa em quem pensou seja capaz de encarar tudo o que aparecer com um ar de tranquilidade e compostura. Minha amiga Trena é assim. Lembro-me de uma vez que a ajudei a checar passo a passo um evento, em que muito estava em jogo, para o qual ela estava se preparando. Trena havia organizado sozinha uma conferência que reuniu mais de 3.500 estudantes, de toda a cidade de Nova York, para apresentações e *workshops*. Políticos e lideranças comunitárias voltavam toda a atenção para ela. Instantes antes do evento, eu estava quase tendo um ataque de ansiedade diante da imensidão daquilo tudo. Mas Trena nem se abalou. Ela redirecionava cada problema que surgia como se estivesse orientando aviões em uma pista de pouso. Nem preciso dizer que o evento foi um tremendo sucesso e um dos pontos altos da carreira dela.

Talvez a pessoa pareça ser capaz de controlar tudo ao mesmo tempo. Criação dos filhos, carreira e vida amorosa, tudo parece fluir. Minha amiga Lurie é assim. Ela consegue ser apresentadora de um programa de rádio, criar um bebê e um adolescente, ser doce e amorosa com o marido, tudo isso enquanto faz o cabelo e as unhas. Pensei que sua contrapartida seria o sacrifício da vida doméstica, mas não! Um dia fui jantar em sua casa e a encontrei fazendo espaguete de abobrinha. Partindo do zero. Já mencionei que ela também é advogada? E que encontra tempo para responder às minhas mensagens de texto aleatórias sobre coisas *muito* menos importantes, como o exato tom de marrom da pele do meu novo namorado? Tenho palpitações cardíacas só de pensar em sua lista diária de cosias a fazer.

Todos nós conhecemos pessoas incríveis que riem com frequência, têm uma perspectiva positiva e transitam pelo mundo com graça e facilidade. A questão é que sabemos que a saúde verdadeira não depende apenas de como nos sentimos em nosso corpo físico, mas também de como nos sentimos por dentro. As pessoas mais saudáveis que conhecemos estão conectadas a algo que está além da saúde física e do sucesso material.

A Medicina da Alma é sobre Energia

A medicina da alma é qualquer medicina que nos ajuda a curar os aspectos sutis, intangíveis de nosso ser que são necessários para nos sentirmos saudáveis, alegres e inteiros. Existem por aí muitos recursos para que nos tornemos fisicamente saudáveis, mas este livro é sobre aquele *algo* que faz nossa vida fluir. E esse algo tem um nome: *qi*. O *qi* é a força vital que faz tudo se mover, desde os pensamentos e sentimentos, até os ossos e músculos. O *qi* é o que faz algumas pessoas sentirem que estão irradiando boas vibrações, assim como é a razão pela qual nos sentimos "em casa" em certos lugares. O *qi* é o que de repente deixa todo nosso corpo tenso quando alguém chega perto demais e invade nosso espaço pessoal, e é o que nos faz derreter nos braços da pessoa amada. O *qi* faz as plantas crescerem e as estações mudarem. O *qi* é uma corrente invisível de energia. Ele está em toda parte, o tempo todo.

O *qi* flui como um curso d'água. Quando um rio fica obstruído com detritos, um excesso de material se acumula em um dos lados da obstrução. Atoladas em sujeira, as coisas ficam empapadas, estagnadas e sobrecarregadas. Do outro lado dos detritos, não há água suficiente. Ali tudo murcha e morre, em decorrência da secura e do calor. Nada consegue se desenvolver bem até que os detritos sejam removidos e o rio possa fluir tranquilo. Para mim, isso resume bem toda a ciência da acupuntura. Os acupunturistas usam suas agulhas diminutas para limpar os rios de *qi* do corpo, chamados de meridianos. Desse modo, cada órgão e célula pode obter o fluxo de *qi* que necessita.

Quando o *qi* está fluindo como deveria, desfrutamos de boa saúde física. Quando ele não flui suavemente, sentimos dor, inflamações e doenças. Esse rio pode, porém, ficar obstruído em qualquer aspecto de nossa vida, não só no corpo. Podemos nos sentir estagnados e bloqueados nos relacionamentos, nas finanças, na criatividade, na criação de filhos, na carreira etc. Ao longo dos anos, descobri que meus clientes são atraídos pela medicina da alma para harmonizar seu *qi* em uma (ou mais!) das seguintes áreas: dinheiro, "mel" ou saúde.

Dinheiro: O dinheiro não tem a ver só com abundância financeira. Quando nosso "*qi* do dinheiro" está fluindo, somos capazes de viver "com propósito" e descobrir maneiras de expressar para o mundo nossos dons e talentos. Desfrutamos a abundância e a prosperidade na forma de recursos, tempo, amor, filhos ou realizações.

Mel: O "*qi* do mel" saudável traz prazer e doçura à nossa vida. Ele inclui o amor e apreço por si mesma, conexão com fontes espirituais e um senso de bondade amorosa em nossos relacionamentos mais importantes. Quando nosso "mel" está certo, desfrutamos nossa vida e sentimos um senso de conexão.

Saúde: Como discutiremos ao longo deste livro, a saúde não é apenas física. A boa saúde também inclui clareza mental – saber o que fazer e quando fazer. Temos a vitalidade para usufruir da alegria de estarmos vivas, bem como da autoconsciência e equanimidade emocionais.

Como Usar Este Livro

Os livros enchem, orgulhosos, várias prateleiras em meu escritório, meu quarto e minha sala de estar. Livros sobre espiritualidade, medicina e cura. Livros sobre política. Livros sobre ser negro. Livros sobre ser mulher. Livros sobre ser uma mulher negra. Livros sobre amor. Livros sobre criação de filhos. Livros sobre negócios. Livros de autoajuda sob todas as perspectivas. Meus livros são como velhos amigos, e cada um deles revela um pouco sobre mim, sobre meus gostos e sobre aquilo em que mais penso.

É o seguinte. Não li de ponta a ponta nenhum desses livros que estão em minhas prateleiras. Nem um sequer. Sou conhecida por não terminar os livros – nem mesmo os que adoro. Leio um pouco, sublinho isso e aquilo, pulo capítulos, faço anotações nas margens e coloco-os de volta na prateleira. Às vezes, volto a pegá-los e me atraio por capítulos que da primeira vez não me interessei em ler.

Escrevi este livro com a expectativa de que você também vai lê-lo aos poucos, tirando-o da prateleira quando ele chamar. *O Poder de Cura dos 5 Elementos* foi pensado para ser como um amigo que você chama quando precisa. É um livro para quando se sente fora de seu fluxo, quer voltar ao rumo e precisa de um empurrãozinho energético para conseguir alcançar o outro lado. Ele não foi pensado como uma obra sobre teorias, mesmo que eu ache as teorias das medicinas antigas absolutamente fascinantes. Foi concebido para ser sobre a *prática* – de que modo você pode absorver essa sabedoria ancestral e usá-la para transformar sua vida.

Existem algumas maneiras de usar o material deste livro. Você pode examinar o sumário ou folhear a obra e confiar naquilo pelo que se sentir atraída. Você pode estar pegando este livro pela primeira, terceira ou milésima vez e saber exatamente que elemento explorar. Talvez você esteja trabalhando com um acupunturista e queira reforçar seu tratamento com algumas mudanças de estilo de vida. Você também pode revisar cada elemento, como se fosse um manual, no começo de cada estação. Confie em si, faça aquilo que der vontade e curta as descobertas!

Há centenas de formas de trabalhar com os elementos a fim de criar rituais de bem-estar relacionados à mente, ao corpo, à alma e ao espírito que funcionem para você. Gostaria de apresentar alguns aliados para ajudá-la a explorar, conviver e alinhar-se com os elementos em seu caminho de descoberta pessoal e de transformação. Encorajo você a personalizar esse processo: escolha o que funciona para si mesma e saiba que, até isso, pode mudar com o tempo. Neste livro, estou oferecendo algumas opções que funcionaram bem para mim. Pense nessas práticas como sendo os primeiros socorros da alma: são acessíveis, fáceis e você pode realizá-las em qualquer lugar. No capítulo de cada elemento, você vai encontrar:

- lições para a alma e práticas da medicina da alma;
- essências florais;
- práticas corporais com yoga, visualização e afirmação; e
- *playlists* "*Music is Medicine*" (A música é medicinal).

Lições para a alma e práticas de Medicina da Alma

Cada elemento ensina suas próprias lições para a alma, moldadas pela natureza para nos ajudar a reconfigurar as falhas de nossa programação mental, emocional e espiritual. Uma ótima metáfora para a mente é o *iceberg*. A ponta do *iceberg* que aparece acima da água representa a mente consciente: é tudo que podemos perceber ativamente com os cinco sentidos em um dado momento. O resto do *iceberg* – aquilo que está abaixo da superfície – são as coisas que *não* sabemos. Estas estão correndo soltas, seguindo seus próprios planos, e em geral provocando o caos em nossa vida. São as partes de nós mesmas que não podemos ver, os medos que não sabemos ter e os sonhos dos quais não conseguimos nos lembrar responsáveis por guardarem a chave preciosa que destranca nossa magnitude. Naquele *iceberg* que está sob a água é que residem nosso sistema nervoso, nossos instintos e nossa reatividade. Nosso diálogo interno é mais ou menos assim:

"Nesta semana, vou acordar cedo para meditar todo dia! Vou colocar o despertador para as 5h30 da manhã."

(Rebelde Interior): *Aperto o botão de soneca três vezes, de modo que acordo 27 minutos atrasada e não tenho mais tempo para meditar.*

"Me sinto péssima quando consumo açúcar e laticínios. Vou eliminá-los de minha dieta." *Tapinhas nas costas.*

(Rebelde Interior): *"Putz! Estou cansada e estressada e, por isso, vou atacar um Häagen-Dazs antes de pirar!"* *Come um pote inteiro de sorvete de passas ao rum.*

"Quero estar em um relacionamento sério. Amo essa pessoa e acho que ela vai ser uma ótima parceira. Vou me esforçar e fazer isso funcionar."

(Rebelde Interior): *"Ele(a) acabou de fazer aquilo que me lembra a última pessoa que partiu meu coração!* **Não posso** *passar por isso de novo! Abortar a missão e fechar o coração, JÁ!"*

O que quero dizer é que nossa vida funciona melhor quando nosso eu consciente e nosso Rebelde Interior falam a mesma língua bem como trabalham para alcançar o mesmo objetivo. Isso porque, nove em cada dez vezes, é o Rebelde Interior que vai assumir o controle. As ferramentas apresentadas neste livro oferecem um meio de conhecer o Rebelde Interior, em vez de tentar ignorá-lo e silenciá-lo. Assim como os elementos, ele é uma força da natureza.

As sugestões para registros em seu diário e as práticas de medicina da alma apresentadas em cada capítulo vão ajudar você a entrar numa conversa amorosa com seu Rebelde Interior. Pode ser útil manter um diário que use especificamente para seus *insights* pessoais em relação às lições para a alma de cada elemento.

Essências florais

Juro, as essências florais são o segredo mais bem guardado da natureza. Os remédios florais existem há milhares de anos – encontramos entalhes simbólicos de receitas florais até mesmo nas paredes de antigas estruturas egípcias. Os florais foram reintroduzidos no Ocidente como medicina alternativa na década de 1930, o que significa que estamos diante de quase cem anos em que tais remédios estão comercialmente disponíveis. Venho praticando profissionalmente essa forma de medicina, como terapeuta habilitada, desde 2009. Em 2015, a revista *Vogue* publicou um artigo sobre as essências florais, em que eram descritas como o "novo Prozac".* No fim de 2016, Gwyneth Paltrow publicou uma entrevista com uma terapeuta floral em seu *blog* de estilo de vida e bem-estar, GOOP. Ainda assim, isso não impede que até mesmo as pessoas mais próximas a mim venham me perguntar, "Eu posso colocar seus florais em meu difusor? Qual aroma eles têm?"

A primeira coisa que você precisa saber é que os florais não são similares aos óleos essenciais empregados em aromaterapia. Os florais não têm cheiro, e colocá-los em um difusor não fará absolutamente nada, a não ser

---

* Eviana Hartman. "Are Flower Essences the New Prozac? Inside Fashion's Far-Out Healing Craze". *Vogue*, 4 de fevereiro de 2016.

deixar seu quarto com cheiro de conhaque (que é a substância usada na preservação das essências florais). Os florais são remédios naturais que atuam na cura energética e executam sua mágica quando administrados internamente como suplementos herbais. Para quem tem sensibilidade ao álcool, muitas marcas elaboram florais preservados com glicerina ou com vinagre de maçã. Adicionar florais a uma xícara de água quente faz evaporar qualquer traço de álcool; você pode, ainda, borrifá-los em um aposento ou em espaços sagrados.

Uma de minhas colegas descreve as essências florais como "vitaminas para a alma". Quem já se aventurou com maconha, *ayahuasca* ou cogumelos alucinógenos sabe em primeira mão como as plantas são capazes de afetar nossa consciência. Os florais são mais seguros e mais acessíveis bem como propiciam centenas de maneiras de pensar e sentir. Se você nunca teve experiência com alguma dessas outras substâncias, pense na mudança sutil que sentiu na última vez em que saiu para caminhar na natureza, viu uma bela obra de arte, ouviu música que tocou sua alma, ou se ficou inspirada com uma mensagem inesperada de algum amigo.

Os florais são ferramentas que permitem ampliar nossa autoconsciência. Eles trazem à nossa atenção crenças limitantes* que não havíamos percebido, emoções que fugiram ao controle e percepções distorcidas que estão impedindo nosso sucesso. Eles nos apresentam a verdades elevadas de nossa alma, proporcionam cura para nossa mágoa e respondem com sabedoria à nossa confusão e aos desafios que enfrentamos. Com o uso prolongado, depois de algum tempo, podem propiciar mudanças no âmbito da alma, que resultam em milagres inesperados em nossa vida externa. Eles são aliados naturais os quais nos fazem recordar o que significa ser verdadeiramente humano – que temos a substância dessa Terra e o espírito das estrelas.

Nos campos da fitoterapia e da botânica médica, toda planta tem uma inteligência. Ela tem um saber e uma verdade superior a nós, que compartilha com a humanidade. A natureza tem estado aqui por milhões de anos.

---

* Ideias e pensamentos que tomamos como verdadeiros e que nos impedem de desenvolver algum aspecto de nossa vida. [N. da T.]

Às vezes, imagino que as árvores do Brooklyn estão olhando para nós aqui em baixo e pensando, "Ah, esses humanos... se eles soubessem X, Y e Z". Essas árvores sobreviveram a guerras, enchentes, ao melhor e ao pior da humanidade. É por isso que a psicologia indígena – praticada por curandeiros, curandeiras e xamãs – sempre incluiu plantas nos rituais de cura.

Para cada elemento, exploraremos meus florais favoritos, junto com os "soluços" da alma que nos afastam de todo o nosso potencial. Cada floral traz sua própria sabedoria – uma mente quieta, um coração paciente, intuição clara etc. Você vai aprender como incorporar essa inteligência vegetal em sua farmácia doméstica. Dentre milhares de remédios florais, os que apresento neste livro foram testados por mim e são meus favoritos. Você pode encontrá-los com facilidade em lojas de suplementos alimentares, farmácias de manipulação ou *on-line*. Veja a seção de recursos recomendados no final deste livro para mais informações sobre onde encontrar produtos florais nos Estados Unidos.

Eis algumas dicas rápidas sobre os florais:

- Os florais trabalham em conjunto com a autoconsciência: eles nos ajudam a processar emoções difíceis, mudam nossa perspectiva e reprogramam crenças limitantes.
- Os florais não são óleos essenciais – em geral são ingeridos e não têm cheiro.
- A dose-padrão é de quatro gotas, sublingual, quatro vezes ao dia ou conforme necessário para o combate ao estresse.
- Trabalhe com um floral ou uma fórmula floral por um mínimo de duas semanas, mas o ideal é que seja por pelo menos quatro semanas.
- Os florais são sutis, mas profundos – esteja consciente, mantenha um um diário (para registrar) e preste atenção.

Os florais agem por meio da ressonância e, assim, simplesmente amplificam virtudes e qualidades que já existem dentro de você. É como aumentar o volume de um instrumento para que possa ser ouvido de maneira mais clara e distinta dentro de uma sinfonia. Quanto mais consciente de seus pensamentos, emoções e ações você estiver, mais notará seus efeitos. À medida que trabalhar com os florais citados neste livro, mantenha-se atenta para:

- sonhos vívidos, reveladores;
- um súbito momento de *insight* – uma afirmação ou uma declaração de verdade superior que vem à tona para ocupar o lugar de um pensamento negativo;
- uma solução que antes lhe escapou;
- uma percepção mais profunda de seus comportamentos ou sentimentos;
- mudanças na dinâmica de relacionamentos à medida que os outros percebem, comemoram ou mesmo resistem à sua transformação;
- novas reações a situações desafiadoras; e
- sincronicidade – oportunidades inesperadas ou novas conexões "ao acaso" que empurram você rumo a seus objetivos ou lhe fornecem uma percepção mais profunda.

Os florais nos ajudam a ouvir, desligar ou reprogramar o diálogo interior das crenças limitantes que nos impedem de alcançar nossos objetivos assim como facilitam uma mudança de perspectiva. À medida que começamos a ver o mundo de forma diferente, o mundo à nossa volta começa a mudar.

Prática corporal: yoga, visualização e afirmação

Os meridianos da Medicina Chinesa são canais de energia que fluem como rios. Esses meridianos fazem a energia, a consciência, a inteligência e a sabedoria de cada elemento circularem através do nosso corpo, do mesmo modo que os vasos sanguíneos levam o sangue até cada órgão e célula. Juntas, vamos explorar o local que esses meridianos ocupam no corpo humano, bem como as posturas básicas de yoga que ativam esses canais. Se você é novata no yoga, pode sentir alguma mudança simplesmente ao voltar sua atenção para os pontos em que está acumulando tensão ou sentindo dor. Se é uma aluna experiente ou professora de yoga, pode incorporar esses asanas, visualizações e afirmações a suas sequências, enquanto explora os temas relacionados a cada elemento.

Na Medicina Chinesa, existem no Universo três tipos de *qi*: *Qi* Celeste (*shen*), *Qi* Terrestre e *Qi* Humano (*ren*). Como humanos, encontramo-nos entre as forças do Céu e da Terra. Três é um número sagrado – ele representa a totalidade do ser. Por exemplo, nós pensamos no tempo em termos de passado, presente e futuro. O bem-estar holístico leva em conta corpo, mente e alma. Nos princípios da alquimia interior, essa trindade é conhecida como os Três Tesouros: *Jing*, *Qi* e *Shen*. O Mestre taoista Zhongxian Wu explica:

> Consideramos o *Jing*, o *Qi* e o *Shen* os melhores medicamentos do mundo. *Jing* significa essência e representa o corpo físico e a Terra [...]. *Qi* significa energia vital e está relacionado com a respiração e o corpo energético, bem como com todas as coisas vivas. *Shen* significa espírito, é o corpo espiritual, a consciência superior e representa também o Céu. Não importa qual arte tradicional estejamos praticando, sempre trabalhamos com esses três Grandes Medicamentos.*

Os Três Tesouros são incorporados nas práticas corporais:

JING: o alinhamento físico em si e a posição do corpo nas posturas de yoga sugeridas.

QI: o ato de trazer a consciência para a respiração, e as correntes emocionais que você acessa ao direcionar a respiração para os meridianos de cada elemento.

SHEN: a visualização, a imagem mental e a afirmação que acompanham cada postura.

---

* Mestre Wu. "Daoist Imagery and Internal Alchemy", pp. 196-212.

Em vez de executar uma sequência de yoga completa, sugiro que explore as posturas uma de cada vez, à medida que trabalha com as lições para a alma de cada elemento. Cultivar a consciência dos Três Tesouros irá ajudar a trazer os dons daquele elemento para sua vida de maneira mais clara. Fique à vontade para explorar os exercícios realizando uma meditação sentada formal, ou uma mais rápida de 5 minutos pela manhã, ou ainda qualquer coisa entre as duas.

A música é medicinal

Uma das maneiras mais poderosas pela qual podemos vivenciar os cinco elementos é por meio da música. A maioria de nós já teve a experiência de usar a música como medicamento. Talvez tenhamos uma *playlist* que ouvimos na academia enquanto malhamos. Pode haver uma música que sempre nos alegra, não importa em que situação. Há músicas que me fazem querer chorar toda vez que escuto, aconteça o que acontecer em minha vida. Algumas músicas me fazem lembrar de casa, do amor, do amor que se perdeu. Algumas músicas trazem inspiração. Algumas músicas me fazem querer fazer sexo fogoso e apaixonado. Se você já viu alguém como que tomado pelo espírito santo dançando música eletrônica estilo "house music" então deve entender a música "Last Night a DJ Saved My Life" ["Ontem à Noite um DJ Salvou Minha Vida").

Tenho usado a música como forma de cura durante toda minha vida. Músicas dos anos 1980 e 1990 recontam a história de minha infância e chegada à maioridade. No entanto, aprendi o quão poderosa pode ser a integração de música e yoga quando descobri o estúdio Sacred de yoga, no Brooklyn. Embora eu já praticasse *hot yoga** havia dez anos, as aulas no Sacred pareciam especialmente mágicas. E, então, me dei conta – era a música! Minhas professoras favoritas planejavam para que o refrão da música certa começasse na hora certa, durante uma "postura pico"** difícil ou como

---

* Yoga praticado em sala aquecida a 40°C. O fundamento é que o calor ativa a circulação, relaxa musculatura e articulações permitindo, assim, maior amplitude de movimento e flexibilidade. [N. da T.]

** Postura que requer preparo prévio por sua dificuldade. [N. da T.]

um convite à entrega do corpo no final da prática. Minha experiência em sala de aula me inspirou a assistir às aulas de Transformação do curso para formação de professores de Yoga do Sacred, na Costa Rica. As professoras, Dara e Stephanie, pediram que nossa turma compilasse uma *playlist* coletiva de músicas favoritas com o tema "transformação", e a música nos conduziu através dos dias intensos de quinze horas de prática e estudo do yoga. Agora, como professora de yoga, dou tanta importância à *playlist* para minhas aulas quanto à sequência de posturas. Embora, infelizmente, tenha fechado em 2021, o estúdio Sacred deixou um legado de professores incríveis que usam a música como medicamento.

A música pode alterar nosso *qi* agindo como um diapasão para qualquer um dos cinco elementos que precise de um empurrãozinho. Eis um exemplo. Certo dia, eu estava superatrasada para o curso de pós-graduação em acupuntura, no qual eu era a única aluna negra matriculada. Bom, se você é negro, deve conhecer a fundo a vergonha e o tabu culturalmente impostos a qualquer atraso em atividades profissionais. Mas eu tinha uma filha de 3 anos de idade, o que significa que minhas manhãs não pertenciam apenas a mim. Então, eu já estava emotiva quando peguei o trem, ameaçada por uma voz interior, fechada e carregada, pronta para disparar *"olha... é por isso que você não deveria... É por isso que você não pode... Blá, blá, blá"*. Em vez de dar força àquela voz, coloquei minha *playlist* "Wood Element: Bawse Bitch" [Elemento Madeira: Poderosa] e aproveitei pelos 45 minutos da viagem de trem.

Cheguei ao curso uma hora atrasada, junto com outra aluna que parecia igualmente esbaforida e envergonhada. Quando entramos na sala de aula, a professora (claramente interpretando nosso atraso como um sinal de desrespeito) exclamou: "Bom, já que chegaram tão atrasadas, uma de vocês poderia voltar lá embaixo e me trazer um café".

Naquele momento, minha criança interior bajuladora nota 10 que sempre quer agradar teria dito "Sim, senhora!" em sua voz mais submissa e sairia correndo com o rabo entre as pernas para pegar o *latte*. Mas eu, meu verdadeiro eu, estava ouvindo a *playlist* "Elemento Madeira: Poderosa" e sentindo a integridade confiante do elemento Madeira. Assim, entreguei uma nota de

5 dólares para minha companheira de infração e lhe lancei um sorriso doce, "Já que você vai, pode trazer um *latte* para mim também?" Então, graciosamente sentei-me em meu trono – quero dizer, carteira – comecei a trabalhar. Foi um bom dia Madeira.

Cada um dos cinco elementos corresponde a um tipo de som, ou a um movimento de energia. À medida que for conhecendo cada elemento, vai também aprender o modo específico como eles mexem com seu sistema nervoso e as emoções que evocam. Vai começar a reconhecer os sons de cada um em si mesma, em sua família, seus amigos, seus amores, seus vizinhos, na moça do caixa etc. A cada capítulo, apresentarei uma *playlist* de músicas contemporâneas de *hip-hop*, *rock* e R&B que capturam a energia e a emoção do elemento correspondente – mas esse é só o ponto de partida! Devo alertá-la de que me tornei adulta nos anos 1990, e a maior parte de minha inspiração (se não toda) vem da era de ouro do *hip-hop*. Incentivo você a criar suas próprias *playlists* e músicas medicinais à medida que explora os elementos de sua vida. Espero que faça adições a essas *playlists* e torne-as suas.

■ ■ ■

A medicina da alma que exploraremos neste livro nos ajuda a olhar para os relacionamentos, carreira, corpo, nosso *tudo* com uma mente totalmente nova. E é assim que começamos a transformar nossa vida. É assim que vivemos em nosso elemento. Porque, como disse certa vez Albert Einstein: "Nenhum problema pode ser resolvido no mesmo nível de consciência que o criou".* Ou, segundo minha mãe: "Se você sempre faz o que sempre fez, sempre vai conseguir o que sempre conseguiu". Ou, como gosto de dizer: "Estive lá, passei por isso!".

---

* Gary Parker e Albert Einstein. *400 of Albert Einstein's Best Quotes: A Reference Book*. Edição do autor, 2021, p. 34.

Capítulo 1

Mudando Nossa Lente

O DICIONÁRIO DEFINE UM MILAGRE como "um efeito ou evento extraordinário no mundo físico que ultrapassa todo poder conhecido, humano ou natural, e é atribuído a uma causa sobrenatural".* O que aprendi em meus anos de prática é que *todos* somos capazes de experimentar milagres e eles aparecem sob várias formas:

O milagre de amar de novo depois que seu marido morre em um acidente trágico.

O milagre de encontrar a coragem de largar um bom emprego empresarial para criar o negócio de seus sonhos.

O milagre de surgir um apoio que ajuda você a terminar um relacionamento não exatamente abusivo, mas tampouco saudável.

O milagre de encontrar um apartamento de valor acessível em Bed-Stuy, Brooklyn, contra todas as probabilidades

O milagre de encontrar um velho amigo que lhe dá a dica certa, no momento certo.

---

* "Miracle Definition & Meaning", Dictionary.com, acesso em 18 de outubro, 2021, https://www.dictionary.com/browse/miracle.

A verdade é que estamos cercados de milagres. Eles estão, literalmente, por toda parte e acontecendo o tempo todo. O problema é que não podemos testemunhar os milagres com nossos olhos e ouvidos habituais. Por natureza ou por padrão, nossos sentidos simplesmente não são feitos para processar as mudanças incríveis que acontecem no sutil espaço que existe entre a mente e o corpo. Para experimentar os milagres, precisamos de uma nova lente, que seja capaz de ver no âmbito da alma. Este capítulo introduz alguns conceitos que ajudam a ajustar nossas lentes, para que possamos compreender como funciona a medicina da alma. Esses conceitos básicos são:

- a teoria do yin e yang,
- os quatro estados da consciência, e
- o corpo sutil.

Teoria do Yin e Yang

Não poderemos compreender plenamente os cinco elementos até compreendermos um conceito que é central à Teoria dos Cinco Elementos: yin e yang. Essas duas forças de escuridão e luz, lua e sol, representam a mais antiga das energias arquetípicas. A psicologia do yin e yang surge em muitas culturas antigas, embora com nomes diferentes. Nos hieroglifos das pirâmides, encontramos representações de duas divindades chamadas Shu e Tefnut, personificações das forças da luz e da escuridão, da expansão e da contração. Na mitologia dos povos Fon da África Ocidental, as divindades Mawu e Lisa representam o sol e a lua, respectivamente. Na tradição Ifá, uma das mais antigas religiões sobreviventes, padrões de luz e escuridão alternantes estão compreendidos no Odu Ifá, um sistema divinatório que nos confere uma percepção das correntes energéticas subjacentes a nossas experiências. Assim como, o *I Ching*, sistema divinatório da cultura e da filosofia chinesas está baseado em padrões de yin e yang que se alternam. Da mesma forma que no Odu Ifá, esse padrão de luz e escuridão é representado por linhas simples (yang) e duplas (yin). Se avançarmos alguns milhares de anos, vamos encontrar esse padrão binário na programação, a base da ciência da computação e da tecnologia digital. Como no filme *Matrix*, essa polaridade luz/escuridão, liga/desliga pode criar mundos inteiros. O yin e o yang são a base de tudo, uma flutuação natural entre luz e escuridão que é a linguagem do Universo que detém as chaves do reino.

De acordo com a cosmologia taoista, o estado primordial de nosso Universo consistia em uma massa única rodopiante de *qi*. Dentro dessa massa, havia duas diferentes qualidades de *qi*: o *qi* yin (pesado, turvo e caótico) e o *qi* yang (leve, limpo e puro). Depois de muito tempo, todo o *qi* yin desceu e assentou, formando a Terra, enquanto todo o *qi* yang ergueu-se para formar o Céu.*

O yang é considerado o Divino Masculino, e o yin é considerado o Sagrado Feminino. Contudo, esse conceito não está relacionado aos gêneros terrenos ou à forma física – os termos descrevem a forma como o *qi* se move. Nessa perspectiva, não importa como nos identifiquemos quanto a nosso corpo físico ou expressão de gênero, todos nós temos dentro de nós tanto o *qi* yin quanto o *qi* yang. Esses dois conceitos não são opostos, mas sim complementares. Juntos como um todo integrado, eles nos ensinam sobre a unicidade da vida. Assim como não se pode ter uma moeda com um só lado e, da mesma maneira, como o dia define a noite, o yin e o yang representam um *continuum* de duas forças dinâmicas e inter-relacionadas, que dependem uma da outra para existirem. A tabela a seguir resume as qualidades associadas com o yin e o yang:

YIN	YANG
Lua	Sol
Escuro	Luz
Frio	Quente
Pesado	Leve
Oculto	Revelado

---

* Mestre Wu. "Daoist Imagery and Internal Alchemy", pp. 196-212, 200.

YIN	YANG
Intuição	Intelecto
Introversão	Extroversão
Corpo	Mente
Alma	Espírito
Repouso	Atividade
Lento	Rápido
Sagrado Feminino	Divino Masculino

O Yang está associado ao sol e ao elemento Fogo, que dizem respeito a movimento e expansão. É expressado em coisas que são quentes, secas e que se movem rápido. Na América do Norte, o verão é a época mais yang do ano – o sol brilha durante longos dias, faz calor lá fora e todo mundo está a fim de curtir! Aqui no Brooklyn, o verão dá a largada com o Dance Africa! (um festival colorido e alegre conhecido tanto pelo avistamento de celebridades como por suas renomadas apresentações de dança). Esse evento festivo encarna a energia yang. O yang é leveza e é luz, sendo brilhante e revelado, exposto. Podemos ver as coisas com clareza. Nossos pensamentos, percepções e atividade mental são yang em sua essência. Os dons espirituais da energia yang incluem consciência, revelação e iluminação.

Na outra ponta do espectro, encontramos o yin, que está associado com a lua e com o elemento Água. O yin tem a ver com substância. Enquanto o yang faz com que as coisas se expandam, tudo que é yin se contrai. O yin domina em coisas que são frias, úmidas e se movem lentamente. O inverno é a época mais yin do ano. Imagine um dia frio e de neve, quando você só quer se aconchegar com um chá debaixo de um cobertor grosso e pesado. O yin nos leva fundo para dentro de nós, na quietude e no silêncio. Ele tem uma natureza oculta, semelhante à maneira como os mundos animal e vegetal se recolhem para baixo da terra durante os meses frios. Em vez de energia e movimento dinâmico, o yin se relaciona com a substância do corpo físico, com a natureza e com as experiências terrenas. As emoções, o conhecimento do corpo que escapa à percepção consciente e a mente subconsciente são todos yin em sua essência.

Em um mundo perfeito, yin e yang estão equilibrados, igualmente representados e igualmente valorizados. Mas, como sabemos, não vivemos em um mundo perfeito. Costumo dizer que a sociedade moderna e tecnológica é "dominada pelo yang", e nela o yin e suas qualidades associadas ainda estão lutando por R-E-S-P-E-I-T-O equivalente. Nessa sociedade patriarcal, o masculino (yang) tem uma vantagem, como fica evidente pelo predomínio de homens com salários maiores e mais oportunidades, em detrimento de colegas que se identificam como mulheres.*

Além disso, as qualidades associadas com o yang – lógica, razão, pensamento racional e produtividade – geram mais respeito do que emoções, sentimentos e descontração. Também associamos as forças da luz com bondade e as forças da escuridão com o mal. O setor da beleza e do bem-estar é uma indústria de muitos trilhões de dólares, que celebra a juventude e a longevidade (yang), enquanto desvaloriza a beleza e a sabedoria que são parte do envelhecimento (yin). *Smartphones* e assinaturas da Amazon Prime atendem a nosso desejo de acesso instantâneo (yang), e ficamos frustrados e impacientes quando as coisas se movem devagar e levam muito tempo (yin). A dominação do yang sobre o yin também se reflete na maneira como tratamos o corpo. Quando dizemos coisas como "a mente domina a matéria", afirmamos dar mais valor ao que pensamos do que àquilo que nosso corpo sente ou vivencia em qualquer momento. A natureza, incluindo nosso corpo, é algo a ser conquistado. Essa cisão na psique ocidental foi usada para justificar a escravidão com base racial e a aniquilação de comunidades indígenas bem como a rejeição a práticas espirituais permeadas pelo mistério da natureza e do desconhecido.

No que diz respeito ao trabalho com a medicina da alma, há duas coisas importantes para saber sobre o yin (bom, na verdade há umas mil coisas para

---

* Lois Frankel. *Nice Girls Don't Get the Corner Office: Unconscious Mistakes Women Make That Sabotage Their Careers*. Nova York: Grand Central Publishing, 2014.

saber, mas essas são realmente importantes): (1) o yin se move lentamente e (2) o *timing* é tudo.

1. O yin se move lentamente

O yin e o yang formam uma equipe e trabalham juntos como um casal feliz. O yang concentra nossa atenção no reino mental, enquanto o yin dá às coisas ações concretas e forma no mundo físico. Não podemos criar nada em nossa vida sem que essas duas forças estejam trabalhando em harmonia. Eis um exemplo concreto. Imagine que quero tirar incríveis férias tropicais. Minha parte yang consegue de imediato visualizar a praia, as águas refrescantes, a mim mesma em um biquíni provocante, deitada em uma rede com uma *piña colada* gelada na mão. O yang move-se depressa – antes que você tenha sequer terminado de ler a sentença, eu estava lá... e talvez você tenha se visto lá também! Os aspectos mais yang de nosso ser são a intenção e a imaginação e ambas se movem mais depressa do que a velocidade da luz.

Em seguida, no espectro de yang para yin, vêm nossas emoções. Depois de ter a imagem mental de minha sensualidade ardente na praia, começo a sentir entusiasmo e expectativa. Misturados aí estão sentimentos de paz e relaxamento, enquanto o sol se põe aos olhos de minha mente. Sim, a sensação é boa! No *continuum* do yang para yin, nossos sentimentos e emoções são mais yin do que nossos pensamentos e ideias. Isso significa que os sentimentos mudam *depois* dos pensamentos e percepções.

Para que eu materialize minha visão e, de fato, chegue a essa praia, tenho que cuidar dos detalhes da Terra. Isso significa checar minha agenda, comprar as passagens de avião e fazer as malas. Vai levar algum tempo para que todas essas peças se encaixem. O yang está livre de tempo e espaço – posso estar em qualquer lugar instantaneamente em minha mente. Mas meu corpo, minha substância, só pode estar em um lugar de cada vez — que é exatamente agora, sentada em uma cadeira em frente ao computador escrevendo este livro.

Quando trabalhamos com a medicina da alma, o yang se move mais depressa que o yin, o que significa que nossos pensamentos e percepções vão mudar primeiro. Nossos sentimentos vão mudar em seguida, um pouco mais devagar que as ideias e imagens mentais. E nossas circunstâncias físicas (nosso corpo, emprego, relacionamentos, dinheiro etc.) serão os últimos a mudar. Cada mudança é valiosa, mas se não nos mantivermos atentos, não perceberemos as mudanças sutis em nosso pensamento e sentimento, psique e alma, as quais ocorrem antes que as grandes mudanças em nossa vida fiquem evidentes.

2. **O *timing* é tudo**

Cresci em uma época e lugar em que as garotas aprendiam que você engravidava só de beijar um rapaz. Acredite ou não, há toda uma geração de mulheres de quarenta e tantos anos que evitava banheiros públicos em razão do risco de gravidez. Imagine minha surpresa quando levei quase dois anos de sérias tentativas e umas tantas noites suspeitosamente passadas de cabeça para baixo para conseguir engravidar. Mas estou divagando. Na teoria Yin e Yang, o esperma representa o yang. Desde que sejam saudáveis, aqueles velozes e diminutos nadadores podem criar a vida em qualquer momento e em qualquer lugar (ver Janet Jackson*). Mas o yin, o óvulo, está preso pelas leis do tempo e do espaço. O óvulo tem uma janela estreita de fertilidade. Em algumas mulheres, a janela aberta para que o óvulo receba os espermatozoides dura cerca de doze horas. Em outras, a janela é de uma ou duas horas. Seja como for, é algo bem específico. Os diminutos nadadores chegam ao óvulo na hora errada e adivinhe. Nada acontece. O óvulo acena para os espermatozoides:

---

* A cantora Janet Jackson engravidou aos 50 anos. [N. da T.]

"Desculpem, tentem de novo no mês que vem!", informa por meio de uma janela bem trancada.

O *timing* é tudo. Quando uma mulher dá à luz, ela se entrega a um *timing* que não pode ser controlado. Eu tinha um plano detalhado para o nascimento de minha filha, mas ela veio muito mais rápido do que eu esperava. Você acha que eu poderia ter dito: "Espere aí, bebezinho, você não pode vir até que eu prepare minha sala de meditação"? Não! O destino dela era nascer em um momento específico e não havia nada que eu pudesse ter feito de diferente. Costumo contar a história de meu sobrinho, que nasceu de 24 semanas e pesando apenas 470 gramas. Quando os pais dele disseram que ele tinha nascido antes da hora, lembrei a eles: ele veio exatamente no tempo certo. Vocês demoraram para engravidar! O *timing* do yin está conectado ao destino – e não é negociável.

Para criar o que desejamos, nossa intenção (yang) precisa alinhar-se com o poder substancial do yin. Nossas intenções e nossa imaginação não têm limites, mas leva tempo para a vida na Terra alcançar as imagens que temos em nossa mente. O yin nos acolhe em seu obscuro mistério por meio das ferramentas que nos ajudam a nos alinharmos com o *timing* divino – astrologia, adivinhação, sonhos, atrasos e obstáculos, ou um bom amigo que nos dá um choque de realidade. O yin é a força energética que nos permite respirar o *timing* divino do desenrolar de nossa vida e tirar proveito dele.

Os Estados de Consciência

Nas sociedades modernas baseadas em tecnologia (dominadas pelo yang), tendemos a dar mais valor ao *logos* do que ao *eros*. *Logos* é uma palavra grega que se refere ao princípio do juízo e da razão, constituindo a raiz da palavra "lógica", enquanto *eros* é a palavra grega relativa a sentimento e paixão (sendo a raiz da palavra "erótico"). Achamos que as pessoas são inteligentes quando elas dominam bem a linguagem e têm a capacidade de se expressarem com clareza na fala ou na escrita. Elas compreendem as coisas rapidamente, enquanto seus colegas mais yin levam mais tempo para "sentir o caminho" que devem seguir. Nesta cultura, não necessariamente consideramos inteligentes as pessoas que têm uma sabedoria intuitiva ou emocional. Quando muito, as pessoas emocionais são chamadas de "irracionais" ou "emotivas" (como se essas coisas fossem ruins!). A palavra "lunático" é uma ofensa não tão sutil, tendo como raiz a palavra latina *luna*, isto é, lua.

Além do nosso intelecto, nosso cérebro tem acesso a diferentes estados de consciência e percepção, que são medidos pela velocidade da atividade cerebral em ciclos por segundo, expressa em hertz (Hz). Tais estados de consciência formam um *continuum* que vai do mais rápido (yang) aos que se movem mais lentamente (yin).

Estado beta (13-40 Hz): desperto, lógico, responsivo

O estado beta é nosso estado de consciência mais yang e é projetado para nos ajudar a funcionar no mundo físico. Em uma sociedade dominada pelo yang, faz sentido que esse seja o estado de consciência mais comum e mais familiar. É um estado ativo e alerta, no qual podemos processar de maneira consciente as informações recebidas a partir de cada um dos cinco sentidos. O estado beta é também onde reside o pensamento racional, linear e lógico. É a área do cérebro que usamos para calcular, criar estratégias, processar informações e analisar o mundo a nossa volta.

Enquanto lê este livro, você provavelmente está em um estado beta, em que percebe o sentido das palavras no papel e determina se ele se alinha com suas crenças e experiências pessoais. É o estado de intenso alerta que usamos ao cruzar uma rua na cidade de Nova York e nos asseguramos de que não está vindo nenhum carro. Em um estado beta, podemos fazer coisas que exigem nossa atenção plena – fazer uma prova, praticar esportes, dar uma palestra, analisar e organizar informações assim como outras atividades em que o alerta mental e altos níveis de concentração são essenciais para o êxito.

Estado alfa (7-12 Hz): contemplativo, energético, emocional

À medida que a atividade cerebral desacelera e se torna mais yin, passamos para o estado alfa. O estado alfa de consciência e percepção é uma condição de fácil relaxamento, logo abaixo de nossa percepção consciente. Enquanto está lendo este livro, de vez em quando você pode desviar sua atenção para um devaneio ou alguma lembrança. Ou talvez comece a divagar sobre o que vai fazer para o jantar. Entramos e saímos do estado de consciência alfa de maneira fluida ao longo do dia, quando mudamos do pensamento ativo, consciente, para um tempo e um espaço flexíveis. Já lhe aconteceu de chegar em casa, mas não se lembrar como de fato o fez? Você não se lembra de ter passado por certos pontos de referência. Não se lembra de ter usado seu cartão do metrô ou de ter passado na frente do mercado. Você estava no piloto automático. Esse é o estado alfa.

O estado alfa é um estado meditativo leve de visualização, criatividade e imaginação passivas. Podemos entrar de maneira voluntária no estado alfa para encontrar soluções criativas por meio de práticas como meditação e respiração profunda. Na consciência alfa, imaginação, visualização, memória e concentração são expandidas. Nesse estado, podemos também notar o movimento energético do *qi* em resposta às emoções – um nó na garganta, frio na barriga, o amor se espalhando no peito. O estado alfa é um dos estados mais eficientes de consciência para perceber as correntes energéticas dos cinco elementos.

Estado theta (4-7 Hz): associativo, onírico, simbólico

O estado theta é ainda mais yin do que o estado alfa; temos que desacelerar um bocado para chegar a ele. A consciência e a percepção theta abrem o estado REM* de sonhos e intuição. Nele ocorre a meditação profunda e a receptividade aumentada, em que os *insights* aparecem como lampejos não verbais

---

* O estado REM é o último estágio do ciclo do sono, marcado por um movimento rápido dos olhos – em inglês Rapid Eye Movement, daí a sigla. É nessa fase mais profunda do sono que sonhamos. [N. da T.]

de imagens oníricas. É um estado altamente simbólico e profundamente conectado com símbolos arquetípicos e seus significados associados. No estado theta, podemos perceber a silhueta de um leão nas formas das nuvens, ou a imagem de duas pessoas discutindo em uma mancha de tinta. Uma de minhas amigas mais queridas entra no estado theta para decifrar imagens e significados na borra de café durante rituais e cerimônias assírios, uma tradição indígena que transmitiu para sua filha. O estado theta de nossa consciência projeta e percebe símbolos e imagens como mensagens para a alma.

Além dos sonhos e da meditação, outras formas pelas quais podemos acessar este estado são a hipnoterapia, a imaginação ativa, a visualização guiada, a adivinhação e o trabalho com sonhos. Supõe-se que os florais interagem com o estado theta ao permitirem a entrada de material subconsciente na percepção consciente. É por isso que os florais muitas vezes causam sonhos vívidos ou uma atração por histórias e personagens. Nossa mente theta também é ativada quando ressoamos vigorosamente com um mito ou uma personagem. Sistemas divinatórios como o tarô ou a astrologia baseiam-se em nossa capacidade de nos relacionarmos com símbolos e imagens arquetípicos, podendo facilitar enormes mudanças de vida por meio de nosso estado theta de consciência.

Estado Delta (0-3 Hz): sonho, transe, consciência unificada

Se continuarmos descendo sempre, até as profundezas, chegamos ao estado delta de consciência. O estado delta é o mais yin que a ciência moderna conhece; é uma profunda imobilidade, como o fundo do oceano. Acessamos nossa consciência delta naquele sono profundo e restaurador do qual acordamos babando pelo canto da boca, sem saber bem que dia é. Durante o estado delta, o hormônio do crescimento humano é liberado, tornando esse estágio do sono importante para a cura e recarga. A consciência delta é também transpessoal – ela nos conecta a mundos além do nosso próprio. Além do sono, esse estado é induzido por certos ritmos africanos e indígenas para nos conectar com a consciência universal. Meditação e recitação também são portais para o estado delta.

Podemos compreender melhor os cinco elementos quando os acolhemos por meio de nossos estados de consciência alfa, theta e, até mesmo, delta. Tais estados também nos ajudam a perceber as mudanças sutis, porém profundas, que acontecem quando trabalhamos com a medicina da alma. Se olharmos apenas por meio das lentes de nossas mentes lógica e racional, deixamos de ver a maior parte da magia.

O Corpo Sutil

A consciência Beta nos prende ao mundo físico, o qual percebemos por meio dos nossos cinco sentidos. Contudo, só porque não podemos ver, degustar, ouvir, sentir ou tocar algo não significa que não seja real. Há um espectro de energia que nossos olhos podem perceber: vermelho, laranja, amarelo, verde, azul, índigo e violeta. No mundo ocidental, aprendemos os nomes das cores do arco-íris ainda crianças, por exemplo. Dar nome às cores, de algum modo, as torna mais reais do que apenas nosso fascínio e a maneira como as vivenciamos, de fato, o faz. No entanto, também sabemos que, fora do espectro percebido por nossos olhos, existem a luz infravermelha e a luz ultravioleta. Se não acreditássemos em algo que não podemos ver com nossos próprios olhos, não teríamos unhas de gel nem usaríamos protetor solar. Na época em que vivemos, seria quase loucura dizer que o infravermelho ou o ultravioleta não existem porque não podemos vê-los. A mesma ciência se aplica a um apito de cachorro. Os ouvidos do cão podem ouvi-lo, mas os nossos não. Seria tolice dizer que não há som só porque não podemos ouvi-lo. Nossos cinco sentidos desenvolveram-se para perceber apenas uma gama específica de frequências, porém há muito mais aí. E o mesmo é verdade quanto ao corpo físico.

Há um aspecto de nosso corpo que se estende além do material e que os antigos chamavam de corpo sutil. O corpo sutil tem muitos nomes diferentes, mas está consistentemente presente nos sistemas de cura indígenas e diaspóricos.

O corpo físico

Quando falamos de saúde, em geral é ao corpo físico que nos referimos. O plano físico diz respeito a qualquer aspecto de nós mesmos que podemos ver, degustar, tocar, ouvir ou cheirar. O corpo físico é substância – ossos, carne, músculos, órgãos, sangue e células –, o que faz dele o aspecto mais yin de nosso ser. Vivenciamos nosso corpo físico por meio do estado beta de consciência.

A cura do corpo físico requer mudanças bioquímicas ou biomecânicas. As modalidades de cura biomecânicas que visam ao plano físico incluem cirurgia, fisioterapia e qualquer tipo de programa de exercícios que manipule as estruturas físicas do corpo. As modalidades bioquímicas incluem o alimento como nutrição – alcançar a saúde perfeita por meio do equilíbrio de vitaminas, minerais e os micronutrientes necessários para uma boa saúde. A cura no plano físico também inclui drogas farmacêuticas, que afetam diretamente os neurotransmissores no cérebro, os processos mecânicos dos órgãos ou outras substâncias químicas no sangue.

Em uma medicina baseada na ciência do plano físico, a especialização médica permite que o corpo seja separado em partes que podem ser estudadas e tratadas, infelizmente em alguns casos sem levar em conta como essas partes podem afetar o todo. Por sorte, podemos melhorar nosso regime de saúde física integrando modalidades complementares e alternativas que objetivam o corpo sutil.

O corpo etérico

A ciência moderna está começando a descobrir uma verdade que os antigos conheciam: tudo tem uma frequência. Quando nos movemos para além do que podemos perceber de imediato com os cinco sentidos, o primeiro plano ao qual chegamos é o corpo etérico. Também chamado de corpo emocional, o corpo etérico pode ser descrito como um campo de energia que envolve as estruturas físicas do corpo. Essa energia não é biomecânica nem bioquímica, mas sim eletromagnética. Para perceber esse aspecto do corpo sutil, temos de deixar nosso estado beta de consciência e entrar no reino da consciência alfa.

O plano etérico é sentido como o movimento de pulsos de energia. Ele está relacionado com a força vital inata da natureza, o prana ou *qi*, que existe tanto nos seres humanos quanto na natureza, de modo que os medicamentos para o plano etérico restauram o fluxo adequado dessa força de vida como é refletido na natureza. Práticas incluem trabalho de respiração, terapia com pedras e cristais, ou simplesmente buscar a paz e o isolamento na natureza. O plano etérico também tem uma forte conexão com nossas emoções, expressões naturais da força vital que criam harmonia ou desarmonia em nossa experiência de vida. A música constitui um medicamento incrivelmente eficaz para o plano etérico. Além da letra, a melodia e o ritmo, têm a capacidade de elevar e expandir nosso espírito ou de nos afundar na tristeza. A música move a força vital.

Os medicamentos vegetais que ressoam com o plano etérico incluem ervas medicinais (fitoterápicos) e óleos essenciais, que com frequência são classificados em suas respectivas matérias médicas* de acordo com sua influência sobre o movimento ou a direção da força vital. A Medicina Chinesa é um sistema que exibe forte ligação com o plano etérico. Diz a lenda que a própria acupuntura surgiu a partir das práticas de um xamã ancestral que enfiava estacas nos pontos de pressão da Terra para fazer chover. Do mesmo modo, as agulhas de acupuntura são colocadas nos pontos de pressão do corpo (uma metáfora para a Terra), para regular o fluxo energético. Seja verdade ou mito (ou ambos), essa história nos recorda que nós, humanos, estamos energeticamente conectados à Terra.

O corpo astral

Acessamos a camada seguinte do corpo sutil, o corpo astral, por meio de nosso estado theta de consciência. A palavra "astral" vem da raiz grega *astra*, também encontrada em *astr*onomia e *astr*ologia. De fato, o plano astral está relacionado com a energia "luminosa", ou energia das estrelas. O corpo astral

---

* Do latim *materia medica*, expressão que se refere ao corpo de conhecimento reunido quanto às propriedades terapêuticas de uma substância usada para cura. [N. da T.]

também é conhecido como corpo mental e está relacionado com nosso pensamento e nossas crenças, sendo o filtro por meio do qual interpretamos nossas experiências. O corpo astral abrange as constelações de crenças e percepções que são a base de nossa personalidade.

Mudar nossos pensamentos e percepções tem um poder tremendo de cura. Em seu livro *You Are the Placebo: Making Your Mind Matter*, o dr. Joe Dispenza explica:

> Enxergamos nossas crenças como verdades, não como ideias que podemos mudar. Se temos crenças muito firmes sobre algo, a evidência para o contrário pode estar bem na nossa frente, mas não podemos vê-la, porque o que percebemos é algo totalmente diferente. De fato nos condicionamos a acreditar em todo tipo de coisas que não são necessariamente verdadeiras, e muitas dessas coisas estão tendo um impacto negativo em nossas saúde e felicidade.*

Nosso corpo astral responde a mitos, histórias e símbolos que nos ajudam a compreender os mistérios do Universo. Aqui, imagens imaginadas ganham vida.

No corpo astral, a cura decorre do acesso a pensamentos, percepções e interpretações de nossa experiência. Em outras palavras, vamos mudar a narrativa! As modalidades de cura incluem psicoterapia, terapia e meditação. A visualização criativa e o trabalho com afirmações nos ajudam a substituir crenças e ideias limitantes por outras que sejam afirmativas e que, assim, nos levam com mais segurança rumo a nossos objetivos. Em sistemas divinatórios como o Ifá, o Babalaô** faz uso do Odu Ifá.*** Dentro da leitura, haverá histórias, medicina e sabedoria que irão alinhar a pessoa de maneira

---

* Joe Dispenza. *You Are the Placebo: Making Your Mind Matter*. Hay House, Inc., 2015, p. 166.

** *Babalaô* é o nome dado a um alto sacerdote nos sistemas espirituais Ifá.

*** *Odu Ifá* é o nome do sistema divinatório utilizado no Ifá, que contém 256 padrões energéticos. O sacerdote irá extrair o versículo da história apropriado ao cliente, para fornecer um *insight* arquetípico quanto à pergunta feita.

apropriada com o fluxo correto de seu destino. Um astrólogo qualificado pode trazer esclarecimento sobre as percepções e mitos pessoais que ressoam com as atitudes e percepções de uma pessoa. Isso proporciona a cura no nível do corpo astral, quando a pessoa se realinha com seu cosmos. Em outros casos, um filme, um mito ou mesmo uma personagem em um livro cria uma ressonância com o corpo astral que nos permite mudar de perspectiva e encontrar a cura em nossa história de vida.

Por fim, os florais constituem medicamentos vegetais muito eficientes para propiciar a cura no nível do corpo astral. Eles agem diretamente sobre os pensamentos, alteram as percepções e mudam as crenças limitantes que estão além de nossa percepção consciente.

O corpo espiritual

O aspecto mais yang, efêmero e intangível do corpo sutil é o corpo espiritual. Ele também é chamado de plano causal ou plano do destino. O corpo espiritual é acessado por meio do estado delta, que exige um sono profundo ou um ritual. Esse é o aspecto de nossa alma que existia antes que assumíssemos a forma física e é onde todas as nossas lições de vida são planejadas. Ele é o plano mestre de nossa vida. Algumas pessoas creem que podemos acessar esse plano por meio dos registros *akáshicos*. Outras acreditam que, como humanos, nunca poderemos saber de fato nosso destino completo. A cura do corpo espiritual vem de nossa própria conexão com o Divino, seja por meio de prece, adivinhação, meditação, recitação ou ritual. A botânica médica no nível do corpo espiritual inclui oferendas de plantas em um altar ou templo, ou tomar banhos espirituais.

■ ■ ■

O yin e o yang dançam juntos e constantemente buscam um equilíbrio no Universo. Como você pode ver no esquema que se segue, usamos um estado de consciência yang (beta) para acessar o aspecto mais yin de nosso ser (o corpo físico); podemos usar o estado de consciência mais yin (delta) para acessar o aspecto mais yang de nosso ser (o corpo espiritual).

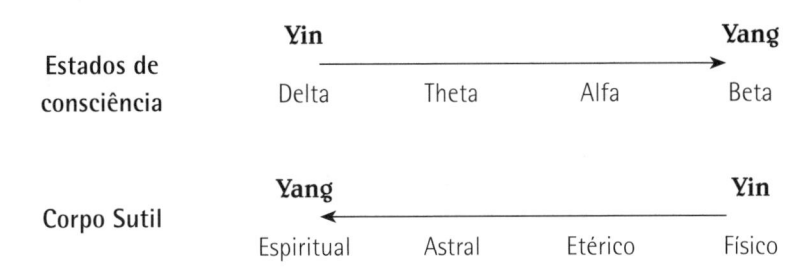

	Yin			Yang
Estados de consciência	Delta	Theta	Alfa	Beta

	Yang			Yin
Corpo Sutil	Espiritual	Astral	Etérico	Físico

Hipócrates, conhecido como o pai da medicina moderna, disse certa vez: "Pois este é o maior erro de nossos dias, que os médicos separam a alma do corpo".* Esse é um potente endosso à medicina da alma! Você verá que os recursos oferecidos neste livro focam primariamente nos planos etérico e astral. Eles nos convidam a nos tornarmos eficientes em acessar nossos estados alfa e theta de consciência, enquanto trabalhamos nos espaços entre o corpo e o espírito. As práticas de medicina da alma estão disponíveis a todos nós, não importa em que condição esteja nosso corpo físico ou qual religião seguimos.

Aqui é onde ofereço meu aviso legal: os sistemas de cura do leste asiático, indígenas e diaspóricos nos quais este trabalho se baseia são profundos e vastos. As ferramentas de avaliação e práticas de medicina da alma que ofereço não devem substituir seu médico, seu terapeuta, sua intuição ou suas compreensões espirituais/religiosas. Espero que, à medida que desenvolver sua própria relação com os elementos, você seja capaz de ver, avaliar e compreender essas potentes forças de energia de nosso mundo moderno. Ademais, se está lendo este livro, rogo para que possa descobrir a medicina da alma que mais se assemelha a você e que ampara seu caminho para a cura física, emocional, mental e espiritual.

---

* Keith J. Karren, N. Lee Smith e Kathryn J Gordon. *Mind/Body Health: The Effects of Attitudes, Emotions, and Relationships*. Boston: Pearson, 2014, p. 1.

Capítulo 2

Trabalhando com os Elementos

As sugestões de autoavaliação que se seguem vão ajudar você a definir por onde começar sua jornada. Este capítulo, inspirado por meus anos de adolescência fazendo testes de personalidade da revista *Cosmo*, vai dar a você um vislumbre de seu mundo interior e quais elementos estão em ação na sua vida.

Agora, vamos usar um processo em quatro etapas para identificar quais elementos são mais relevantes para você no presente momento.

- Etapa 1: Exploração: *O que você está pronta para mudar?*
- Etapa 2: Emoções: *Como você identifica aquilo que precisa de sua atenção?*
- Etapa 3: Características: *Que influência adicional um elemento tem em sua vida?*
- Etapa 4: Propósito: *Qual é o seu porquê?*

Etapa 1: Exploração

Vamos começar descobrindo *como* seu qi está fluindo. Onde sente que está em seu elemento? Em que ponto precisa de alguma ajuda? Não pense demais na resposta – apenas dedique um minuto a dar nota a algumas áreas de sua vida de acordo com a seguinte escala:

0 = Não se aplica.
1 = Caramba! Essa é uma fonte principal de estresse.
2 = Hum... Seria bom ter alguma ajuda nessa área.
3 = Tenho controle sobre isso, ou sei que mudanças preciso fazer.
4 = Bom – isso está de fato funcionando para mim.
5 = Excelente – esse aspecto de minha vida é fonte de alegria e satisfação!

Trabalho/Carreira/Escola	
Moradia	
Vida familiar	
Relacionamentos românticos pessoais	
Programa de dieta/Exercício	
Atividades criativas	
Saúde física	
Ativismo social/Engajamento	
Espiritualidade	
Finanças	
Hobbies/Interesses pessoais	
Vida sexual/Sexualidade	
Criação dos filhos	
Vida social/Amizades	

Examinando suas pontuações, você já consegue ver o que está precisando de sua atenção. As áreas nas quais pontuou 4 ou 5 são aquelas em que seu *qi* deve estar fluindo melhor e nelas, provavelmente, está se sentindo em seu elemento! Espero que tenha encontrado tempo para curtir, comemorar e enviar uma prece de gratidão por essas áreas que, de fato, estão funcionando para você. Entretanto, vamos falar sobre as áreas com pontuação 1, 2 e 3. O *qi* está fluindo? Nem tanto. Você talvez até tenha ficado surpresa ao ver o que está funcionando – e o que não está.

Levemos essa avaliação a um passo além. Analisar os números pode lhe dar uma certa ideia do que você está tentando mudar, mas sua vida real não é tão... racional. Às vezes, você sabe muito bem que algo precisa mudar, mas não tem nenhum *desejo* de trabalhar nisso. E, às vezes, algo que na superfície, talvez, não pareça relevante pode consumir sua energia e atenção. Seu coração tem mente própria e, por isso, é bom aprender a ouvi-lo. Em seu diário, reserve alguns instantes para refletir sobre as seguintes questões:

Etapa 1A: Questões para reflexão: O que você está pronta para mudar?

- Com base nas respostas acima, qual área de sua vida é a que mais está pedindo atenção?
- O que parece mais urgente?
- O que prende sua atenção quando você está tentando fazer outras coisas?
- O que inspira e/ou impulsiona você?

Agora vem a parte divertida. Você vai escolher *algo* em que possa se concentrar nesse ciclo de trabalho espiritual. Quanto dura um ciclo? Isso é com você! Pode ser uma semana, um mês, uma estação – a duração que lhe parecer adequada para dedicar sua atenção consistente, amorosa. Tradicionalmente falando, as mudanças emocionais da alma acontecem em ciclos de 28 a 30 dias, de modo que este é o intervalo recomendado para as ferramentas descritas nos capítulos que se seguem. Contudo, a especialista em sua própria vida é você mesma e é você quem sabe que período vai funcionar no seu caso.

Além disso, não se preocupe demais em fazer a escolha "certa". Sou adepta da filosofia de cura do Mosaico. Sim, fui eu que inventei isso, mas funciona. Pense em um mosaico. Quando se afasta, você vê a figura grande, mas, quando olha de perto, vê que na verdade há um milhão de fotos minúsculas que criam a imagem inteira. Nossa vida é um mosaico e você é a figura grande composta pelas imagens diminutas de sua experiência. Isso significa que pode pegar qualquer uma dessas pequenas imagens – seu relacionamento, sua espiritualidade, a criação dos filhos, ou sua carreira – e ainda vai estar trabalhando em você mesma. Quando você muda uma imagem pequena, a imagem maior e a forma como você aparece no mundo também irão mudar. É assim que o trabalho espiritual acontece – uma bela fotinho por vez.

Etapa 1B: Estabeleça sua intenção

- Pelos(as) próximos(as) _____ (dias, semanas ou meses), você se compromete a transformar _____.
- Por que você está disposta a transformar essa área de sua vida?

Em seu diário, escreva uma clara declaração de intenção para essa fase de seu trabalho espiritual.

Etapa 2: Emoções

Minha escritora favorita é Octavia Butler (ela é um dos poucos autores que leio do começo ao fim). Em seu livro de ficção científica assustadoramente realista *Parable of the Sower* (no Brasil, *A Parábola do Semeador*), a protagonista cria uma religião chamada Semente da Terra, baseada na seguinte escritura:

> "Tudo o que você toca, você muda.
>
> Tudo o que você muda, muda você.
>
> A única verdade que persiste é a mudança."*

Nada poderia ser mais verdadeiro no que se refere ao *qi*. A natureza do *qi* é mover-se, transformar-se, aumentar e diminuir. Quando você olha as notas que deu à sua vida no teste que acabou de fazer, sabe que não estou mentindo. Aquela área à qual hoje deu 5 pode ter sido 1 há um ano. Aquele 3 pode ter sido 5 antes da discussão de ontem com a pessoa amada. Isso

---

* Octavia E. Butler. *Parable of the Sower*. Nova York: Grand Central Publishing, 2019, p. 3.

significa que uma área com nota 1 – não importa o quão estressante e estagnada pareça neste momento – também tem o potencial de mudar. Nossa vida é dinâmica, e não estática. Oscilamos entre estarmos alegres e tristes, resignados e indignados, inspirados e desiludidos. Cada dia é diferente e cada dia *nós* somos diferentes.

Como podemos saber quando e onde o *qi* de nossa vida está bloqueado? É fácil. Nossas emoções nos dão indicações por meio de sentimentos como frustração, confusão, tristeza, ansiedade, raiva, luto, entre outros. Os cinco elementos nos ensinam como usar as emoções para nos orientarem e nos direcionarem às áreas de nossa vida onde o *qi* exige um fluxo maior. O próximo passo nessa exploração é sintonizar-se com seus sentimentos; em sua paisagem emocional, eles podem ser vistos como sendo o clima, sempre mutável. Todas nós sentimos muitas emoções e elas podem mudar a todo momento. Com frequência, porém, quando estamos prontos para fazer uma mudança em nossa vida, há uma ou duas emoções principais que assumem o centro do palco. Às vezes, podem ser a emoção-padrão que se manifesta, seja qual for nossa situação. Tais emoções chegam até a se infiltrar em outros aspectos de nossa vida. Podemos nos sintonizar nessas emoções que são persistentes, que permanecem estagnadas, sem serem trabalhadas ou que criam desafios em nossa vida e aprender com elas. Também podemos prestar atenção a qualquer emoção cuja intensidade nos surpreenda, nos pegue desprevenidas ou que seja desproporcional à situação de fato.

Pare um instante e faça uma respiração profunda. Agora, traga à mente seu objetivo para esse ciclo de trabalho espiritual. Quando você volta a atenção para dentro e se concentra nesta área da vida, *do modo como ela está neste momento*, como você se sente?

Etapa 2 Questões para reflexão: Como me sinto?

- Há emoções que surgem com mais frequência do que outras?
- Há emoções que você tenta reprimir ou negar?
- Como você tem expressado tais emoções?
- Qual elemento se alinha mais de perto com o que você sente?

Água	Madeira	Fogo	Terra	Metal
Medo	Raiva	Amor ou falta de amor	Preocupação	Tristeza
Ansiedade	Fúria	Vulnerável	Pensar demais	Luto
Pânico	Irritação/Agitação	Feliz/Infeliz	Empatia	Decepcionada
Paralisada	Depressão	Traição	Sem chão	Vergonha
Tímida	Desesperança	Desconectada	Desamparada	Nostálgica
Nervosa	Oprimida	De coração partido	Procrastinando	Pesada
Hesitante	Estagnada	Desconfiança/Suspeita	Indecisa	Indigna
Confusa	Frustrada	Obsessão/Insônia	Exausta	Desalentada
Antissocial	Impaciente	Isolada	Desorganizada	Arrasada
	Mudanças de humor	Choque	Sobrecarregada	Desiludida

Cada elemento governa um movimento específico do *qi*, bem como determinados climas emocionais. Nesse sistema, nossas emoções não são ruins, mesmo que sejam desconfortáveis. Podemos preferir os dias de sol, mas a chuva é importante. Podemos ficar na chuva (ver *New Edition**) quando temos os apetrechos adequados – guarda-chuva, galochas, chinelos de dedo ou traje de banho, dependendo da cultura em que você tenha sido criada. O mesmo se aplica a nossas emoções – podemos acolhê-las melhor quando compreendemos que são nossas aliadas, que nos indicam onde precisamos de ajuda. O objetivo não é calar nossas emoções ou mesmo fazer com que nos "sintamos melhor". Em vez disso, podemos observar – com curiosidade e compaixão – o movimento de nossas emoções à medida que elas fluem através de nós. Como o Pastor Greg, do Celebration Spiritual Center, eloquentemente postou no Instagram: "Você é o céu. Não o clima".**

---

* "Can You Stand the Rain" ("Você Consegue Aguentar a Chuva?") é uma das músicas mais populares do grupo de R&B New Edition, tendo chegado às paradas da BillBoard nos anos 1990. Diga as palavras "stand" e "rain" perto de qualquer pessoa negra com mais de 40 anos e ela vai começar a cantar, ao menos mentalmente.

** Greg Stamper (@iamgregstamper), Instagram, 16 de junho, 2020. https://www.instagram.com/iamgregstamper/

Etapa 3: Características

Cada elemento é um arquétipo, o que significa que cada um deles está relacionado com temas universais que transcendem tempo, lugar e cultura. Você também pode pensar nesses elementos como esferas de influência. Cada elemento governa (por associação) certas áreas da vida que ele controla ou influencia. Na medicina ocidental, há uma relação direta e linear entre uma causa (como uma bactéria ou vírus) e o efeito (um resfriado ou gripe). Contudo, a medicina indígena ou diaspórica segue um tipo diferente de lógica. Em vez do tempo linear, o trabalho interior com nossa alma se baseia em sincronicidade, coincidência, símbolos, associações e padrões. Em vez de procurar razões, procuramos características. Tais características colocam o selo de um elemento em nossa vida, criando correntes de conexão entre coisas que parecem não estar relacionadas entre si.

Por exemplo, tomemos minha paciente com estagnação do *qi* do fígado (diagnóstico comum aqui na cidade de Nova York, em razão da intensidade e do ritmo do ambiente). Eis algumas características do elemento Madeira que estão aparecendo na vida dela:

- Ter a sensação de estagnação e frustração no trabalho bem como a sensação de impotência diante das constantes microagressões.
- Trabalhar até muito tarde.
- Fumar maconha para relaxar e aliviar a tensão.
- Não ter tempo para se exercitar.
- Ter discussões frequentes com o marido, que não entende por que ela está sempre tão tensa.
- Sentir ter menos tempo, inspiração e desejo para trabalhar nos projetos criativos que ela adora.

Nesse exemplo, as experiências dela estão unidas por intermédio do arquétipo do elemento Madeira. Codificados nessa tapeçaria, estão também os dons e bênçãos do elemento Madeira. Tais circunstâncias alinham-se como um incentivo para minha paciente fazer uso de seu gênio criativo, sua comunicação autêntica e sua capacidade de estabelecer limites claros e efetivos, que também são características do elemento Madeira.

Na lista que se segue, assinale as características elementais que se relacionam com sua declaração de objetivos e sua área de trabalho interior nesse ciclo:

Água

_____ Recursos (ter tempo, dinheiro ou apoio emocional suficientes)

_____ Ancestralidade/Raízes familiares

_____ Intuição

_____ Força de vontade

_____ Lar

_____ Segurança e Proteção

Madeira

_____ Trabalho/Carreira/Empreendedorismo

_____ Liderança

_____ Justiça social/Ativismo

_____ Conflito

_____ Limites

_____ Falar em público ou Expressão criativa

Fogo

_____ Relacionamentos

_____ Parceria

_____ Intimidade

_____ Sexo e Sensualidade

_____ Amizades/Vida social

_____ Visibilidade/*Networking*

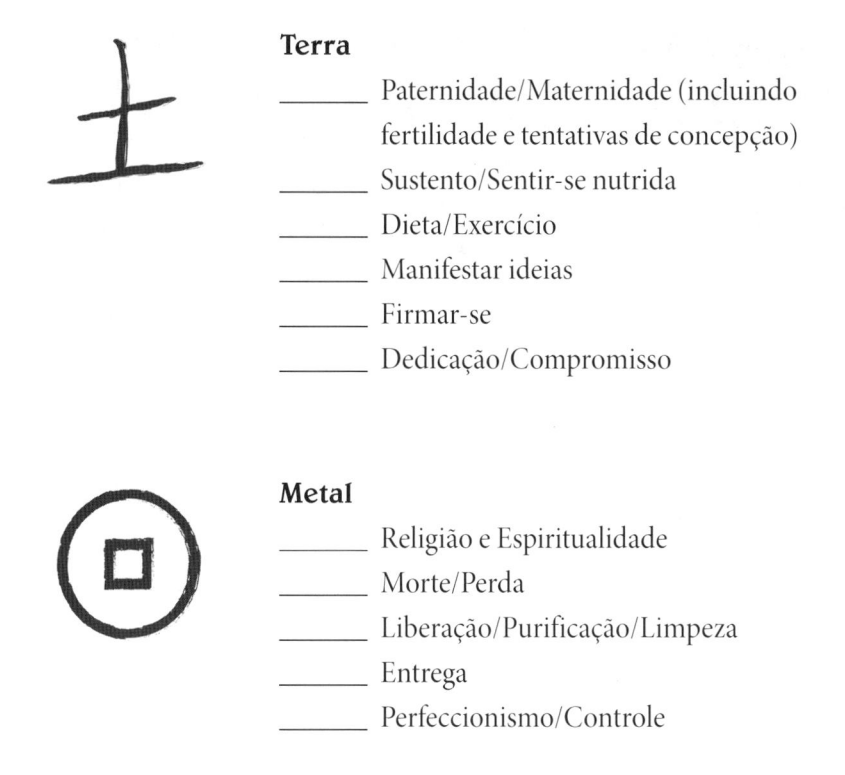

Terra
_____ Paternidade/Maternidade (incluindo fertilidade e tentativas de concepção)
_____ Sustento/Sentir-se nutrida
_____ Dieta/Exercício
_____ Manifestar ideias
_____ Firmar-se
_____ Dedicação/Compromisso

Metal
_____ Religião e Espiritualidade
_____ Morte/Perda
_____ Liberação/Purificação/Limpeza
_____ Entrega
_____ Perfeccionismo/Controle

Etapa 3 Questões para reflexão: Que influência um elemento tem em sua vida?

- Qual elemento mais se relaciona tematicamente com seu trabalho interior?
- Quais características desse elemento estão refletidas em sua experiência?

Etapa 4: Propósito

A vida acontece e, por mais que tentemos, nem sempre temos como saber por qual razão as coisas acontecem. Já tivemos bênçãos inesperadas que não dá para acreditar termos merecido. Já ficamos frente a frente com a mágoa que tentamos evitar. Já passamos por sofrimentos que testaram os limites de nossa fé. Já sentimos um amor que explode em êxtase.

Alguns anos atrás, entrei para um programa de controle do peso, no qual me pediram para identificar o *porquê* de eu estar ali. Bom, dãã... para perder peso! Mas então eles me perguntaram de novo o porquê – e de novo e de novo – até que cheguei a um valor central que poderia me motivar todas as manhãs. Queria me sentir vibrante, conectada e viva. Esse foi um passo importante para mim, porque as mudanças de estilo de vida que precisava fazer eram *difíceis*. E, simplesmente, perder alguns quilos não era em si motivação suficiente. Eu me sentia bonita em meu corpo e, portanto, perder peso pela aparência externa não era o bastante para mim. Meu *porquê* tinha que estar ligado a um significado, valor e propósito mais profundos. Eu me sentir como um ser mais sensual, vibrante e orgástico? Sim, SIM e SIIIIIIIIIIIM! Esse porquê manteve minha determinação quando eu desanimava depois de alguma recaída e me ressentia com o processo e mesmo quando até esquecia o motivo de sequer ter começado tudo aquilo. E aquele *porquê* me levou a uma profunda exploração do elemento Fogo. Como você verá no Capítulo 5, esse elemento nos ajuda a descobrir nossa sensualidade, paixão e alegria.

Os dons dos elementos tornam-se nosso "porquê", mas não são a causa da boa ou da má sorte. Na verdade, eles permitem um vislumbre de nosso potencial para grandeza, o próximo nível a atingir para sermos nós mesmos de maneira mais plena e autêntica. Eles nos ajudam a imaginar quem seríamos se estivéssemos vivendo plenamente em nosso elemento. Os dons e bênçãos listados na tabela a seguir são apenas uma pequena amostra do belo potencial que nos está reservado quando harmonizamos um elemento dentro de nós.

Água	Madeira	Fogo	Terra	Metal
Repouso	Autenticidade	Amor	Saúde	Inspiração
Rejuvenescimento	Confiança	Conexão	Amparo	Espírito
Intuição	Determinação	Intimidade	Gratidão	Serenidade
Introspecção	Autoatualização/ Autorrealização	Alegria	Família	Reverência

Água	Madeira	Fogo	Terra	Metal
Calma interior	Justiça	Sensualidade	Coletividade	Mindfulness (atenção plena)
Sabedoria	Autoexpressão	Vitalidade	Compreensão	Transcendência
Insight	Coragem	Compaixão	Empatia	Merecimento

Etapa 4 Reflexão: Qual é o seu "porquê"?

Use a tabela acima para ajudar você a responder às seguintes perguntas:

- Por que você quer transformar essa área de sua vida?
- A quais possibilidades você está aberta?
- Se um gênio pudesse oferecer a você os dons de um desses elementos, qual escolheria e por quê?

■ ■ ■

Você trabalhou bastante! Descanse um pouco, respire, tire um cochilo ou passe um ou dois dias com o que acabou de descobrir. Quando estiver pronta, volte. A seguir, vamos conhecer as lições para a alma de cada um dos elementos, as quais vão ajudar você a fazer grandes mudanças – por dentro e por fora.

Capítulo 3

Águas Sagradas

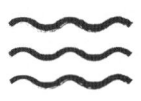

A ÁGUA É A MESTRA das metamorfoses, por assumir tantas formas. Há águas que fluem tranquilas nas profundezas. Há ondas que arrebentam na praia e que vêm e vão. A água é o *tsunami*, o riacho suave, a água doce, a água salgada e as águas uterinas. Não importa a forma como se apresente, a água é sinônimo de vida.

Características do Elemento Água

Experimentamos as qualidades arquetípicas do elemento Água por meio das seguintes características:

- Estação: inverno
- Fase: semente
- Cor: azul/preto
- Energética: afunda o *qi*
- Emoção central: medo
- Som: gemido
- Meridianos: Rim e Bexiga

Estação: inverno

Quando olho pela janela num dia frio de inverno, vejo as árvores nuas e imóveis debaixo do peso da neve. Minha roseira parece um grande feixe de galhos mortos. Mas a verdade é que muita coisa está acontecendo sob a superfície. Em vez de se concentrar em desabrochar suas belas rosas, a roseira canalizou todos os recursos para seu interior. Todas as árvores fazem isso no inverno. Em vez de mandarem a energia para as folhas, as árvores sabiamente recolhem sua capacidade nutritiva para dentro de si e para as raízes.

Os animais também recolhem seus recursos para hibernar no sono profundo do inverno. Você não vai ver um gato, um rato (isto é Nova York, gente!), um guaxinim ou qualquer outro animal depois que as temperaturas começam a despencar. E, como nossos amigos peludos, durante o inverno – a estação do elemento Água –, nós nos encontramos dormindo mais, dando valor ao silêncio e à calma, refletindo sobre as lições e bênçãos do ano. Aconchegar-se sob grossas cobertas torna-se mais convidativo do que sair para uma noitada. No silêncio e calma, podemos ouvir os sussurros de nossa sabedoria interior. No elemento Água, acessamos nossa intuição e aprendemos a dar valor às mensagens que emergem, vindas bem lá do fundo.

Fase: semente

No ciclo da vida orgânica, o elemento Água é representado pela semente – profundo, escuro e oculto no misterioso útero da terra. Dentro da semente existe todo o projeto do que ela virá a ser. A semente é plena de potencial – dentro da bolota do carvalho, já existe a árvore poderosa que tem seu destino codificado em cada célula e a jornada de vida dela é o processo de tornar-se um carvalho.

Como a bolota, também nascemos como sementes de potencial. O elemento Água nos ajuda a explorar o projeto mestre de nossa vida. Temos acesso a esse projeto codificado ao nos conectar com tudo que veio antes de nós – nossos ancestrais, nossa árvore familiar, nossa linhagem, nosso passado e a consciência coletiva da humanidade. O estudo profundo de ideias filosóficas ou de história, da sabedoria metafísica e de ciências do mistério também estão no reino do elemento Água.

Entre as cinco fases, o elemento Água representa o início *antes* do início. Ele representa uma fase de incubação, como o útero que liberta suas águas antes do nascimento. Recorremos à Água quando temos uma ideia ainda em formação, que ainda não estamos prontos para partilhar ou elaborar. Essa é a *pausa poderosa e fértil* do elemento Água. Agir de maneira prematura reduziria sua potência; não partilhar na hora certa resulta em estagnação ou em oportunidade perdida. A Água também está presente quando sentimos algo em nossas profundezas emocionais, mas ainda não temos a linguagem para expressá-la. Como uma semente, o elemento Água nos ensina a honrar o profundo mistério de ser secreto, não revelado e de pertencer à escuridão.

Cor: azul/preto

Embora com frequência representemos a água utilizando tons de azul; na Teoria dos Cinco Elementos, ela está associada de maneira clássica a uma cor preto/azul-escuro. Essa cor preta é como a cor misteriosa que está entre as rochas ou na entrada de uma caverna, o brilho do asfalto molhado e o céu em uma noite de lua nova. Nunca cheguei a compreender totalmente a cor da Água até a noite de inverno em que tomei a balsa Haverstraw-Ossining para cruzar o rio Hudson. Ali, vivenciei o elemento Água como imaginei que os antigos no passado o fizeram – sem a interferência da eletricidade. Na noite fria, escura e quieta, as ondas do rio moviam-se como seda negra. A cor preta absorve para dentro de si, evocando o sentimento introspectivo e misterioso do elemento Água.

Energética: afunda o qi

A direção energética da água é para baixo e para dentro, pois a água sempre busca o nível mais profundo. Imagine o seguinte: você derrama um copo de água.

Ela, primeiramente, escorre da mesa para o piso. Se houver um buraco no piso, a água irá penetrar por ele e continuar descendo, mais e mais para baixo. Poderíamos imaginar que, não existindo obstáculos e havendo água suficiente, ela continuaria descendo até o centro da Terra. O elemento Água rende-se à força da gravidade, enraizando-nos na terra e prendendo-nos a ela de forma segura.

⬇

Emoção central: medo

A emoção associada ao elemento Água é o medo, que também puxa o *qi* para baixo. Um ótimo exemplo de como o medo afunda o *qi* é quando uma criança está assustada e faz xixi na roupa. É aquele sentimento angustiante que temos quando sabemos, instintivamente, que algo ruim está para acontecer. Nas profundezas da Água, somos confrontados com nossa necessidade de segurança, proteção e sobrevivência. O elemento Água nos confere a capacidade de avaliar riscos, cultivar uma percepção cautelosa de nosso entorno e concentrar nossa atenção no momento presente. Em sua expressão mais saudável, o medo nos confere a capacidade de cautela, ação instintiva e intuição.

Como identificar o medo saudável? O medo é a resposta instintiva que nos permite dar um salto e sair da frente de um carro que vem em nossa direção antes de termos tempo de pensar. O medo saudável traz à mente a imagem de uma mãe passarinho que está perto do ninho com seus filhotes. Mamãe está vigiando, à espera, cautelosa, alerta e pronta para agir. Essa é uma atitude adequada quando nos vemos em uma situação ameaçadora em termos emocionais ou físicos. A atenção e a prontidão são parte da resposta natural de estresse destinada a nos manter vivos! Fora de uma situação de ameaça, contudo, a hipervigilância e o estado de alerta se transformam depressa em ansiedade, desconfiança ou pânico. O medo também pode se manifestar como desconfiança se relacionado a pessoas ou oportunidades.

Sem o medo apropriado, podemos ser imprudentes, seja por uma sensação de invencibilidade, seja por uma atitude de apatia frente à vida. A ausência total de medo – mais bem descrita como uma despreocupação imprudente – é uma manifestação da Água em desequilíbrio. Quando estamos desenraizados, em completa desconexão com a gravidade da Água, podemos nos ver girando perigosamente fora de controle. A Água nos traz a sensação avassaladora de que podemos surtar a qualquer momento. O elemento Água restaura um profundo senso de confiança que garante que podemos, de fato, manter nosso curso. Outras pessoas buscam a adrenalina da Água por meio do paraquedismo, do *bungee jumping*, trabalhando até a beira da exaustão ou buscando relacionamentos perigosos. O elemento Água traz a percepção de nossos impulsos desesperados e destrutivos e pode ser um catalisador para procurarmos a ajuda que de fato necessitamos.

O elemento Água também nos confere sabedoria. Minha filha é um ótimo exemplo. Quando era bebê, ela se recusava terminantemente a se sentar na banheira. Travava os joelhos e não havia nada que eu ou o pai dela, com seus um metro e noventa e oitenta e cinco quilos, pudéssemos fazer para garantir-lhe que a água era segura. Ela tolerava que a lavássemos com uma esponja, enxaguando com água em um copo, mas sentar-se na banheira não era uma opção. Ela acionava seus meridianos da Água enraizando-se pelos pés, travando os joelhos e resistindo firme. Esse hábito durou até uma festa na piscina realizada por uma de suas primas. Fiquei olhando enquanto ela observava com atenção (como um passarinho cuidando do ninho) as outras crianças que espirravam água e brincavam na piscina. Seguindo o exemplo delas, ela aos poucos entrou o suficiente na piscina para que a água chegasse em seus joelhos e depois ao umbigo, aí então ela finalmente se sentou na água, se divertindo muito (e, nesse momento, eu me tornei o passarinho vigilante)! Nunca mais tivemos problema para fazê-la se sentar na banheira. A sabedoria da experiência fez com que ela superasse o medo.

O medo pode assumir muitas formas e, com frequência, ele usa um disfarce. Como a raiva, é uma emoção que podemos não admitir, para nós ou para os outros, que temos. Podemos travar os joelhos e assumir uma aparência durona para esconder nosso medo. Podemos dar motivos para justificar nossas ações, sequer percebendo que o medo está na raiz delas. Abaixo estão listadas algumas variações do medo:

Medo	Timidez	Dúvida
Terror	Ansiedade	Insegurança
Paralisia	Apreensão	Desconfiança
Timidez	Nervosismo	Pânico
Depressão	Incerteza	

Som: gemido

O som do elemento Água na voz de uma pessoa tem a qualidade do gemido. Um exemplo desse gemido é quando suas primeiras palavras pela manhã são "essa noite dormi bem", antes de acordar totalmente. O som da Água tem uma qualidade característica de submersão, seja em seus tons graves ou na voz que baixa e diminui no fim das sentenças. Musicalmente, podemos evocar a sensação da Água com músicas que trazem o clima de mergulhar nas profundezas, ritmos lentos que evocam quietude ou transe, baixos profundos e notas que se acumulam nos registros mais graves. Às vezes, há uma sensação de maus presságios e de alerta na música da água, como uma trilha sonora sinistra em um filme de horror. Meus alunos me mantêm atualizada e, com frequência, mencionam a *vibe* assombrosa da música *trap*.*

---

* Vertente do *hip-hop* com grande influência da música eletrônica e uma das formas mais populares de música norte-americana a partir da década de 2010. [N. da T.]

Meridianos: Rim e Bexiga

Os rins e a bexiga são os órgãos associados ao elemento Água, junto com o útero e as glândulas suprarrenais. O Meridiano do Rim [**Figura 3.1**] tem início na sola do pé, circunda a face interna do tornozelo, ascende pela face interna da coxa, penetra no útero e sobe para o peito. O Meridiano da Bexiga tem início no canto interno do olho, corre pelo alto da cabeça [**Figura 3.2**], desce ao longo das costas, glúteos e músculos isquiotibiais, circunda a face externa do tornozelo e termina na ponta do dedo mindinho do pé [**Figura 3.3**]. Quando os meridianos do elemento Água estão comprometidos, alguns dos sintomas físicos que sentimos são:

- Dor nas costas (especialmente na lombar)
- Fadiga e exaustão
- Dores de cabeça
- Dificuldade para inalar profundamente
- Secura (pele, boca, vaginal etc.)
- Incontinência urinária
- Problemas de fertilidade
- Libido baixa
- Cáries e problemas nos dentes

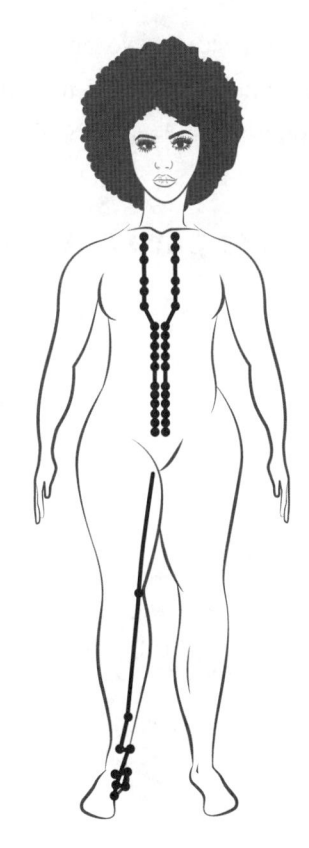

3.1 Meridiano do Rim.

No yoga, as posturas que alongam os isquiotibiais e alinham a coluna ajudam a nutrir os meridianos do elemento Água. Podemos praticar o enraizamento energético do elemento Água com posturas em pé ou de equilíbrio, quando imaginamos nossas raízes saindo por baixo do pé de apoio e nos fixando na terra. Também acessamos o elemento Água em posturas que convidam à introspecção e evocam um senso de segurança e de proteção. Manter os pés calçados com meias, usar almofadas térmicas no baixo-ventre ou na região lombar e usar sais de banho são maneiras de nutrir os meridianos da Água.

Lição para a Alma 1: Crie um Oásis

> Toda pessoa merece um dia no qual não há problemas a enfrentar, não há soluções a buscar. Cada um de nós precisa se afastar das inquietações que não vão se afastar de nós.
>
> – Maya Angelou

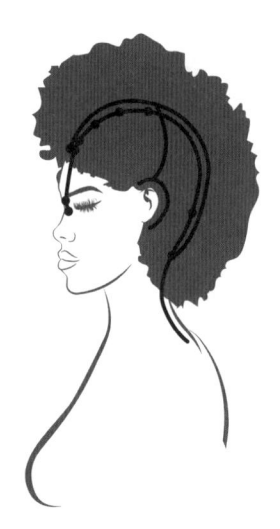

3.2 Pontos do Meridiano da Bexiga na Cabeça.

Os antigos sabiam que existem dois tipos de vontade – minha vontade e a vossa vontade. Minha vontade, ou minha vontade pessoal, é baseada em meus desejos, intenções e objetivos pessoais. E existe a vontade cósmica, na qual minha aspiração pessoal é apenas um fio na tapeçaria do Universo. Quando alinhamos nossa vontade pessoal à vontade cósmica, sentimos uma facilidade na concretização de nossos desejos. Nossas ações são igualmente atendidas pelo desejo do Universo de suprir nossas necessidades. Quando as duas não estão alinhadas, encontramos limitações, obstruções e atrasos. Sentimos como se estivéssemos tentando nadar rio acima, contra a corrente. A água nos ensina como encontrar um oásis nessa batalha rio acima. O oásis é um lugar seguro onde podemos descansar, reavaliar e realinhar.

Quando nossa vontade pessoal é saudável, estabelecemos objetivos e agimos. Nossa determinação e nosso impulso alinham-se para nos levar ao sucesso. Admiro as pessoas que veem, dizem e fazem tudo de uma só vez. Porém, quando nossa vontade pessoal é hiperativa, atravessamos a vida

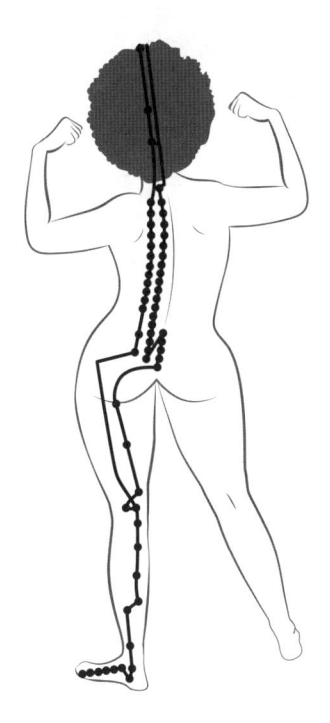

3.3 Meridiano da Bexiga.

impelidos por um desejo desmedido de realizações. Nossa vontade de atingir o sucesso nos leva a trabalhar demais, ocasionando o sacrifício de relacionamentos, das necessidades de nosso corpo por alimento ou repouso e de nossa vida espiritual. Nossa vontade hiperativa também nos deixa pouco receptivos e incapazes de ver qualquer coisa que não se encaixe em nosso plano. Tentamos usar força física, poder pessoal, manipulação, recursos externos ou a pura vontade para fazer as coisas acontecerem, com pouca confiança de que nossas necessidades serão atendidas sem darmos nosso máximo absoluto.

Na outra ponta do espectro, nossa vontade pessoal pode definhar e temos muito pouca motivação. A pintura *Blue Monday*, de Annie Lee, ilustra perfeitamente esse sentimento. No quadro, uma mulher está sentada na beira da cama, os ombros totalmente caídos, como se ficar de pé exigisse mais energia do que ela pode reunir. Resumindo, dizemos: "Levanta e vai!", levantamos e vamos! Nesse estado, sentimos como se não tivéssemos energia nem tempo para lidar com todas as responsabilidades que nos foram dadas. Projetos (e pessoas) que antes nos empolgavam parecem exaustivos. Procrastinamos enquanto deixamos nossos objetivos juntando poeira em nossa estante mental.

Na Teoria dos Cinco Elementos, *zhi* é um conceito que não tem uma tradução exata. É algo definido como vontade, vontade pessoal ou força motriz. Descrevo *zhi* como a ponte entre a vontade pessoal e a vontade cósmica, entre a minha vontade e a vossa vontade. E, para cruzar essa ponte, devemos recorrer ao elemento Água. Por meio desse elemento, adquirimos a sabedoria que nos ensina quais recursos devemos usar e quais devemos economizar, quando agir e quando esperar. Aprendemos a elegância simples de estarmos alinhados com nosso destino, de modo que não precisamos depender exclusivamente de nossa força de vontade para conseguir o que precisamos. Podemos ter certeza de que o que necessitamos e desejamos está fluindo em nossa direção, de maneira a ser possível equilibrarmos esforço e facilidade.

Questões para reflexão

Você está conseguindo criar um oásis? Reserve alguns instantes para refletir sobre as seguintes questões em seu diário:

- Em quais áreas da vida você está se forçando além de seus limites? Por quê?
- Quando você percebe que está rodando com o tanque vazio?
- Como você reabastece quando fica sem combustível?
- O quão difícil é para você apertar o PAUSAR ou mesmo o PARAR?
- Quais lições espirituais requerem tempo, paciência ou perseverança para serem assimiladas?

Florais para criar um oásis

Os florais que fortalecem nossa capacidade de criar um oásis para a alma incluem:

- Oak (carvalho) para respeitar nossas limitações.
- Aloe Vera para recuperar do esgotamento.
- Olive (oliveira) para reabastecer.
- Sweet Chestnut (castanheiro-doce) para uma doce entrega.

OAK (CARVALHO): RESPEITAR AS LIMITAÇÕES – O floral Oak nos ensina a reconhecer nossas limitações. Lembra-se de quando falamos sobre a bolota de carvalho trazer codificado dentro de si tudo aquilo que necessita para realizar seu destino? Conosco é a mesma coisa. Nascemos com um projeto e com o poder inato para cumprir nosso destino, nem mais, nem menos. O problema é que podemos esgotar os recursos de que dispomos fazendo coisas erradas. Pessoalmente, tenho um complexo de supermulher que entra em ação e faz com que eu queira encarar tudo que aparecer – projetos criativos, homens com quem quero sair que também são projetos... Suspiro. Mas aí preciso perguntar a mim mesma: Tenho realmente tempo ou energia para encarar isso? Ainda mais importante: *Eu devo encarar isso?* O floral Oak nos ajuda a fazer um balanço de nossos recursos internos e externos bem como a reavaliar nossas limitações de modo que possamos ser claros na maneira de empregar o que temos para obter o que queremos.

Sei que meus pacientes podem se beneficiar desse floral quando me dizem coisas do tipo "Se eu não fizer, ninguém mais vai fazer", ou "Se eu não cuidar disso, tudo vai desmoronar". Eles terminam rodando com o tanque vazio. E pode até ser verdade que as coisas vão ficar supercomplicadas se eles se afastarem. A isso o elemento Água responde em uma voz solene, categórica: "Que seja". O floral Oak nos ensina a nos render às nossas limitações e a abrir mão da briga. Ele nos permite acolher as limitações de nosso destino, não como uma maldição negativa, mas como uma bênção positiva. Com esse floral, aprendemos a redirecionar nossos recursos interiores – intenção, atenção, dons e esforços – para as coisas que estão realmente destinadas a acontecer.

Aloe Vera: enfrentar o esgotamento – A planta da Aloe Vera, também conhecida como babosa, é um belo exemplo de equilíbrio entre Fogo e Água. No interior de suas folhas, existe um gel suave, viscoso e suculento que nutre e traz alívio. A maioria de nós não chega a ver as flores da aloe, que são amarelo-vivas, pontiagudas, vibrantes e bem ardentes. Como floral, a Aloe Vera ajuda a equilibrar nossa natureza brilhante, criativa, com a necessidade de reabastecermos. É o floral ao qual recorremos quando, depois de um período de intensa produtividade, nossa energia se esgotou ou está quase se esgotando.

Há momentos em que nossa paixão e criatividade nos consomem. Podemos varar a noite trabalhando em um projeto ou mesmo ficar na cama sem conseguir dormir por conta das ideias e da inspiração que inundam nossa mente. Podemos pular refeições, sacrificar o sono, ou perder a noção do tempo quando mergulhamos fundo no trabalho ou no fluxo criativo. Algumas vezes, reconhecemos quando esse excesso é um problema e sentimos o peso da sobrecarga. Outras vezes, o pique da adrenalina e da criatividade parece incrível. A energia e o entusiasmo podem nos sustentar durante algum tempo, mas inevitavelmente chega um ponto em que tudo desaba. Nesses momentos de esgotamento, nos sentimos desconectados e incapazes de acessar nossa centelha criativa.

O floral Aloe Vera pode nos ajudar em ambos os extremos dessa polaridade. Se percebemos (ou alguém delicadamente nos diz) que estamos nos excedendo, este floral nos encoraja a encontrar o equilíbrio em nosso cronograma. Ele recarrega nosso coração para que possamos despertar nele a sensibilidade às necessidades da alma e do corpo, sem perturbar nosso fluxo criativo. O floral Aloe Vera nos estimula a encontrar alegria e suavidade no processo criativo, em vez de dar ênfase demais a seu resultado. Se já estamos esgotados e sem inspiração, ele estimula suavemente o coração a se reconectar com nossa criatividade. Seu papel é nos encorajar a reorganizar nossa vida de modo que possamos empregar nossa inspiração criativa sem nos esgotarmos.

OLIVE (OLIVEIRA): REABASTECER – Recorremos ao floral Olive quando estamos cansadas de fato. Não é um cansaço do tipo "Preciso de uma soneca" – é a exaustão que sentimos quando não há tempo de sono que nos fará qualquer bem. É uma fadiga que sentimos nos ossos, quando até as menores tarefas parecem impossíveis. Além de nos sentirmos fisicamente cansados, podemos estar desanimados ou com dificuldade para lidar com o estresse. Imagine estar dirigindo um carro cuja gasolina está acabando, mas o próximo posto está a 32 quilômetros de distância. Você continua dirigindo, a luzinha do combustível se acende, e você sabe que está sem gasolina. Mas ainda faltam 8 quilômetros. Você chega ao posto de gasolina... e está *fechado*. O próximo está a 3 quilômetros. Aah! Se o carro pudesse falar, ele olharia para você e diria: "Você está MALUCA!? Não sobrou mais nada!" Nesse ponto, você está rodando só com o cheiro e a força de vontade. É desse tipo de fadiga que estou falando e que requer o floral Olive.

Uso esse floral para dar suporte a muitos pacientes que atendo no consultório, em especial mães que acabam de ter bebê, chefes empreendedores que cuidam dos pais, e minhas irmãs mães solo que trabalham em período integral e, ao mesmo tempo, precisam cuidar dos estudos dos filhos em casa por causa da Covid-19. Quando pergunto se podem tirar um dia de folga ou férias, esses pacientes me olham como se eu fosse maluca. "Como?! Quando?!", perguntam. É uma pergunta à qual não posso responder, porque tudo que sugiro parece impossível. Tem muita coisa para ser feita e ninguém mais pode fazer. Certo? Mas então o floral Olive faz sua mágica e diz: "Estamos com o tanque zerado e precisamos abastecer – vou ensinar como". Ao trabalharmos com ele, podemos esperar revelações sobre como conseguir que o descanso e o reabastecimento passem a integrar nossa rotina.

Às vezes, esse floral nos ajuda a ver (pela primeira vez) como realmente estamos exaustas e as mudanças de estilo de vida que precisamos fazer por conta disso. Essa é a diferença entre os florais e outras formas de botânica médica. Quando nos sentimos exaustos, podemos recorrer a fitoterápicos que ajudam a aumentar nossa energia, como o *ginseng* ou musgo-do-mar. Podemos combinar alimentos ou suplementos que aumentam a energia. Fitoterápicos, alimentos fortificantes e óleos essenciais podem ajudar a encher o tanque vazio. Mas o floral Olive vai ajudar a perceber *quando* e *onde* em nossa vida devemos reabastecer e também o modo de não gastar tão depressa nosso combustível. Pode ser tirando férias ou introduzindo mais tempo livre na jornada semanal. Pode ser algum banho com sais ou uma taça de vinho (ou ambos!) no fim do dia. Pode ser uma reorganização de nossos horários para conseguir dormir mais, ou dar um tempo nas redes sociais. Talvez seja reconhecer que certas pessoas drenam nossa energia e que precisamos rever o modo como interagimos com elas. A beleza de trabalhar com os florais é que não há uma única forma pela qual os *insights* despertam em nosso interior e são aplicados em nossa própria vida. Como floral, o Olive nos ajuda a respeitar nossa necessidade de reabastecer e nos auxilia na descoberta da melhor maneira de fazer isso acontecer.

Sweet Chestnut (castanheiro-doce): doce entrega – Em uma sociedade yang movida pela tecnologia, queremos o que queremos na hora em que queremos. Damos valor a novos *insights*, descobertas e epifanias à medida que crescemos em consciência espiritual. É necessário um processo longo e imprevisível para transformar tal consciência em experiência e é algo que pode ser doloroso. A expressão "noite escura da alma"* diz respeito aos momentos em que somos levados a integrar verdades espirituais à nossa vida. Essa integração exige estar na escuridão e sentir as dores de dar à luz uma nova maneira de estar no mundo. É algo tão doloroso quanto uma desilusão. Às vezes, é como estar se afogando.

Na psicologia profunda, arquetípica, esse processo é chamado de *Coniunctio* e *Nigredo*.** A *Coniunctio* é yang em natureza. Ela representa uma nova percepção, iluminação e epifania. Durante a *Coniunctio*, nossa consciência se expande. Mas como ditam as leis da natureza, cada *Coniunctio* é seguida pela *Nigredo*, que basicamente nos dá uma rasteira. Na *Nigredo*, somos forçados a perguntar: "O que precisa ser mudado em minha vida para que essa visão se manifeste?" A reorganização leva tempo, é lenta, e exige entrega, tranquilidade, paciência e introspecção.

Eis a *Coniunctio* e a *Nigredo* em um exemplo da vida real: em 2021, participei de um Isefá, um rito de passagem na tradição Ifá. Estava quase levitando depois de três dias em que me vesti de branco, meditei, orei e recebi visões de como seria meu destino. Estava empoderada e pronta para dominar o mundo, ou pelo menos a parte dele que me cabia. Meu coração parecia imenso e aberto, como se absolutamente tudo fosse possível: amor, casamento, dinheiro, prosperidade, saúde e até mesmo este livro. Estamos falando de *Coniunctio* à milésima potência – não consigo me lembrar de outro momento em que senti tanta clareza e inspiração.

Sabe o que aconteceu na semana seguinte? Descobri que o homem com quem eu saía estava me traindo havia quase dois anos. Quando lhe falei sobre uma mulher que estava postando comentários constrangedores em nossas

---

* Expressão usada no cristianismo para referir-se a uma crise espiritual e extrapolada para o dia a dia para expressar períodos muito difíceis da vida. [N. da T.]
** Lorie Eve Dechar e Benjamin Fox. *The Alchemy of Inner Work: A Guide for Turning Illness and Suffering into True Health and Well-Being*. Newburyport, Massachussetts: Weiser Books, 2021, pp. 16-27.

fotos nas redes sociais, ele respondeu com uma frieza que o tornou quase irreconhecível para mim. Fiquei arrasada; perdi o chão. Vou dizer, aquilo me lançou em uma escuridão profunda. *Cara, como era escuro lá!* Quando a relação implodiu, passei a questionar tudo sobre meu valor e minha capacidade de amar. Contudo, a escuridão não parou por aí – ela também se expandiu para outras áreas de minha vida. Questionei minha capacidade de ser uma boa mãe, se eu tinha algo que valia a pena dizer em um livro, a trajetória de toda minha carreira e meu propósito na vida. Tudo que duas semanas antes parecia incrível, de repente, tornou-se nebuloso e obscuro. A clareza do Isefá foi substituída por confusão e dúvidas e meu coração recém-aberto se fechou quando me isolei para lamber minhas feridas. Toda minha vida precisaria de uma redefinição se eu quisesse concretizar qualquer coisa do brilho prometido. Isso, meus amigos, é a *Nigredo*.

É o floral Sweet Chestnut que nos ajuda durante esses momentos sombrios de turbilhão interior. Pense em uma lagarta, que sabemos passar por um lindo processo de transformação para se tornar uma borboleta. Mas qual será a sensação dentro do casulo? Parecida com a morte, tenho certeza, pois tudo que a lagarta sabe se dissolve no nada. Nessa escuridão, a única luz é seu próprio coração, uma pulsação que se torna mais forte e mais luminosa à medida que uma nova forma vai surgindo. Logo ela baterá as asas para libertar-se, mas nem um momento antes da hora. Se ela escapar cedo demais do espaço confinado do casulo, suas asas não estarão fortes o bastante para que ela possa sobreviver. Sem essa dor necessária, ela não se tornará quem está destinada a ser.

No elemento Água, sentimos o mesmo desconforto e a mesma escuridão da transformação. É aquele momento em que trazemos à tona a ferida, o trauma ou nossas partes doloridas que necessitam de cura, entretanto ainda não sabemos qual será o remédio ou a solução. Podemos recorrer a drogas, álcool, comida, amantes ou a negação para lidar com a dor da reformulação desconfortável, ou fugir dela. Como as dores ou contrações do parto, é um lembrete de que algo está para nascer, mas ainda não é o momento *exato* – e não é possível apressar esse processo.

A escuridão é algo muito assustador. Precisamos confiar. Precisamos nos entregar. Precisamos aguentar a pressão. Somos convidados a ter confiança na sabedoria de que não há nada que nos seja dado com que não possamos lidar. O floral Sweet Chestnut nos ajuda enquanto nos reconectamos com uma força que não sabíamos possuir, sabedoria que não sabíamos existir e coragem que não achávamos ser possível. Ele nos ajuda a recorrer às reservas mais profundas de perseverança e paciência enquanto nadamos nas águas do desconhecido, em especial quando acreditamos que estamos no limite de nossa capacidade interior para aguentar. Esse floral também restaura nossa fé e a conexão com nossa orientação espiritual, não importando qual orientação religiosa tenhamos. Ele transforma nossa angústia em uma confiança profunda de que tudo está bem, mesmo quando não temos todas as respostas.

Prática Corporal: Viparita Karani
(Postura da Foice)

Afirmação: Eu me dou tempo para reabastecer.

Deite-se de costas e erga as pernas estendidas na direção do céu. Para ter mais apoio, encoste as pernas na parede e/ou coloque um bloco de yoga sob o sacro. Mantenha os joelhos ligeiramente dobrados para lhe dar mais conforto, e não travados.

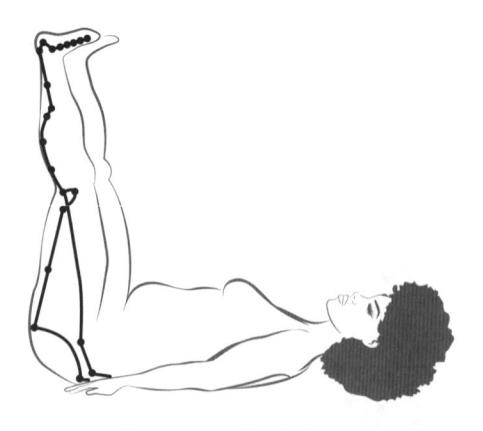

Representação com o Meridiano da Bexiga.

Flexione os dedos dos pés. Visualize uma cascata suave fluindo de seus pés e formando um lago tranquilo em seu baixo-ventre. Imagine que esse lago, no centro de seu ser, é um lugar no qual você pode relaxar, descontrair e reabastecer.

Feche os olhos e repouse enquanto repete a afirmação: *Eu me dou tempo para reabastecer.* Se sua agenda está lotada, dê permissão a si própria para descansar por mais alguns minutos nessa postura restauradora. Preste atenção a qualquer diálogo interno de resistência a esse momento dedicado a si mesma.

Lição para a Alma 2: Conecte-se à Fonte

> Não tenha medo de desaparecer – disso, de nós, por algum tempo... e veja o que vem até você no silêncio.
> – MICHAELA COEL, roteirista ganhadora do Prêmio Emmy

O elemento Água nos ajuda a processar o mundo por meio de todos os estados de consciência e percepção que temos disponíveis para além de nossa mente normal, desperta. Como podemos aumentar o som das mensagens de nossos sonhos, de nossa intuição, da sabedoria de nosso coração? Como reduzimos o ruído das expectativas e dos conselhos de outras pessoas? Reduzir o volume do ruído externo significa reduzir a estática – passar menos tempos *on-line* ou nas redes sociais, ou menos tempo socializando de modo que possamos ter silêncio suficiente para ouvir.

Às vezes, estamos tão empenhados em saber o que fazer e quando fazer que perdemos um momento valioso oferecido pelo elemento Água. É o inestimável momento em que admitimos para nós mesmos três palavras mágicas: *eu não sei*. Esse momento de não saber é uma parte preciosa de nossa humanidade. Claro, podemos procurar no Google, ligar para um amigo, fazer incontáveis planilhas, ou virar supermetafísicos e nos voltar para a adivinhação, preces ou nosso mapa astral (todos, aliás, governados pelo elemento Água), mas há um momento sagrado bem anterior a qualquer uma dessas coisas – o momento em que reconhecemos que *nós não sabemos*. É esse momento que permite que nos entreguemos a nosso destino e reconheçamos que estamos aqui por um propósito que está muito além do que nossa mente humana lógica e intelectual consegue perceber. Nos momentos de não saber, somos lembrados de que a verdade não está apenas no que podemos ver, mas nas forças invisíveis que guiam nossos passos. É essa a fonte sagrada.

Recorremos ao elemento Água para nos ajudar a redirecionar nosso olhar para dentro. Em alguns casos, a Água nos faz intensificar nossas práticas espirituais – mais preces, mais recitação, mais meditação, mais quietude, mais silêncio. Em alguns casos, o elemento Água irá nos incentivar a fazer uma limpeza e dar fim à tralha acumulada e às distrações de nossa vida. Outras vezes, ele vai nos inspirar a começar um diário, adotar um *hobby* artístico ou ir para a natureza ou algum outro espaço onde possamos ouvir nossas águas interiores. Seja qual for o caminho que escolhemos, o elemento Água está lá para nos guiar com suavidade (ou à força) de volta a nós mesmos.

Questões para reflexão

Você está conectada à sua fonte? Reserve alguns instantes para refletir sobre as seguintes questões em seu diário:

- Como você se sente em relação a estar em silêncio, imóvel ou a sós?
- Quanto ruído a rodeia? Quanto ruído você está criando?
- Você consegue ouvir sua sabedoria interior? Você confia nela?
- Como e quando você se entrega ao não saber? Existem áreas de sua vida que neste momento estão pedindo que você se entregue?
- Quais atividades lhe trazem serenidade?
- Que práticas lhe dão um vislumbre do "desígnio divino"?
- O quão confortável você fica ao nadar nas águas do desconhecido?
- Que áreas de sua vida estão pedindo que você confie em outras formas de perceber e de saber?

Florais para se conectar à fonte

Os florais a seguir fortalecem nossa capacidade de acessar o conhecimento para além de nossa mente lógica e racional:

- Angélica para ouvir os ancestrais e os guias espirituais.
- Cerato para ouvir a intuição.
- Mugwort para ouvir os sonhos.

ANGÉLICA: OUÇA SEUS GUIAS ESPIRITUAIS – O floral Angélica é tão poderoso, e ressoa tanto com o elemento Água, que desempenha um papel de destaque em cada fórmula do elemento Água. Patricia Kaminski, fundadora da Flower Essence Society, faz a seguinte afirmação sobre a Angélica: "Meus anjos me guiam na vida. Meu anjo protege meu propósito sagrado".* Quer invoquemos nossos antepassados, Jesus, os anjos da guarda, os Mestres Divinos, os Orixás ou todos os anteriores, o floral Angélica nos conecta aos seres de luz que estão encarregados de nossa orientação e proteção.

Em *Isese Spirituality Workbook: The Ancestral Wisdom of the Orisa Tradition*, a dra. Ayele Kumari descreve o conceito africano do *Ori*.** Ori é a divindade responsável por nossa consciência, ou cabeça. Seu Ori foi testemunha do destino que seu espírito aceitou antes de vir para a Terra. Segundo a tradição, quando chegamos à Terra, esquecemos nosso destino. Podemos nos conectar com nosso Ori, também representado pelo chakra da coroa, para recebermos orientação. O Ori nos dá dicas de quando estamos nos desviando do nosso rumo e de quando seguimos o caminho certo. Se estamos no caminho correto, as portas parecem se abrir como que por mágica. Existe sincronicidade e uma sensação interior de alinhamento. No entanto, quando nos desviamos do nosso rumo, sentimos que alguma coisa não está bem.

---

* *Affirm a Flower Affirmation Deck*, card "Angelica". Flower Essence Society (FES), www.fesflowers.com.
** Ayele Kumari. *The Isese Spirituality Workbook: The Ancestral Wisdom of the Orisa Tradition* (edição da autora, 2020).

Podemos sentir isso na boca do estômago, ou como uma sensação persistente de que as coisas não estão acontecendo como deveriam. Nos casos mais extremos, nos vemos em um beco sem saída, batendo a cabeça na parede.

O floral Angélica nos conecta com os discretos incentivos, sussurros e apelos de nossos ancestrais e de nossos guias espirituais. Ele nos ajuda a abrir os canais da receptividade, de modo que possamos ouvir as mensagens com mais clareza. Sentimos a magia da Angélica sempre que, de maneira inesperada, surge algo que era exatamente o que andávamos buscando. Sentimos sua magia quando alguma coisa nos recorda, com suavidade, de que algo ou alguém está velando por nós. Esse floral nos ajuda a sentir a segurança e a proteção do reino espiritual. Algumas vezes, podemos ter uma imagem clara ou uma revelação sobre quem ou o que está nos amparando e, em outras, o floral Angélica desperta uma vaga sensação ou lembrança, uma sutil alegria no coração, ou a reconfortante percepção de que não estamos sozinhos.

Prática de Medicina da Alma: Canal Receptivo

Como auxílio ao seu trabalho com o floral Angélica, recomendo o exercício a seguir para se tornar um "Canal Receptivo":

Etapa 1: observe

Observe o que está acontecendo em sua vida. Tome nota do que sente estar bloqueado ou limitado e o que sente estar aberto e expansivo.

Etapa 2: pergunte

Faça uma pergunta para a qual deseja orientação, sabedoria ou conselhos. Envie-a por meio de prece, ritual, trabalho de altar ou meditação.

Etapa 3: receba e registre

A resposta para sua(s) pergunta(s) pode vir por meio de sonhos, sincronicidades, descobertas, epifanias, revelações e eventos fortuitos. Preste atenção a músicas que não consegue tirar da cabeça, conselhos inesperados e qualquer coisa fora do comum que chame sua atenção. Tenha um lugar sagrado onde registrar tais repostas, nas várias formas pelas quais elas podem surgir. Mesmo que algo não pareça uma resposta direta à sua pergunta, registre tudo que você intuitivamente sentir que pode ser relevante ou fornecer vislumbres de seu mundo interior.

Etapa 4: confirme

As respostas que está recebendo parecem ser verdadeiras? Elas ressoam em você? Verifique se há uma sensação interior de alinhamento, ou use instrumentos de sua prática espiritual pessoal para uma confirmação.

Etapa 5: aja

Reconheça o que você recebeu e aceite a mensagem, compartilhando-a com algum amigo; registrando-a em um diário; bem como criando arte e símbolos, rituais e/ou uma ação ou compromisso.

CERATO: OUÇA SUA INTUIÇÃO – Você consegue se lembrar de uma ocasião em que sentiu uma enorme vontade de fazer algo, mas não conseguia encontrar um motivo para esse impulso? O que você fez nesse caso? Você confiou em si mesma ou convenceu-se a não seguir o que estava sentindo? Ou ainda, você já teve uma experiência em que, olhando para trás, desejou ter seguido seu instinto? Cerato é o floral que nos ajuda não só a ouvir nossa voz interior, nossa intuição, mas também a confiar no que ouvimos e agir de acordo – mesmo que vá contra o que dizem nossa lógica e nossa razão.

Eu, definitivamente, estava em uma situação Cerato quando uma vozinha interior sugeriu que fizesse um curso de acupuntura. Naquele momento, eu estava confusa quanto aos próximos passos em meu caminho e pedindo um sinal ao Universo. Essa confusão pode ser bem típica de quem está precisando de um pouco do floral Cerato em sua vida. Descobri que os cursos de acupuntura custavam mais de 70 mil dólares e que levaria quase três anos para concluir um mestrado. Naquele ponto, decidi que não havia *como* cursar acupuntura! Minha filha ainda usava fraldas e minha família morava a mais de três horas de distância. Tinha um emprego em período integral. Eu não dispunha nem do tempo nem do dinheiro necessários. E ainda assim... bem lá no fundo eu sabia que, apesar de tudo, de algum modo o curso de acupuntura era a coisa certa para mim.

Confiar naquela voz interior e na intuição revelou ser uma de minhas melhores decisões. E, depois que dei esse passo, o destino deu um passo em minha direção. Recebi uma bolsa de 12 mil dólares para o primeiro semestre. Milagrosamente, em meu emprego estavam dispostos a reduzir minha carga horária e manter o pagamento. Abriram-se portas para mim que eu não havia planejado ou previsto. Quando dei aquele passo à frente seguindo minha bússola interior, mais coisas revelaram-se. Cerato com frequência exige um ato de fé e um voto de confiança. Como disse certa vez o dr. Martin Luther King Jr., "Fé é dar o primeiro passo, mesmo que você não veja toda a escada".*

O descompasso entre o que sentimos e o que vemos cria ansiedade. Cerato é um ótimo floral se você está enfrentando uma indecisão, em especial quando seu coração lhe diz uma coisa e a mente diz outra. É também um floral a ser usado sempre que sua mente está confusa com o excesso de conselhos alheios. Quando recebemos opiniões demais, começamos a buscar as respostas fora de nós mesmos – perguntamos a nossos amigos o que devemos fazer ou o que acham da situação, pesquisamos na internet, buscamos orientação de nossos mentores. No fim das contas, porém, reconhecemos a verdade quando a temos. Nós a sentimos em nossos ossos.

O floral Cerato me faz lembrar das histórias da deusa Oxum. Ela vagueia de aldeia em aldeia, perguntando a todos o que deve fazer. Oxum recebe conselhos ótimos, mas conflitantes. No fim, ela decide não seguir ninguém a não ser seu próprio coração. Isso é Cerato – a capacidade de ouvir nossa voz interior, confiar em nossa sabedoria interior e ter a coragem de nos manter firmes em nossa decisão.

Mugwort: ouça seus sonhos – Embora todos os florais afetem nossos sonhos, o floral Mugwort tem um papel especial no processo de recordar

---

* "Martin Luther King Jr. Quotes", *website Goodreads*. https://www.goodreads.com/quotes/16312-faith-is-taking-the-first-step-even-when-you-can-t.

e compreender os sonhos. Quando trabalho com os pacientes, não os aconselho a saírem correndo para comprar um dicionário de sonhos. Por quê? Porque nossos sonhos são pessoais e traçam associações a partir de nossa própria vida. Pense em seus sonhos como um bom amigo que tem um aperto de mão especial. Você e seus sonhos compartilham uma linguagem secreta comum, constituída por símbolos, mitos e metáforas. E, como um bom amigo, pense que o sonho vem para dizer-lhe algo que você ainda não sabe conscientemente, para oferecer uma nova perspectiva e promover sua evolução.*

Até os sonhos mais perturbadores podem estar apenas tentando chamar sua atenção. Tenha paciência, compaixão e disposição para escutar. Quanto mais trabalhar com seus sonhos, mais será capaz de desenvolver sistemas e uma linguagem que funcione para você.

Prática de Medicina da Alma: Apanhando Sonhos

As dicas a seguir vão ajudar você a cultivar uma relação permanente com sua atividade onírica enquanto trabalha com florais, em particular o floral Mugwort.

Mantenha um diário de sonhos

Compre ou confeccione um diário de sonhos que você possa manter ao lado de sua cama, junto com uma caneta. Se necessário, pode também ser útil ter alguma luz ou vela, caso seu quarto costume estar escuro quando você acordar. O diário deve ser destinado exclusivamente aos sonhos. Pode ser útil organizá-lo de tal modo que você tenha espaço de um lado para registrar o sonho e do outro para anotar associações, traduções e interpretações à medida que seu dia transcorre. Se você não é muito de escrever, outra maneira de capturar o sonho enquanto ele ainda está fresco é utilizar um aplicativo de gravação no celular. Há também aplicativos ótimos (gratuitos) que digitam as palavras à medida que você fala. Não há um jeito certo ou errado de criar um diário de sonhos, desde que ele funcione para você.

---

* Robert A. Johnson. *Inner Work: Using Dreams and Active Imagination for Personal Growth*. Nova York: HarperOne, 2009.

Registre o sonho

Agora que você tem um diário de sonhos, o próximo passo é registrar seu sonho. Apanhar um sonho é um pouco como apanhar o orvalho pela manhã antes que ele comece a evaporar. Sonhar envolve seus estados yin de consciência e percepção, de modo que, quanto mais você se movimentar e ativar a fisiologia yang (metabolismo, pensamento lógico), menos será capaz de lembrar. De preferência, registre seu sonho assim que despertar. Se acordar no meio da noite com um sonho, é melhor registrá-lo nesse momento do que esperar até que amanheça. Pode haver ocasiões em que sua lembrança de um sonho seja desencadeada por algum evento em sua vida. Nesses casos, registre o que você se lembrar e o que desencadeou a memória, o mais depressa possível, e acrescente mais tarde ao diário.

Dê um título ao sonho

Dar título ao seu sonho é uma boa maneira de resumir a história dele até que você tenha tempo de registrar todos os detalhes. É parecido com os episódios de séries cômicas de televisão que têm título (por exemplo: "Aquele Em Que Ela Perde as Chaves", ou "A Bifurcação na Estrada"). Você ficará surpresa em ver o quanto um título consegue resumir eventos ou temas-chave do sonho até você ter oportunidade de anotar os detalhes. Às vezes, simplesmente dar um título para o sonho já dá indicações quanto a seu significado e a mensagem que ele transmite.

Registre as emoções

Se um sonho evoca um sentimento ou sensação sentida (tais como choque, medo, euforia, um frio no estômago), registre isso também. Você pode trabalhar com a sensação do sonho de maneira tão efetiva quanto com os detalhes e eventos sonhados.

Concentre-se em uma imagem

Os sonhos, assim como a vida, são holográficos. Em uma visão holográfica, o significado essencial do todo está codificado em cada pedacinho do original.* Isso significa que um símbolo ou imagem do sonho pode estar codificado na mensagem do sonho inteiro. Concentre-se em uma imagem que pareça viva, desperta ou especialmente vibrante ou luminosa. Anote o máximo de detalhes que puder enquanto fixa seu foco interior nessa imagem.

Estabeleça um ritual

Muitas vezes, pode ser útil criar um ritual em torno de seus sonhos, para estabelecer um receptáculo ou vaso para esse nível de trabalho espiritual. Alguns exemplos seriam ir dormir com uma pergunta escrita em um pedaço de papel e colocada debaixo do travesseiro, ou começar cada dia acendendo uma vela e escrevendo por um certo tempo. Muitos de nós têm agendas apertadas, que exigem pular da cama e começar o dia de imediato. Nesses casos, uma maneira útil de criar espaço para seus sonhos pode ser se dedicar ao registro dos sonhos na lua nova ou na lua cheia, ou em um dia específico da semana ou do mês (por exemplo, toda segunda-feira, o sétimo dia de cada mês e assim por diante). Lembre-se de estar aberta a sonhos que possam vir em outros momentos, com suas próprias intenções e mensagens.

Prática Corporal: Balasana (Postura da Criança)

Afirmação: Eu dedico tempo a ouvir.

Comece ajoelhando-se no chão. Flexione o corpo para a frente a partir da cintura, com suavidade, curvando-se sobre as pernas e levando os quadris na direção dos calcanhares. Se for desconfortável, coloque um bloco ou um cobertor dobrado entre as nádegas e os calcanhares. Estenda os braços para a frente enquanto apoia a testa no chão ou em um bloco. Relaxe nessa postura, ajustando-a de modo que seja mais confortável para seu corpo.

---

* Pam Montgomery. *Plant Spirit Healing: A Guide to Working with Plant Consciousness.* Rochester, Vermont: Bear & Co., 2008, p. 13.

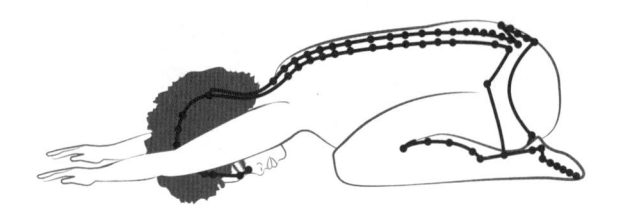

Representação com o Meridiano da Bexiga.

Faça várias inspirações profundas enquanto escuta o que vem de seu interior. Feche os olhos, volte os sentidos para dentro e repita a afirmação: *Eu dedico tempo a ouvir.*

Lição para a Alma 3: Você é Ancestral

> "Um povo sem conhecimento de sua história ancestral,
> origem e cultura é como uma árvore sem raízes."
> – Marcus Garvey

Se observar um feijão brotando em uma vasilha de vidro, você verá que, antes que o broto se erga acima do solo, suas raízes se enterram para ancorar a planta firmemente no lugar. Esse belo momento da natureza exemplifica o princípio da África Ocidental do *Sankofa*, que significa que, para saber aonde está indo, você precisa saber onde esteve. O popular símbolo Adinkra* retrata uma ave que voa para a frente enquanto olha para trás a fim de ver atrás dela.

Nos sistemas espirituais africanos e em muitos dos sistemas indígenas, sabemos que nossos antepassados nos guiam e velam por nós. É nossa responsabilidade honrar o legado deles, agindo de boa-fé e cumprindo nosso destino, enquanto eles estão lá para nos ajudar ao longo do caminho. A água é derramada como oferenda a esses antepassados benevolentes e age como um canal entre os mundos. O elemento Água nos conecta a nossas raízes

---

* Os Adinkras constituem um conjunto de símbolos utilizados por povos de Ghana, na África Ocidental. [N. da T.]

físicas e espirituais e à sabedoria coletiva que vem de nossos ancestrais, nossa história familiar assim como nossas experiências passadas. Quando mergulhamos no passado para compreender quem somos e aonde estamos indo, recorremos à sabedoria da Água. Nossa ancestralidade, a impressão genealógica em nosso DNA e no sistema nervoso bem como nossa história pessoal e coletiva estão impressos no elemento Água. Essa sabedoria e essa comunhão nos ajudam a transformar o medo, a ansiedade e a incerteza do elemento Água em confiança, perseverança e coragem.

Na Medicina Chinesa, o *jing* se refere às essências herdadas de nossos pais. Sempre que há doenças hereditárias transmitidas ao longo da árvore familiar, estamos diante de uma manifestação do *jing*. Cada vez que fazemos uma consulta médica e preenchemos um formulário sobre o histórico médico de nossa família, estamos considerando nosso *jing*. O elemento Água nos conecta com nossa herança biológica, emocional e espiritual. A Água contém a semente ancestral passada de uma geração à outra.

Os humanos têm um longo histórico ancestral do uso de histórias e símbolos para compartilhar sabedoria espiritual. Hoje, podemos constatar que filmes, séries e músicas populares carregam as verdades arquetípicas que a cultura está tentando integrar a si. É algo fascinante e o trabalho de Joseph Campbell sobre o poder do mito analisa com grande detalhe como esses mitos refletem e afetam a cultura.* A exploração dos mitos pessoais e coletivos é também uma estratégia usada na psicologia profunda de Jung. O elemento Água nos ajuda a acessar e nos relacionar com as histórias de nossa consciência coletiva humana.

Tenho a tendência de aprender melhor com filmes de animação, quadrinhos de super-heróis e musicais, mas isso é algo meu. Sempre que estou obcecada a ponto de maratonar uma série ou leitura, sei que estou diante de uma personagem ou história que tem um significado simbólico em minha vida. Minha sobrinha, uma adolescente sábia, diz que a geração dela chama

---

* Joseph Campbell, Bill D. Moyers e Betty S. Flowers. *The Power of Myth*. Saint Louis, Missouri: Turtleback Books, 2012.

esse fenômeno de "*kinning*" (do inglês, *kin*, "parente"). Popular em especial na cultura de animes, o *kinning* envolve identificar-se de tal modo com uma personagem que você desenvolve um vínculo psicológico com ela. Esse vínculo pode incluir vestir-se como ela ou, em casos extremos, acreditar que você *é* a personagem, além de assumir seus comportamentos e maneirismos. Quando a vida imita a arte dessa maneira, o elemento Água certamente está envolvido.

O filme *Frozen 2* é uma ótima história arquetípica do elemento Água que também ilustra as mensagens para a alma dos florais Joshua Tree e Saguaro. Em *Frozen*, filme da Disney, encontramos Elsa, uma princesa com o poder mágico de criar gelo e neve (oi, elemento Água!). Na sequência de 2019, Elsa é guiada em uma jornada até o rio Ahtohallan, que, segundo sua falecida mãe, guardava a história do passado. Em psicologia, diríamos que esse rio guarda o inconsciente coletivo. Na metafísica, ele representa o registro akáshico. Se você é fã de *Game of Thrones*, poderíamos dizer que esse rio é como o corvo de três olhos – ele sabe tudo que já foi, é e poderia ser. O rio chama Elsa em uma voz misteriosa, etérea, e Elsa decide realizar uma jornada ao desconhecido para encontrar sua fonte.

Ao longo de *Frozen 2*, a frase "a água tem memória" é um tema recorrente. Elsa aprende com as águas, reveladas como imagens literalmente congeladas no tempo. Durante sua busca, ela descobre que seus poderes mágicos vêm do povo de sua mãe, a tribo Northuldra, que são os habitantes nativos da floresta encantada. Ela também fica sabendo que seu avô traiu o povo Northuldra e criou uma barragem para bloquear o acesso deles à magia. Não apenas isso, ela vê uma imagem de seu avô matando com violência o líder dos Northuldra enquanto este orava.

Elsa carrega a responsabilidade de restaurar a integridade de sua linhagem familiar, limpando esse karma negativo. As bênçãos de sua linhagem devem ser equilibradas retificando o trauma e a violência que também são parte de sua linhagem, para que ela possa de fato assumir sua magia. O elemento Água nos ajuda a explorar tanto os dons que vêm de nossa linhagem quanto as maldições. A água nos convida a perguntar: como vivenciamos as bênçãos e os dons de nossa linhagem familiar? Como reconhecemos as crises e traumas e *seguimos em frente*? Como essas lições afetam ou fundamentam nosso destino? Responder a essas perguntas exige a humilde percepção do milagre de terem ocorrido os eventos que conspiraram para que sejamos o que somos, neste momento e lugar.

Frozen 2 é um exemplo perfeito da vida imitando a arte e a arte imitando a vida. Magia ancestral, legados de uma geração a outra, mistério, verdades ocultas, medo, confiança e o mergulho no desconhecido são temas fundamentais no filme, e são características do elemento Água. Esse filme, ainda, surge ao mesmo tempo em que cresce a discussão a respeito do legado e do trauma sobre os quais os Estados Unidos estão construídos e quando as feridas não tratadas começam a emergir das sombras da psique estadunidense.

A água tem memória. O trabalho do dr. Masaru Emoto é um exemplo incrível de como a água registra nossos pensamentos e intenções. Em seus estudos, ele analisou a diferença entre cristais de água que haviam sido carregados com palavras positivas (tais como amor, alegria ou paz) ou expressões negativas (tais como ódio, culpa ou dor).* Os cristais da água carregada com palavras positivas exibiam harmonia e uma bela simetria, enquanto os carregados com palavras negativas mostravam-se fragmentados e caóticos.

A água tem memória, fato que tem sido verdadeiro há muito tempo. As tradições diaspóricas africanas usam a água para a comunicação com os antepassados, derramando-a como oferenda. Cerimônias, rituais, comemorações e reuniões começam sempre com oferendas, uma prática que evoca a memória daqueles que transcenderam para o reino espiritual e estão à disposição para oferecer amparo e orientação. O sistema de cura da Constelação Familiar, desenvolvido por Bert Hellinger nos anos 1990, é outra modalidade curativa que sustenta esse aspecto do elemento Água. As Constelações Familiares, também conhecidas como Constelações Sistêmicas, foram desenvolvidas depois que Hellinger passou anos aprendendo as práticas culturais e espirituais dos povos Zulu, do sul da África. Os facilitadores das

---

* Masaru Emoto. *The Miracle of Water*. Nova York: Atria Books, 2011. [*O MIlagre da Água*. São Paulo: Cultrix, 2009 (fora de catálogo).]

Constelações Familiares guiam os participantes no reconhecimento de compromissos ultrapassados, dinâmicas nocivas e segredos não revelados dentro da história familiar. É uma prática poderosa e profunda que comparo a uma "acupuntura na árvore familiar".

Quando compartilhei minha experiência em Constelações Familiares com minha irmã de coração,* iniciada de Iemanjá na tradição Lucumi, ela apontou as semelhanças entre o trabalho de Hellinger e uma *misa*. A *misa* é uma cerimônia investigativa em que os anciãos consultam os ancestrais e outros guias espirituais para obter orientações sobre como o paciente pode alcançar seu potencial total.** Da mesma maneira que na Constelação Familiar, os segredos e as bênçãos de família são desvelados. Membros do círculo podem incorporar a energia de pessoas que não estão fisicamente presentes, mas que dispõem de intuições ou informações que podem alterar a dinâmica da situação do paciente. O elemento Água fortalece nossa conexão com os fluxos de consciência que formam pontes entre a consciência individual e a coletiva.

Nós não apenas recebemos dons, bênçãos e orientação de nossos antepassados. As feridas e os traumas vividos por nossos ancestrais também estão vivos em nosso sistema nervoso. Quando trabalhamos com o elemento Água, somos convidados a curar essas feridas, receber nossas bênçãos e renovar nossa árvore familiar para as gerações futuras. O elemento Água nos ensina como honrar a sabedoria que veio antes de nós e os ombros sobre os quais nos erguemos.

Questões para reflexão

Qual é seu legado? Reserve alguns instantes para refletir sobre as seguintes questões em seu diário:

- Quais são as origens de sua família? Como você veio parar aqui e agora?

---

* O termo "irmã de coração" é muito mais fácil e muito mais preciso para descrever a relação que tenho com a esposa do irmão do meu ex-marido.

** Ava Tiye Kinsey, conversa com a autora, setembro de 2021.

- Que dons e características você herdou de seus pais? De seus avós? De seus bisavós?
- Qual seu relacionamento com seus ancestrais? Quais são os nomes deles?
- Quais são, se é que existem, as feridas que impedem você de se conectar com sua linhagem ancestral?
- Quais são, se é que existem, os ressentimentos em sua linhagem familiar que precisam ser sanados?
- Que lembranças positivas definem sua relação com sua família?

Florais para uma conexão ancestral

Os florais que fortalecem a capacidade de conexão com nosso passado são:

- Joshua Tree para lições e bênçãos matrilineares.
- Saguaro para lições e bênçãos patrilineares.
- Lilac para recordar o que houve de bom.

Joshua Tree e Saguaro: lições e bênçãos ancestrais – Os florais Joshua Tree e Saguaro têm estreita relação entre si e, juntos, nos ajudam a explorar nossas feridas, bênçãos e lições geracionais. Ambos são flores de cactos que sobrevivem nas altas temperaturas de um clima desértico. Contudo, o Saguaro floresce à luz do dia, enquanto a flor da Joshua Tree abre-se ao luar. Como é apropriado à teoria do Yin e Yang, o floral Saguaro nos ajuda a explorar nossa relação com os nossos ancestrais homens e a linhagem patrilinear, enquanto o floral Joshua Tree abre a porta para as nossas ancestrais mulheres e a linhagem matrilinear.

Os dois florais, Saguaro e Joshua Tree, ajudam a despertar recordações, lições e bênçãos de nossos antepassados. Cada um à sua maneira, eles abrem a porta para a cura e a exploração entre as gerações. Com frequência, nos ajudam a atrair recursos – como os florais e práticas mencionados antes – para mergulharmos ainda mais fundo. Eles trabalham bem juntos e individualmente. O floral Joshua Tree nos auxilia enquanto reconhecemos nossa história familiar e nossas conexões culturais, mas ainda precisamos abrir um novo caminho que seja fiel a nossos dons individuais. Ele também nos ajuda a observar dinâmicas nocivas e, se necessário, a nos afastarmos delas. Quando crenças disfuncionais ou problemáticas ameaçam nos impedir de continuar evoluindo, esse floral traz cura e uma nova perspectiva. Isso nos ajuda a revelar crenças, segredos e vergonhas de famílias disfuncionais. O floral Saguaro vai na direção oposta, ajudando-nos a construir uma conexão mais forte com a sabedoria, tradições culturais e a autoridade dos mais velhos, tanto vivos quanto falecidos. Ele é especialmente útil se sentimos desdém por nossas raízes ou desconfiança em relação a elas, ou ainda se nos sentimos desconectados delas. O dois florais nos auxiliam enquanto encontramos um caminho que traga renovação a toda nossa árvore familiar.

LILAC: RECORDAR O QUE HOUVE DE BOM – O floral Lilac nos ajuda a recordar experiências que vivemos e que tocaram profundamente nossa alma ou nos inspiraram. Esse floral é um dos recursos favoritos aos quais recorro quando falta algum aspecto da memória de nossa alma. Clinicamente, descobri que essa flor tem grande poder de cura e é muito útil quando a pessoa passa por um período de intenso trabalho interior. Este pode ser algum treinamento ou prática espiritual que exija examinar de maneira detalhada nossas falhas ou erros. Também, pode ser em razão da terapia ou do aconselhamento que muitas vezes nos levam a mergulhar em recordações dolorosas do passado, para que possamos compreender nossa situação atual. Explorar feridas da tenra infância na terapia individual, ou a raiz do colapso de um relacionamento na terapia de casais, pode nos levar às profundezas da Água. Pode ser uma experiência extremamente dolorosa, pois antigas lembranças que voltam à tona trazem consigo ondas de desconforto emocional e até mesmo físico. O floral Lilac age como uma dádiva benfazeja, que nos ajuda a recordar as boas lembranças que também estavam sufocadas.

O floral Lilac me faz lembrar de um momento de *Brilho Eterno de uma Mente sem Lembranças* (*Eternal Sunshine of the Spotless Mind*, 2004). Nesse filme peculiar de ficção científica, a personagem de Jim Carrey tem apagadas as recordações de um relacionamento que deu errado. As lembranças no início do processo de apagamento – as mais recentes – são as mais dolorosas. Entretanto, à medida que retrocede no tempo até o começo do relacionamento, ele descobre lembranças havia muito esquecidas: momentos íntimos, uma risada, um toque. Tais momentos aparecem na mente dele como clipes de um filme, parecendo muito a maneira suave como o floral Lilac traz lembranças à superfície de nossa consciência.

E, assim como no filme, muitas vezes descobrimos que as recordações dolorosas estão muito mais disponíveis do que as agradáveis. Elas chamam nossa atenção por estarem tentando nos ensinar algo. Esse floral nos ajuda a recordar os momentos sagrados, belos e inspiradores e a magia que trouxeram à nossa vida. A seu modo discreto, tais momentos também têm algo importante a nos ensinar.

Usei o floral Lilac quando passava pelos momentos mais difíceis de meu divórcio. Minhas lembranças do relacionamento estavam cheias de raiva e fúria, que haviam sido necessárias para que eu virasse a página. Sem a justa indignação e a raiva do elemento Madeira (explorado no capítulo seguinte), eu provavelmente teria continuado com padrões nocivos de relacionamentos. A raiva serviu a um propósito, mas não podia permitir que a mesma fúria conduzisse nossas sessões de mediação. Estávamos tentando chegar a um acordo de guarda compartilhada que funcionasse para todo mundo. O floral Lilac me ajudou a recordar os momentos doces que estavam soterrados pela raiva e pela mágoa, e isso me permitiu atravessar aqueles momentos desafiadores com minhas forças do amor e minha humanidade intactas. Ele trouxe à tona recordações que me lembraram: "também existe um grande amor aqui".

O floral Lilac ajuda a integrar essas belas lembranças, ensinando-nos que nossas experiências não podem ser classificadas em termos de preto e branco – certo ou errado, bom ou mau. Em vez disso, acabamos por compreender que nossas experiências são exatamente como as forças primordiais yin e yang – são luz e escuridão, para sempre dançando juntas e tecendo a vasta e colorida tapeçaria de nossa vida.

Prática Corporal: Parsvottanasana
(Postura da Pirâmide)

Afirmação: Eu dedico tempo a recordar.

Estando em pé, dê um longo passo, com cerca de 1 a 1,5 metro, para a frente. Mantenha os calcanhares alinhados. Volte os dedos dos pés para a frente e faça um ângulo com o pé de trás para que a posição fique mais confortável (a cerca de 45 graus). Vire os quadris para a frente, na direção dos dedos do pé dianteiro, como se estivesse dirigindo a luz dos faróis de um carro na direção em que está indo. Flexione o corpo suavemente nos quadris para aproximar o peito do joelho à frente. Estenda os braços para a frente para segurar o tornozelo ou a canela, ou para pousar as mãos em blocos de yoga. Flexione levemente os joelhos se o alongamento dos músculos isquiotibiais e das costas (seus meridianos da Água) for intenso demais. Note que você está encarnando o princípio do Sankofa: enquanto dá um passo à frente, pode ver o que está atrás de você.

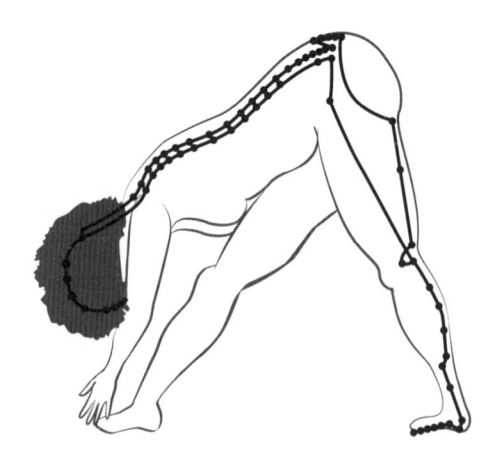

Representação com o Meridiano da Bexiga.

Imagine que você é um triângulo, na forma de uma pirâmide ancestral. O formato triangular representa o passado, o presente e o futuro. Conscientize-se de que todos os três estão com você nesse momento, enquanto repete a afirmação: *Eu dedico tempo a recordar.*

Mantenha a postura por um momento e, então, repita com o pé oposto para a frente. Em seu diário, registre qualquer intuição ou compreensão que emergir.

A Música é Medicinal: *Playlist* para o Elemento Água

Sua *playlist* do elemento Água vai incluir músicas que ajudam você a se sentir calma, introspectiva e conectada com seu poder. Ela pode também evocar coragem, estabilidade e perseverança. Abaixo apresento uma lista com algumas de minhas músicas favoritas que expressam características e sons arquetípicos do elemento Água. Consulte a seção de recursos, ao final deste livro, nela você vai encontrar *links* para as *playlists* geradas por mim e pelos alunos!

"Silence Is the Way" – Miles Davis & Robert Glasper,
com Laura Mvula

Álbum: The Dreaming Room, Sony Music Entertainment, 2016

Adoro esta hip-hópera jazzística! O elemento Água governa o sentido de ouvir e de escutar. Experimente fazer o seguinte: feche os olhos e veja se consegue identificar o mais leve som no local onde você está. Escute por trás dos sons mais óbvios (aqui na cidade de Nova York há muitos!) e sintonize-se. Percebe como prestar atenção faz com que estejamos totalmente presentes no aqui e agora? Esse é o dom da Água: uma paz e uma presença que nos permitem transmutar o medo em uma percepção cautelosa de nosso ambiente. De fato, o elemento Água nos convida a ouvir o silêncio.

"River" – Ibeyi

Álbum: Ibeyi, XL Recordings, 2014

Do batismo à oferenda, a Água é usada nas religiões como um canal de comunicação entre mundos. A água nos puxa para dentro de nossas profundezas. Sua direção energética é descendente, pois ela busca sempre o nível mais profundo. Ela se rende à gravidade, descendo mais e mais e mais – assim como a cadência dessa música de louvor. Relaxante, curativo, acolhedor, purificador, o elemento Água é uma força poderosa de cura e de limpeza espiritual.

"Dark Side of the Moon" – Lil Wayne, com Nicki Minaj
Álbum: Tha Carter V, Young Money/Republic, 2018

Esse dueto emocionante está escrito quase totalmente na linguagem do elemento Água – por meio de metáforas e símbolos. A Água está associada com a lua e seu poder intuitivo, reflexivo. Esse elemento nos traz para dentro de nós mesmos, onde podemos acessar nossa intuição. A lua também está associada ao nosso estado lunar de consciência, e à nossa capacidade de acessar os estados alfa, delta e theta de consciência e percepção.

"Same Ol' Mistakes" – Rihanna
Álbum: Anti, Westbury Road/Roc Nation, 2016

Oooh. Sei como é, Riri! É incrível como saber o que devemos fazer não significa que o faremos de fato. Isso porque o elemento Água corresponde à mente subconsciente e aos aspectos sombrios de nossa alma que controlam nosso comportamento quando menos esperamos. É por isso que, por mais que tentemos, ficamos presos pelo encantamento de pessoas, locais e experiências dos quais não conseguimos nos afastar. A gravidade do elemento Água nos prende a nossos erros até que nos entreguemos a suas profundezas. Os tons graves, rastejantes, dessa música evocam a profundidade e a obscuridade onde habitam os tesouros do elemento Água.

"Weary" – Solange
Álbum: A Seat at the Table, Saint/Columbia Records, 2016

Ah, Solange, você foi bem no ponto com esta música! Com todos os acontecimentos políticos e o estado em que o mundo está, muitos de nós estão sentindo esse cansaço! O elemento Água nos ensina a nos recolhermos e a recarregar nossas reservas internas. Se você está se sentindo esgotada, com menos vontade de sair e se divertir, ou sem motivação para encarar novos projetos, esse é o efeito do elemento Água sobre você.

Magic – Coldplay
Álbum: Ghost Stories, Parlophone/Atlantic Records, 2014

O elemento Água governa a parte de nós que é cósmica, mística e mágica. O estudo profundo de ideias filosóficas ou de história, da sabedoria metafísica ou das ciências misteriosas está situado no reino do elemento Água.

"I Put a Spell on You" – Alice Smith
Álbum: NINA REVISITED: A Tribute to Nina Simone, RCA Records, 2015

Falando de magia, Alice Smith faz uma interpretação absolutamente fascinante desse clássico de Nina Simone. O elemento Água corresponde ao arquétipo da Deusa que rege o momento e o modo como manifestamos nossas intenções. Ela surge em diferentes culturas como deusas oceânicas de criação e magia: Iemanjá na tradição Ifá, Auset na mitologia Kemética*, Sedna nos povos Inuit, Anfitrite no panteão grego e La Sirene na fé Vodum.

"Astronomy (8th Light)" – Black Star
Álbum: Mos Def and Talib Kweli are Black Star,
Rawkus/Priority/EMI/MCA, 1998

Embora muitas vezes associemos a água a tonalidades de azul, o elemento Água na Medicina Chinesa classicamente está associado a uma cor preto/azul-escuro. O preto absorve para dentro de si, evocando o poder

---

* Referente ao kemetismo, ou neopaganismo egípcio, expressão contemporânea da religião do Antigo Egito. [N. da T.]

introspectivo, misterioso do Elemento Água. Adoro a ode de Black Star à negritude na Astronomia (a 8ª luz do título).

"Legacy" – Jay-Z, com Blue Ivy
Álbum: 4:44, Roc Nation, 2017

Eu consideraria quase todo o álbum *4:44* como um tributo ao elemento Água, com seu forte aceno à família, às raízes e à linhagem. Em "Legacy" ["Legado"], Jay-Z questiona as lições que foram passadas de uma geração a outra em sua família. O elemento Água nos ajuda a fazer exatamente isso – examinar as crenças que recebemos de nossa família de origem, ainda muito novos, sobre amor, relacionamentos e riqueza. Nós podemos criar um novo ramo que renove nossa árvore familiar.

My Jamaica – Nakeeba Amaniyea, com Sister Carol
Single independente, Blakwater House Studio, 2020

E por falar de legado, em "My Jamaica" a cantora e letrista Nakeeba recebe o bastão criativo passado pela lenda do *reggae* Sister Carol, que gravou o álbum "Mother Culture". O elemento Água nos ensina como compreender de onde viemos, de modo a podermos compreender para onde vamos. Nesse dueto de mãe e filha, testemunhamos um novo ramo florescendo em uma árvore familiar com profundas raízes culturais.

"Comes to Light (everything)" – Jill Scott
Álbum: Golden Moments, Hidden Beach Recordings, 2015

Depois do solstício de inverno, que é a mais profunda expressão do yin, os dias começam a se tornar mais longos à medida que a luz retorna. O elemento Água representa esse ponto de virada na natureza de nossa psique. A Água nos apresenta à nossa sombra – as porções não iluminadas e não integradas de nossa personalidade. A Água nos desafia a suportar a escuridão (o silêncio, a imobilidade e, às vezes, até mesmo o caos), com a confiança de que a luz retornará. Ela nos dá a fé de que, mesmo depois da mais escura das noites, podemos confiar que haverá luz – compreensão, clareza e cura.

"I Don't Get Tired (#IDGT)" Kevin Gates, com August Alsina
Álbum: Luca Brasi 2, Bread Winners Association/Atlantic, 2014

Se você tem seis empregos, você *deveria* estar cansada. Tem a ver com tenacidade, perseverança e pura força de vontade que são características da Água. O elemento Água nos ajuda quando estamos esgotados ou quase lá, até mesmo naquela fase em que, de tão sobrecarregados, nem percebemos que estamos fazendo coisa demais. O elemento Água nos ajuda a perceber a real necessidade que nosso corpo tem de repousar e recarrega nosso coração depois que extrapolamos nossas capacidades. É o recurso perfeito quando você sente que tem tanta coisa a fazer que não pode parar e descansar.

"Just Like Water (Live)" – Ms. Lauryn Hill
Álbum: MTV Unplugged No. 2.0, Columbia Records, 2002

Essa *playlist* não estaria completa sem a ode literal de Lauryn ao metafórico poder da Água (a voz rouca de Lauryn é também característica de pessoas com um forte elemento Água em sua constituição). Eu amo essa música porque, quando temos um relacionamento saudável com a abundância, podemos facilmente expressar gratidão por todas as bênçãos que temos. Sabemos profunda e instintivamente que temos mais do que o suficiente... e podemos encontrar nosso fluxo.

A Água na Prática: Confeccionando um Quadro de Preces

Uma atividade muito apreciada para acolher os dons do elemento Água é a confecção de um quadro de preces. Esse quadro é muito parecido com um quadro de visualização, e ambos são ferramentas poderosas para materializar nossos desejos. Mas há diferenças fundamentais entre eles. Um quadro de preces é como uma paisagem onírica. Nele você utiliza intuição, imagens, símbolos, poesia e letras de músicas. Quando estiver trabalhando em seu quadro de preces, fique atenta ao que lhe agrada, ao que chama sua atenção e ao que lhe traz inspiração, sem pensar demais no porquê e no que possa significar. Não é a lógica que nos guia aqui. Eis algumas características importantes que tornam os quadros de preces únicos:

1. **Intenção**
   Os quadros de visualização têm como foco algo que você deseja alcançar ou adquirir (por exemplo, uma promoção no trabalho, férias no exterior, um carro etc.) e são criados sobretudo quando você pode visualizar com clareza aquilo que deseja – daí seu nome. Já o quadro de preces volta-se para quem você quer se tornar e o que quer sentir. Assim, em vez de visar uma promoção, você pode incluir símbolos que a fazem se lembrar de assumir seu poder e de fazer jus a seu valor. Em vez de um destino de férias badalado, seu quadro pode evocar sentimentos de relaxamento, de serenidade ou mesmo de aventura. A questão é o *porquê*, não *o quê*.

2. **Abertura**
   Um quadro de visualização enfoca um objetivo específico, por exemplo "Quero juntar 30 mil dólares". Quadros de preces são maravilhosos porque nem sempre sabemos com exatidão aquilo de que precisamos. Sei que quero me sentir abundante, mas é algo que pode se manifestar de maneiras diferentes. O elemento Água me ajuda a confiar nas forças ao meu redor para trazer até mim a abundância de modo que atenda meus mais elevados e melhores interesses. Um quadro de preces carrega o sentimento de sua intenção, mas abre espaço a muitas formas de manifestação. É como dizer "isso ou algo melhor" ao final de uma prece: é algo que nos impede de limitar nossas expectativas ao que já sabemos ser possível. Um quadro de

preces dá margem para que a imensidão do Universo nos inunde com percepções, soluções e oportunidades além do que poderíamos haver imaginado. Abrimos mão do que pensamos querer para nossa vida a fim de receber a abundância que já está fluindo em nossa direção sem qualquer esforço.

Por exemplo, um de meus objetivos este ano é aumentar meus compromissos para falar em público. Em vez de usar nomes de locais específicos onde gostaria de me apresentar, coloco um microfone no quadro, para poder atrair as oportunidades certas. Posso terminar falando em algum lugar que nunca havia me ocorrido e estou aberta aos mecanismos corretos de um Universo que nunca me conduziu por um rumo errado. Um detalhe adicional é que o símbolo me recorda de expressar a minha verdade, o que vai me servir não só na carreira, mas em todos os meus relacionamentos.

3. Linguagem

Um quadro de visualização muitas vezes contêm afirmações e palavras que agem como lembretes quanto ao que fazer ou como agir. É uma mensagem para sua força de vontade, para influenciar suas ações conscientes e crenças. Quadros de preces usam a linguagem como lembretes enviados por seu eu superior para sua mente subconsciente. Poemas, preces e passagens de textos sagrados funcionam muito bem no meio das imagens simbólicas de um quadro de preces. Letras de músicas com as quais despertamos pela manhã muitas vezes também constituem um ótimo material para o quadro de preces. Em 2021, trabalhei com uma prece muito simples "haja luz" – igualmente inspirada por Gênesis 1:3 e pela canção de Nas, de 2006. Era minha prece para trazer cura a meus relacionamentos rompidos, para iluminar minhas partes sombrias e para me trazer luz em tempos de incerteza.

4. **Imagens**

Um quadro de visualização tem imagens daquilo que especificamente você quer materializar; qualquer um que olhe para esse quadro vai perceber no que você está trabalhando. Um quadro de preces tem imagens que são altamente simbólicas, pessoais e arquetípicas. Ele tem a aparência de um sonho e dá essa sensação. Imagens de pessoas reais são representadas por formas artísticas ou silhuetas. Símbolos da natureza aparecem como metáforas para as qualidades que queremos assimilar. Deusas, orixás e símbolos astrológicos nos recordam de quem estamos nos tornando: o aventureiro, a nutriz, a curadora, o amante, a guerreira. Quando estou planejando começar meu quadro de preces, passo uma semana ou duas olhando e colecionando as imagens que surgem nos *feeds* de minhas redes sociais e que ressoam em mim.

5. **Intuição e sensação sentida**

A confecção tanto do quadro de visualização quanto do quadro de preces é um processo altamente criativo e intuitivo. Quadros de preces também se baseiam em nossos sentidos internos – um *clic*, sentimento ou sensação interior que temos quando algo é certo para nós, mesmo que não saibamos conscientemente o porquê (algo muito parecido com a sensação de que algo está errado e não sabemos bem o quê, só que ao contrário!). Isso significa que, enquanto você monta um quadro de preces, pode haver imagens ou símbolos que ressoam profundamente, mas você não consegue articular de maneira coerente o motivo disso. Eles só *parecem* certos, e algo em seu corpo "assume o comando".

Um exemplo: Há cinco anos, eu me senti atraída por imagens de yoga e de chakras. Não fazia ideia do motivo, especialmente tendo em vista que minha prática de yoga em anos recentes havia sido no mínimo irregular. Mas lá estava eu, atraída por uma imagem atrás da outra. Uma saudação ao sol do yoga *vinyasa* acabou entrando na parte de baixo de meu quadro. A imagem de uma mulher com os chakras cobria o canto direito. E seis meses depois, para além de qualquer lógica ou razão, lá estava eu em um avião rumo à Costa Rica, para três semanas intensivas de um curso de formação de professores de yoga. Não era nada que eu já tivesse pretendido fazer, mas as portas se abriram com tanta facilidade que não me restava alternativa senão atravessá-las.

Por meio do processo de confecção de um quadro de preces, você pode praticar suas habilidades, confiando na intuição, seguindo sua bússola interior e abrindo-se para a orientação divina.

Capítulo 4

Madeira em Movimento

A IMAGEM DO BROTO é uma metáfora para o elemento Madeira em nossa alma. Esse broto não pede por favor para ter sua quota de sol; ele apenas cresce instintivamente rumo à luz. O elemento Madeira nos ensina a como crescer e expandir. Vamos atrás do que precisamos para concretizar nossa grandeza, sem precisar de permissão ou validação.

Características do Elemento Madeira

Reconhecemos as qualidades arquetípicas do elemento Madeira nas seguintes características:

- Estação: primavera
- Fase: broto
- Cor: verde
- Energética: eleva o *qi*
- Emoção central: raiva
- Som: grito
- Meridianos: Fígado e Vesícula

Estação: primavera

Encontramos o elemento Madeira quando vemos surgir os primeiros brotos na natureza. Durante todo o inverno, as sementes permaneceram enterradas no solo, reunindo a força de que precisam para o momento decisivo em que devem se abrir e irromper através da terra. Há um movimento que se origina da imobilidade e um impulso para a frente, com propósito e direção claros.

Fase: broto

Como o broto que emerge do chão, o elemento Madeira representa a fase inicial e nos ajuda sempre que vamos começar algo novo. Ele está associado com o nascer do sol e com a esperança inspirada pelo amanhecer de um novo dia. Quando o elemento Madeira desperta nos primeiros dias da primavera, a força vital da natureza começa a se agitar debaixo da terra.

O início de alguma coisa marca o primeiro passo rumo à mudança. O *I Ching*, o texto divinatório da antiga China, descreve o despertar da força vital no hexagrama 3: Trovão sob a Água. Esses bramidos – o agitar da força vital no início de fevereiro (final do inverno no hemisfério norte) – são o que desperta nossa velha marmota sábia e a faz emergir da terra depois do sono profundo do inverno.* O hexagrama 3, *shun*, é traduzido como "dificuldade inicial" porque, bem, os primeiros estágios de uma mudança incipiente são de fato difíceis.

Os bramidos do elemento Madeira assumem formas variadas. Às vezes, surgem como insatisfação, tédio ou desconforto, inspirando-nos a abraçar uma nova carreira. Às vezes, os bramidos são de frustração e impaciência, pedindo que comecemos uma mudança em nossos relacionamentos. Às vezes, são bramidos revolucionários e nos inspiram a assumir a liderança em nossas comunidades. Os bramidos nos despertam da ilusão, da ignorância e

---

* Referência a uma superstição dos Estados Unidos de que o comportamento de uma marmota que emerge de sua toca no dia 2 de fevereiro permite prever quando será a chegada da primavera. [N. da T.]

do torpor e nos convidam a assumir uma posição em defesa de quem somos e daquilo a que damos valor.

Cor: verde

Na Acupuntura Clássica dos Cinco Elementos, a cor do elemento Madeira é verde. Vivenciamos esse verde quando contemplamos as variações de cor em um campo gramado e o brilhante dossel da floresta na primavera. O verde também é encontrado nos musgos e em qualquer tipo de clorofila, o "sangue" do mundo vegetal. Usamos frases como "verde de inveja" para descrever alguém cujo elemento Madeira o compara a outra pessoa de maneira negativa. Colocar plantas verdes em qualquer espaço traz a esse ambiente as qualidades de vitalidade, graça e tranquilidade do elemento Madeira.

↑

Energética: eleva o *qi*

A Madeira eleva o *qi*. A verdadeira intenção da raiva é mudar; ela é a energia necessária para fazer algo evoluir ou mover-se para a frente. O que acontece quando o movimento ascendente de mudança e evolução fica bloqueado? Das duas uma: ele pode fazer cada vez mais força até explodir, de modo a continuar sua elevação pretendida; ou ele se cansa de fazer força para cima e então afunda, tornando-se uma forma de depressão ou de resignação. As variações da raiva incluem frustração, agitação, irritação, ressentimento, hostilidade, amargura, exasperação, aborrecimento e fúria. Quando equilibrado, o elemento Madeira nos confere uma sensação de contentamento e tranquilidade. Sentir-se *irie*, a palavra rastafári que de modo geral significa "tudo bem, sem problemas" descreve perfeitamente a sensação de um elemento Madeira saudável.

Emoção central: raiva

A raiva é a emoção central associada ao elemento Madeira, tendo um movimento ascendente que eleva o *qi*. Se considerarmos aquele broto simbólico, teremos uma boa ideia do que significa o poder do elemento Madeira. A gravidade é a força que segura tudo na Terra – de carros e arranha-céus a montanhas e oceanos. A gravidade impede que tudo saia flutuando pelo espaço; é essa a tremenda força que ela tem. E, ainda assim, um minúsculo broto é capaz de ir contra a gravidade quando se ergue para o céu. Você consegue imaginar o que aconteceria se aquele broto não tivesse impulso suficiente para irromper acima da superfície? Ele permaneceria para sempre como semente. Qualquer planta que não esteja empenhada em buscar o sol ou os nutrientes de que necessita para crescer não vai viver muito tempo. E quando não conseguimos ativamente o que necessitamos e merecemos, o elemento Madeira em nós nos chama a atenção. Essa energia ascendente vigorosa é a dádiva do elemento Madeira.

Com frequência, a primeira coisa em que pensamos quando ouvimos a palavra *raiva* é conflito, ou mesmo violência. No entanto, o elemento Madeira nos ensina que o conflito é necessário para qualquer coisa evoluir. O conflito é a oportunidade de conciliar pontos de vista opostos e de encontrar soluções que funcionem para todos os envolvidos. O conflito também oferece a oportunidade de conciliar o que foi e sempre tem sido, com o que é possível no futuro. A raiva é um sinal de que algo precisa mudar. Precisamos de força e de poder para nos movermos rumo à mudança – da mesma maneira que o broto precisa de força e poder para resistir à atração da gravidade.

Na Medicina Chinesa, uma das fórmulas fitoterápicas mais famosas é chamada *xiao yao san*, que pode ser traduzida como "andarilho livre e tranquilo". Quando em harmonia, o elemento Madeira nos permite viver nossa vida com liberdade e tranquilidade, e sem medo de sofrer algum mal. O elemento Madeira é expresso por meio da benevolência e do conhecimento de que podemos obter aquilo de que precisamos sem tirar de outras pessoas e sem explorá-las. Quando violado, o elemento Madeira torna-se um guerreiro da justiça. Seja justiça social, seja justiça pessoal, o elemento Madeira afirma que *todos nós* temos o direito de viver com liberdade e tranquilidade. O elemento Madeira também nos ensina a responder com justa indignação ou raiva quando esse direito é violado. Por meio do elemento Madeira, aprendemos a impor nossos limites e a lutar por igualdade e respeito. É a força revolucionária que desafia a gravidade para criar novos paradigmas. A energia ascendente do elemento Madeira é um movimento em direção à vida.

Abaixo estão listadas algumas variantes de emoções que podem ser evocadas se a trajetória ascendente do elemento Madeira ficar comprometida:

Raiva	Ressentimento	Beligerância	Frustração
Inveja	Sarcasmo	Aborrecimento	Agitação
Incômodo	Agressão	Irritação	Amargura
Indignação	Hostilidade	Desesperança/Resignação	Intimidação

Som: grito

O som do elemento Madeira na voz de uma pessoa transmite intenção e direção focalizadas. Alguma vez você conversou com alguém cujas palavras eram tão enérgicas e diretas que você quase desejou se esquivar? É o elemento Madeira! Classicamente, uma voz característica da Madeira é chamada de "grito", o que está mais relacionado com sua qualidade – enfática e direta – do que com o volume. Uma voz que grita pode se projetar com clareza e, por isso, é um bom sinal para quem fala em público e para quem lidera por meio da voz. O "gritar" também pode ser um som truncado ou abrupto, algo que você pode ouvir de modo exagerado quando prende a respiração e diz, "A grama sempre é mais verde".

Na música, evocamos a energia do elemento Madeira com canções cuja letra nos inspira a ações decisivas. Música com um forte ritmo *staccato* e uma melodia ascendente também é evocativa do elemento Madeira. Minha *playlist* desse elemento inclui músicas que me inspiram a agir e me dão uma injeção de confiança.

Meridianos: Fígado e Vesícula

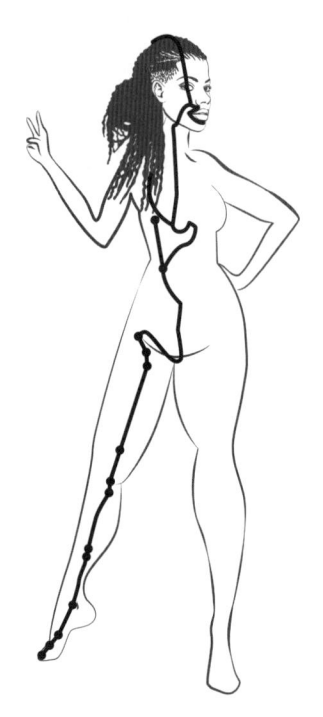

Os órgãos associados com o elemento Madeira são o Fígado e a Vesícula. O Meridiano do Fígado tem início no canto interno da unha do dedão do pé, segue pelo dorso do pé, continua pela face interna da perna e através da virilha, circula os genitais e termina perto do diafragma. Um ramo interno dele ascende pela garganta, tornando-o um poderoso canal para a regulação de nossa expressão criativa [**Figura 4.1**]. Ao longo desse canal, há também ótimos pontos de pressão para trazer tranquilidade e fluidez ao ciclo menstrual. O Meridiano da Vesícula nasce no canto externo do olho, e então ziguezagueia pela lateral da cabeça antes de ir e vir pela lateral do corpo [**Figura 4.2**]. Não é de surpreender que a indecisão, um padrão do elemento Madeira, esteja expressa no trajeto indireto e anguloso desse meridiano. Quando nos preparamos para lutar – psicológica ou fisicamente – esses dois meridianos ficam obstruídos e criam tensão no pescoço e ombros. Também podemos apresentar indigestão, problemas reprodutivos, ciclos irregulares ou enxaquecas quando internalizamos a propensão da Madeira para tensão e conflito. Sintomas que nos direcionam para os meridianos do elemento Madeira incluem:

4.1 Meridiano do Fígado.

- Tensão no pescoço e ombros
- Dor no alto das costas
- Problemas menstruais (em especial cólicas e fluxos intensos)
- Câimbras e espasmos musculares
- Retenção emocional nos quadris e virilha

- Enxaquecas
- Indigestão
- Constipação

Na prática do yoga, as posturas que evocam o poder do elemento Madeira incluem todas as posturas do guerreiro, em especial quando praticadas com afirmações de poder e de assertividade. Essas posturas também ativam os meridianos do elemento Madeira que correm ao longo das faces internas e externas da perna. Qualquer postura ou exercício respiratório que fortaleça os músculos abdominais ou que ative o plexo solar favorece o elemento Madeira, da mesma maneira que exercícios para abrir os quadris, os quais liberam a raiva e mágoa acumuladas que possam não ter sido expressas. Por fim, movimentos fluidos, de alongamento, nos ajudam a incorporar a flexibilidade que o elemento Madeira nos confere.

O elemento Madeira é chamado "general", pois tem a visão, o poder e a estratégia para executar um plano. O que um general de guerra faz em tempos de paz? Ele sai para explorar "novas" terras, algo que não tem um bom resultado para aqueles de nós que estamos do lado que recebe tal exploração, pois o impulso de conquistar e dominar sem piedade é parte da consciência do elemento Madeira. Os impulsos do elemento Madeira para exploração, autoatualização e vitória a qualquer custo estão profundamente arraigados nos mitos do mundo ocidental, com expressões tanto negativas quanto positivas.

O elemento Madeira está associado com juventude, em especial com a fase da adolescência. Uma ótima maneira de ter uma noção de como é o arquétipo Madeira é imaginar um adolescente decidido, rebelde, que sabe o

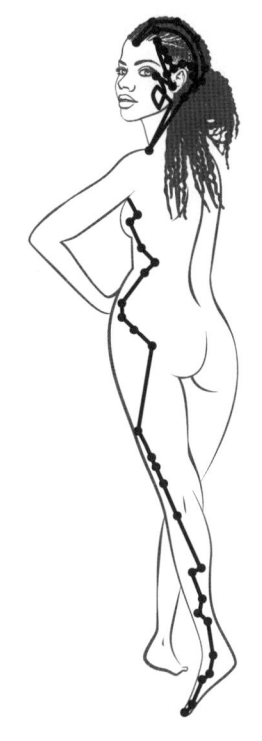

4.2 Meridiano da Vesícula.

que quer – liberdade! Independência! Autonomia! Nesse estágio natural do desenvolvimento, a pessoa deseja que suas opiniões e perspectivas próprias sejam respeitadas. O elemento Madeira também se expressa como impulsividade e uma atitude defensiva, qualidades típicas dos adolescentes, que estão aprendendo como fazer valer sua visão e como definirem a si mesmos. Geralmente, isso significa confrontarem os valores, as tradições e o apoio da família. Eles costumam dizer frases como "Não me ajude", "Não me diga o que fazer" e "Eu mesmo posso fazer isso", e irritam-se quando se sentem controlados ou incapazes de fazer algo. Mas o sucesso da Madeira tem suas raízes na sabedoria do elemento Água. Os adolescentes, por mais incríveis que sejam, carecem da sabedoria da experiência e precisam da orientação de pessoas mais velhas e sábias. O resultado? Conflito, ao estilo elemento Madeira!

Quando lhe é permitido crescer na direção do sol, o elemento Madeira traz inovação, criatividade, novas oportunidades e uma nova perspectiva. Durante a posse do presidente Joe Biden, em 2021, o fenômeno adolescente Amanda Gorman exemplificou perfeitamente a capacidade que o elemento Madeira tem de trazer luz em tempos sombrios. No meio de um conflito racial, a mais jovem poeta a declamar durante uma posse presidencial nos Estados Unidos corajosamente destacou a luta no país e apresentou uma nova visão. Seu poema "The Hill We Climb" ("A Colina que Subimos") termina com um chamado à coragem para vermos a luz de uma nova aurora – todas características do elemento Madeira.* Mal consigo imaginar o tamanho da coragem necessária a essa jovenzinha negra para que se postasse diante do mundo, falando com tanta eloquência ali nas escadarias do Capitólio – as mesmas escadarias que, duas semanas antes, haviam estado sob o cerco de manifestantes que lembravam demais uma turba de linchadores.

Quando incorporamos o elemento Madeira, incorporamos essa bravura imensa, essa visão imensurável e essa possibilidade ilimitada.

---

* Amanda Gorman. *The Hill We Climb: Poems*. Nova York: Viking Children's Books, 2021.

Lição para a Alma 1: Raiva = Mudança

> Em geral, quando as pessoas estão tristes, elas não fazem nada. Apenas choram por sua condição. Mas, quando estão com raiva, elas provocam mudanças.
>
> – Malcolm X

Pare um momento para pensar sobre a última vez em que sentiu raiva de verdade. Não estou falando daquela irritação normal com alguém que a interrompeu enquanto você falava. Tente se lembrar de um momento em que você se sentiu profundamente afetada pelo conflito com alguma pessoa com quem você se importa.

O que você fez nesse momento? Que sensação teve em seu corpo? Como você respondeu e o desfecho da situação a deixou satisfeita? Aliás, chegou a haver um desfecho? Alguma coisa mudou por causa de sua raiva?

Lembra-se daquela flor que cresce instintivamente na direção do sol? Ela não está dizendo "Desculpem, outras flores, vocês se importam se eu for em busca de luz?" ou "Ops, perdão, eu não queria pegar tanta luz. Foi mal!" Não, aquele brotinho simplesmente avança sem pedir permissão, validação ou perdão. O elemento Madeira fortalece o aspecto em nós que também luta e busca o sol, tentando viver nossa melhor vida. A raiva é a resposta natural, orgânica e apropriada quando nosso sol é bloqueado. Ao sermos bloqueados, duas coisas podem acontecer: ou explodimos com força suficiente para seguir em frente, ou desistimos e afundamos de novo na terra.

Um de meus filmes favoritos para ilustrar esse aspecto do elemento Madeira em ação é *Tratamento de Choque* (*Anger Management*), de 2003, estrelando Jack Nicholson e Adam Sandler. O filme foi lançado na primavera daquele ano – você adivinhou, bem na estação do elemento Madeira! Nele, a personagem de Jack Nicholson explica:

> Há dois tipos de pessoas com raiva: o explosivo e o implosivo. O explosivo é o tipo de indivíduo que você vê gritando com a moça do caixa porque ela não aceitou os cupons dele [...]

O implosivo é o caixa que fica quieto dia após dia, até que finalmente atira em todo mundo na loja.*

Analise o gatilho da raiva que você identificou agora há pouco. Você implodiu, retendo seus sentimentos e tensão em seu corpo? Ou você explodiu, dizendo a todos para onde podiam ir e por quê? Foi um pouco de cada um, talvez? Sua reação envolveu ameaças ou lágrimas? Ou você foi como a personagem de Adam Sandler e encontrou dificuldade para notar ou reconhecer seus sentimentos de raiva?

A cultura ocidental tem uma visão tão negativa da raiva que fazemos de tudo para reprimi-la. Sentir raiva é uma sensação desconfortável para muitos de nós e queremos que passe o mais rápido possível. Em muitas comunidades de autodesenvolvimento ou espirituais, as pessoas raivosas podem ser excluídas por terem uma personalidade ruim, ou sob a acusação de serem espiritualmente incapazes. É atribuído um valor elevado à paz, ao perdão e à compaixão. O trabalho espiritual com frequência se concentra em transcender a raiva e elevar-se acima dela.

Sem querer fazer jogos de palavra aqui, mas como você se eleva *acima* de algo cuja própria natureza é elevar-se? Fazemos uma enorme ginástica emocional para nos afastar da raiva. Por conta disso, podemos ignorar o fato de que a raiva é um sinal de nosso eu interior de que algo precisa mudar. Quando tentamos nos livrar dessa raiva ou tentamos expressá-la de maneira irresponsável – sem lidar com o pedido latente de mudança – criamos todo tipo de *wahala* em nosso corpo, alma e vida (a palavra *wahala* é uma gíria nigeriana que significa "caos" ou "problema". É minha palavra favorita e eu estava morrendo de vontade de usá-la neste livro). Quando aprendemos a nos sentir à vontade com o conflito e a responder de maneira apropriada, nosso *qi* flui de modo que pode acontecer uma mudança na evolução e um crescimento.

---

* *Anger Management*, Peter Segal, diretor. Produzido por Columbia Pictures, Revolution Studios, Happy Madison Productions. Lançado em 11 de abril de 2003.

As mulheres, em geral, e as mulheres negras, em particular, são demonizadas por ficarem com raiva. Em um estudo sobre a discriminação de gênero no ambiente de trabalho, os pesquisadores descobriram que mulheres negras que divergem da imagem da *mammy** (mãe preta) moderna e estereotipada – a imagem de mulheres que "respeitam as estruturas, instituições ou chefias dominadas por brancos à custa de suas vidas pessoais" – correm o risco de ser percebidas como o arquétipo da "Black Bitch" (a mulher negra considerada desagradável, uma megera).** A dra. Harriet Lerner analisa em leu livro, *Dance of Anger*, o desafio que as mulheres enfrentam:

> A expressão direta de raiva, em especial se dirigida a homens, nos torna deselegantes, pouco femininas, não maternais, sexualmente desinteressantes ou, mais recentemente, "estridentes" [...] Nossa linguagem condena tais mulheres como "megeras", "bruxas", "mandonas", "chatas", "castradoras". Elas não amam e não podem ser amadas. São desprovidas de feminilidade. Com certeza, você não quer se tornar uma *delas*.***

Estereótipos nocivos tornam-se normas culturais que impedem as mulheres de acessarem de maneira saudável a raiva do elemento Madeira. Além da associação da raiva e da assertividade com a falta de feminilidade, acostumamo-nos a ver imagens de personagens femininas como Jean Grey, dos X-Men, e Vanya, da série *The Umbrella Academy*, cuja raiva é uma força incontrolável, destrutiva. E não vamos nos esquecer de minha rainha louca

---

* A *mammy* é um estereótipo estadunidense que retrata mulheres negras que trabalhavam para famílias brancas, cuidando dos filhos da família. Ele associa as mulheres negras a funções domésticas, criando a falsa narrativa de que são felizes nesse papel de servidão. O mesmo que "Mãe preta" ou escrava ama de leite no Brasil. [N. da T.]

** Adia Harvey Wingfield. "The Modern Mammy and the Angry Black Man: African American Professionals' Experiences with Gendered Racism in the Workplace". *Race, Gender & Class* 14, no. 1/2 (2007): pp. 196-212.

*** Harriet Goldhor Lerner. *The Dance of Anger: A Woman's Guide to Changing the Patterns of Intimate Relationships*. Nova York: HarperCollins, 2014, p. 2.

favorita de *Game of Thrones*, Daenerys Targaryen. (Alerta de *spoiler*: se você ainda não terminou de ver a série, talvez queira pular para a próxima seção. Com certeza, vai haver alguns *spoilers*!). Examinando esse mito moderno, vemos uma representação simbólica do que acontece quando uma mulher utiliza a força potente do elemento Madeira.

Deixe-me começar dando um contexto para a história. Porto Real é o nome da cidade onde vive a realeza inimiga de Daenerys, aliás Dany. Foram essas as pessoas que mataram todos os adultos, crianças e bebês da família dela. Ela e o irmão mal conseguiram escapar, e agora vivem exilados do outro lado do mundo. No final da tão aguardada oitava temporada, Dany usa seus dragões para colocar fogo na capital Porto Real. Os espectadores assistem a essa destruição pelos olhos dos moradores, que correm desesperados tentando se salvar. Vemos crianças inocentes e lares consumidos pelas chamas, transformados em pilhas de cinzas e pó. Daenerys profeticamente recupera seu trono como a temida "Rainha das Cinzas". Depois de mais de dez anos assistindo a Dany assumir aos poucos o papel de rainha, sua raiva e fúria incontroláveis tornam-se sua perdição. Se pelo menos ela tivesse dado ouvidos a seu sábio conselheiro, quando ele lhe disse para poupar Porto Real... (insira um revirar sarcástico de olhos).

O que esteve dolorosamente ausente de toda as repercussões do final de *Game of Thrones* foi uma discussão sobre o fato de que Dany conseguiu fazer exatamente aquilo a que havia se proposto. Na primeira temporada, quando a vemos ser dada como escrava sexual para beneficiar seu irmão, descobrimos que havia sido profetizado que seu propósito de vida seria vingar a ruína de sua família. Mais tarde, quando ela é vendida como esposa para o gostoso Khal Drogo, ambos juram cruzar juntos os mares para destruir Porto Real, de modo que ela possa reaver seu lugar de direito no Trono de Ferro. Ela come um coração cru de cavalo para selar ritualisticamente o acordo. Desde o nascimento improvável de seus dragões, ela os treina com o objetivo de um dia fazer Porto Real queimar até não sobrar nada. À moda do elemento Madeira, ao longo de sua jornada, ela conquista cidades, liberta escravos e queima vivos aqueles que ameaçam a justiça ou sua liderança.

Quando ela hesita, é aconselhada por uma de suas ferozes aliadas a parar de apostar baixo e "ser um dragão".

Dany não estava louca de raiva, nem cega pelas emoções quando atacou Porto Real. Fiel ao elemento Madeira, tinha em mente um objetivo e executou seu plano com um foco inabalável. Bom, é claro que ela ficou mal quando seus inimigos executaram seus amigos mais próximos. Quem não ficaria? Mas ela destruiu Porto Real como parte de uma sofisticada estratégia de guerra, como um passo rumo ao objetivo de toda a vida de sentar-se no Trono de Ferro. Como general de seu exército, ela deu o comando e executou o plano.

Essa história me deixa muito irritada, porque é frequente em nossa cultura rotular uma mulher como "histérica" ou "louca" quando ela exibe emoções fortes. Quando uma assim chamada mulher louca se enfurece, é fácil ignorar seu brilho e suas realizações. E isso é exatamente o que aconteceu com Dany. Em vez de ser lembrada pelas cidades que libertou e pelas vidas que liberou, ela entra para a história da mesma maneira que seu pai, como a "Rainha Louca". *Game of Thrones* termina com o assassinato dela sendo celebrado como um ato heroico.

Em vez de demonizar Dany, podemos entender melhor o elemento Madeira se alinharmos a história simbólica da personagem com deusas de mitos de culturas antigas. Como Dany, não é nada bom irritar essas forças divinas femininas de destruição. Há Pele, a ardente deusa vulcão da tradição insular do Pacífico. Há Oyá, deusa guerreira do panteão espiritual da Diáspora Africana, que serve como inspiração para a personagem Tempestade, dos X-Men. Kali, da fé hindu, é conhecida como a Destruidora. Todas essas deusas podem vir para arrasar tudo, mas elas também são forças necessárias de transformação. São forças da natureza que personificam o poder violento, explosivo do elemento Madeira quando a justiça divina precisa ser feita. Sempre que hesito em expressar minha raiva ou me sinto tentada a recuar, chamo à mente uma citação do escritor estadunidense Charles Bukowski: "Ela é louca, mas é mágica. Não há mentira em seu fogo".*

---

* "A Quote by Charles Bukowski", Goodreads, acessado em 2 de outubro, 2021, https://www.goodreads.com/quotes/1014889-she-s-mad-but-she-s-magic-there-s-no-lie-in-her

E por falar em justiça, sabe quem mais não tem permissão para ficar com raiva nos Estados Unidos? Homens negros. A imagem do "homem negro ameaçador" está bem entranhada na psique da cultura estadunidense, e a representação de homens negros como estupradores lascivos e brutais tem sido usada para justificar linchamentos, brutalidade policial e opressão sistêmica. Por conta disso, muitos homens negros aprenderam a calar-se e a reprimir sua raiva para não se tornarem ameaçadores para seus pares.

O sul-africano Trevor Noah, humorista e apresentador de televisão, explica:

> Cresci sabendo uma coisa: é muito mais fácil ser um homem branco com raiva do que um homem negro com raiva [...]. Pessoas brancas – de maneira geral – sempre tiveram sua raiva ouvida. Quando pessoas brancas reclamam, as coisas andam e as mudanças ocorrem. Pessoas negras aprenderam que você tem que encontrar formas sutis para ser ouvido.*

As palavras dele concordam profundamente com o que testemunhei nos homens de minha família e amigos mais próximos, muitos dos quais desenvolveram estratégias sofisticadas para evitar deixar os outros pouco à vontade na presença deles. Não é de espantar que o fato de enfrentar discriminação e microagressões tenha sido ligado à tensão e à dor musculares crônicas,** uma característica diagnóstica importante do elemento Madeira. Quando homens negros estão com raiva (e mesmo quando não estão), são percebidos como uma ameaça e como o grande inimigo. A pressão para encarar a injustiça diária e incessante e *não* poder ficar com raiva por isso é o ápice da injustiça. E é algo de que o elemento Madeira não gosta.

Até o momento, vi *Pantera Negra* (*Black Panther*) umas doze vezes (e contando). O filme é baseado em uma história em quadrinhos que ressoa

---

* Lanre Bakare. "Trevor Noah: 'It's Easier to Be an Angry White Man than an Angry Black Man.'" *The Guardian*, 2 de abril, 2016.
** Timothy T. Brown *et al.* "Discrimination Hurts: The Effect of Discrimination on the Development of Chronic Pain". *Social Science & Medicine* 204 (2018): pp. 1-8.

fortemente com o impulso do elemento Madeira para a revolução e a autodeterminação. Essa obra-prima do cinema é rica em arquétipos poderosos – incluindo o falecido Chadwick Boseman em uma interpretação incrível no papel do título e a celebridade que é meu *crush*, Michael B. Jordan, como Erik Killmonger. Killmonger é um guerreiro que representa o melhor e o pior do elemento Madeira. Ele deseja justiça a qualquer custo. Seu intuito é armar os oprimidos com artefatos feitos de Vibranium** e ele arquiteta o plano de enviar armas a pessoas colonizadas que vivem em grandes cidades ao redor do mundo. Ele planeja dar início a uma revolução que usurparia uma dinâmica injusta de poder. Ainda estou confusa quanto ao motivo pelo qual todos nós vibramos por essas armas jamais terem chegado a sair de Wakanda! Mas nossa reação a esse mito moderno demonstra uma vez mais que há discrepâncias enormes e inconscientes quanto a quem tem permissão de acesso ao chamado do elemento Madeira por raiva, justiça e revolução.

Está bem evidente que temos muito trabalho a fazer para pacificar essa nossa relação coletiva com a raiva. Apesar de sua má reputação, a raiva é boa para nós. Lembre-se, o elemento Madeira fortalece a mais plena expressão de nossa magnitude individual. Se não temos a possibilidade de sentirmos raiva ao sermos violados, isso significa que nossa capacidade de nos individualizarmos foi comprometida. Não é saudável. O propósito da raiva é preservar a integridade do eu. Um elemento Madeira saudável responderá (com uma pequena irritação ou com fúria total) a qualquer um dos seguintes gatilhos que ameaçam nossa integridade. Sabemos que a raiva é um sinal para a mudança quando:

- nossa liberdade está sendo impedida;
- uma questão emocional importante não foi tratada;

---

* Metal fictício do Universo Marvel, *virtualmente indestrutível*. Segundo as histórias da Marvel Comics, esse metal teria surgido na Terra a partir de um meteorito há 10 mil anos. É encontrado em abundancia na nação africana de Wakanda. O uniforme do Pantera Negra e o escudo do Capitão América são feitos desse metal. (N. do E.)

- muitos de nossos valores, crenças, desejos, ambições estão sendo comprometidos;
- estamos fazendo ou dando mais do que temos capacidade ou do que é confortável;
- outros estão fazendo coisa demais às custas de nossa competência e nosso crescimento;
- nossos limites estão sendo violados, ou nosso "não" não está sendo ouvido; e
- não estamos sendo vistos ou validados.*

Essa lista não é exaustiva e, certamente, existem outras situações que desencadeiam a indignação justa. Mas a raiva saudável em geral é uma resposta a um dos fatores acima. Ao refletir sobre a última vez que ficou com raiva, você consegue identificar qualquer um desses gatilhos agindo nos bastidores?

Revisando essa lista de gatilhos, temos indicativos da razão pela qual o racismo, o sexismo/machismo, o patriarcado e outras formas de opressão sistêmica são gatilhos tão fortes para raiva e turbulência social. Esse é o trabalho do elemento Madeira – ele se levanta para proteger a liberdade e a justiça para todos. Se alguém ou algo está bloqueando minha liberdade, o elemento Madeira vai reiterar meu direito absoluto de assumir uma posição (lição para a alma 2), me expressar (lição para a alma 3) e buscar atingir meu propósito (lição para a alma 4). Vai surgir alguma raiva, claro, e essa raiva serve como uma força motriz. O elemento Madeira nos ensina a trabalhar com nossa raiva – não como algo que devemos transcender ou reprimir, mas como uma energia a ser empregada, quando ouvimos sua mensagem, para nosso crescimento e expansão.

Questões para reflexão

Como você lida com sua raiva? Reserve alguns instantes para refletir sobre as seguintes questões em seu diário:

---

* Lorie Dechar. Alchemical Healing Weekend Training [Fim de Semana de Treinamento em Mentoria Alquímica], março de 2017.

- Quem ou o que deixa você com raiva?
- Como você costuma expressar sua raiva?
- Como você responde à raiva dos outros?
- Você consegue pensar em uma ocasião na qual sua raiva levou você a fazer uma mudança importante?
- Como a raiva é encarada em sua prática espiritual ou religião?
- O que você aprendeu sobre raiva com sua família de origem? Existe alguma ferida que precise ser tratada?

Florais para facilitar uma relação saudável com a raiva

Os seguintes florais nos ajudam a ouvir nossa raiva e a usá-la como uma ferramenta de transformação e crescimento:

- Dandelion (dente-de-leão) para liberar a tensão.
- Willow (salgueiro amarelo) para dissolver ressentimentos.
- Blue Elf Viola para falar com o coração.

DANDELION (DENTE-DE-LEÃO): LIBERAR A TENSÃO – Essa é uma flor muito popular e potente! É uma das primeiras flores a emergir na primavera aqui em Nova York. Tem um colorido vivo, é corajosa e bela. E depois ela se suaviza: sua beleza dourada se transforma em um pompom delicado, que podemos desmanchar com um sopro enquanto fazemos um desejo. Na fitoterapia, o dente-de-leão é muito conhecido por sua ação de desintoxicação do fígado, o que demonstra ainda mais a conexão dessa planta com o elemento Madeira. Quando consideramos as propriedades do floral Dandelion, estamos levando em conta a maneira como suas qualidades delicadas e depurativas impactam nosso bem-estar psicoemocional.

As plantas em geral crescem de maneira nativa nos ambientes onde mais compartilharão sua sabedoria. De fato, conhecer as flores silvestres de uma área em particular pode nos dar indicações sobre as qualidades da alma com as quais os seus moradores humanos precisam lidar. Não é de surpreender que o dente-de-leão cresça de maneira tão abundante na cidade, pois essa flor age sobre o estresse entranhado da correria e da rotina diárias. Quando encontro um dente-de-leão em minha caminhada matinal, visualizo uma saudação reconfortante da Mãe Natureza, dizendo-me, "Estamos juntas, garota!"

O floral Dandelion é usado para liberar a tensão emocional acumulada nos músculos. É um aliado em casos de tensão crônica que se manifesta quando o desejo do elemento Madeira por conquistas nos impele a nos esforçarmos além da conta. Ao trabalhar com esse floral, muitos de meus pacientes passam a perceber os fatores de estresse não resolvidos que estão retendo no corpo. Com frequência, os fatores retidos são a raiva e a frustração, mas qualquer emoção negativa pode causar uma estagnação no fluxo livre e desimpedido de suas vidas. Os sintomas físicos do estresse incluem tensão no pescoço e ombros, indigestão, ciclos menstruais dolorosos ou irregulares e dores de cabeça decorrentes da tensão. O floral Dandelion nos confere uma percepção de aspectos que estamos retendo no corpo em vez de lidar com eles em nossa vida.

O excesso de trabalho torna-se uma maneira de evitar o enfrentamento dessas emoções profundas e acumula ainda mais estresse sobre elas. O floral Dandelion entra em cena e sussurra, "Sossegue, acalme-se". Ele nos dá dicas para criarmos válvulas de escape para a pressão acumulada, como fazer terapia, malhar, manter um diário ou marcar sessões quinzenais de massagem. Aliás, adicionar esse floral a umas gotas de azeite de oliva resulta em um óleo bem relaxante para uma massagem ou banho de imersão ao final de um dia emocionalmente tenso.

Assim como o pompom macio que sopramos ao vento, o floral Dandelion nos ajuda a suavizar o estresse. Ao trabalharmos com ele, a resposta inicial pode ser uma sensação de liberação e paz. Com o uso mais prolongado, esse floral traz a percepção de tesouros emocionais antes ocultos, à espera de serem liberados ao vento.

WILLOW (SALGUEIRO AMARELO: LIBERAR RESSENTIMENTO – O floral Willow é indicado para amargura, ressentimento e raiva reprimida. Esse padrão de retenção emocional nos mantém presos no passado e cria uma estagnação para o elemento Madeira o qual deseja avançar. Esse floral ajuda a romper e dissolver a amargura e o ressentimento cristalizados que promovem a estagnação de nosso fluxo emocional.

O *I Ching*, texto divinatório da antiga China, fornece indicações sobre os efeitos da raiva mal resolvida e reprimida sobre nossa vida. O hexagrama 18 é chamado *ku*, ou "deterioração". A imagem que o simboliza é uma tigela cheia de vermes.* Imagine um prato com restos de comida que por acidente cai atrás de seu sofá – longe dos olhos, longe da mente. À medida que os restos vão apodrecendo, coisas começam a crescer. Depois de algum tempo, os restos começam a feder e você precisa sair procurando por todo canto para descobrir de onde está vindo o mau cheiro. Bem nojento, não é?

A raiva mal resolvida faz a mesma coisa. Algo aconteceu e, em vez de lidar com a situação, nós apenas a reprimimos ou esquecemos. Mas ela apodrece e se decompõe, e vai ficando cada vez mais invasiva, até que o cheiro é tão ruim que precisamos tomar uma atitude. Quando finalmente a encontramos, está irreconhecível. O hexagrama 18 nos orienta a "trabalhar sobre o que se deteriorou". Em outras palavras, você precisa limpar a sujeira para que a vida possa fluir de novo. O floral Willow nos ajuda a remover toda a sujeira para que possamos começar de novo com tudo limpo.

Às vezes, não estamos cientes do ressentimento que guardamos. Este vai se manifestar como um relacionamento repleto de tensão e de um conflito permanente que parece surgir do nada. Sabe aqueles relacionamentos em que de repente você se vê envolvida em uma discussão sobre algo realmente bobo? Quando está perto dessa pessoa, você se sente emocionalmente distante, ou fica agitada com facilidade. O sarcasmo invade suas conversas, transmitindo uma agressividade latente. Ou simplesmente não sabemos o motivo pelo qual nos sentimos tensos e achamos melhor evitar a pessoa por completo do que ter que lidar com o desconforto. O floral Willow vai nos

---

* Richard Wilheim e Cary F. Baynes. *The I Ching or Book of Changes*. Princeton, Nova Jersey: Princeton University Press, 1967, p. 39. [*I Ching: O Livro das Mutações*. São Paulo: Pensamento, 1984.]

ajudar enquanto exploramos as raízes por baixo de nossa tensão e nossa aversão. Ele vai despertar a percepção do motivo pelo qual, antes de mais nada, o ressentimento está presente, trazendo à tona conflitos não resolvidos ou pontos em que nosso elemento Madeira se sente violado. Em alguns casos, vamos perceber que a causa do ressentimento não tem a ver com a outra pessoa, ou podemos receber revelações mais profundas quanto à circunstâncias que estão além do controle de qualquer pessoa.

Quando percebemos de forma consciente o ressentimento que guardamos, em geral ele vem acompanhado de uma narrativa que nos ajuda a continuar apegados à mágoa. Acreditamos na história que criamos sobre como temos sido injustiçados ou violados. Mesmo quando a raiva se justifica, alguma coisa deu errado em seu fluxo natural. Por algum motivo qualquer, o conflito nunca foi resolvido e terminamos tendo de carregar um grande fardo de velhos sentimentos ruins. Nesses cenários, o floral Willow nos ajuda a reconhecer o momento em que nossas próprias escolhas contribuíram para o conflito. Isso não absolve o outro lado de seus erros. Contudo, não somos vítimas. Esse floral afirma nossa responsabilidade e atitudes pessoais, convidando-nos a escolher um caminho diferente no futuro. Ele também nos ajuda a ver que, na maioria dos casos, as pessoas não estão tentando nos prejudicar de propósito! Ao contrário, adquirimos a perspectiva de que as transgressões que acontecem nos relacionamentos são parte inevitável da história humana e representam oportunidades de crescimento. Essa autoconsciência permite ao elemento Madeira deixar ir e seguir com a vida. Pode até haver espaço para compaixão e perdão, ou para o restabelecimento de uma relação que respeite a integridade de todas as partes envolvidas. O floral Willow nos ensina que avançar não é obrigatório, mas é sempre uma opção.

BLUE ELF VIOLA: FALAR COM O CORAÇÃO – Essa flor é originária e nativa do Alasca e seu floral Blue Elf Viola auxilia na comunicação sincera quando estamos aborrecidos ou com raiva. Ele nos ajuda a encontrar as palavras certas para expressar a mudança que nosso elemento Madeira está pedindo. Esse floral é um aliado para ocasiões em que você não está tentando evitar o conflito, mas também não quer entrar em uma discussão atirando para todo lado. Seu objetivo é expressar de maneira clara a fonte do aborrecimento, bem como o que precisa ser feito para resolvê-lo.

A raiva é uma emoção que facilmente se camufla com outras. O floral Blue Elf Viola fortalece a integridade emocional e nos ajuda a aceitar a raiva que pode estar sendo mascarada por medo ou tristeza. É um bom amigo pessoal meu. Eu costumava ser aquela pessoa que, sempre que ficava com raiva, começava a chorar. Eu tentava falar e tudo descambava em uma confusão de choro e nariz entupido. Eu simplesmente não conseguia expressar o motivo de estar com raiva. Não havia crescimento porque eu não estava dizendo o que precisava ser dito. Dez anos mais tarde, eu ainda estava com raiva. A outra pessoa nunca precisava corrigir sua transgressão porque a atenção estava focada na confusão citada acima. Portanto, não havia cura. Aos poucos, com a ajuda do floral Blue Elf Viola, aprendi a me conectar com meu coração enquanto expressava minha mágoa.

Esse floral índigo vibrante abre nossa comunicação, especialmente em situações tensas, e, sobretudo, nas situações em que uma pessoa claramente precisa ser confrontada, mas seu desejo é fazer isso de uma maneira que respeite você *e* a relação. Ele nos recorda que o objetivo do confronto não é destruir a relação, ou sequer ser quem tem a razão, mas evoluir. Quando nos sentimos congestionados, confusos ou na dúvida, o floral Blue Elf Viola nos ajuda a levar nossa respiração até o coração e permitir que este fale. É um floral que ajuda a abreviar o intervalo que transcorre entre sentirmos raiva e justa indignação e a nos expressarmos de uma maneira autêntica, que preserve nossa integridade. Sabe aquele lapso de tempo em que a inspiração do que você "devia ter dito" aparece só três semanas depois da conversa? O floral Blue Elf Viola nos ajuda a expressar nossas emoções sinceras sem nos desconectarmos do amor, em especial quando estamos com raiva.

Também ofereço esse floral a meus companheiros revolucionários e ativistas, que expõem verdades duras em seus textos ou em falas públicas. Mesmo que não estejam particularmente irados, descobri que este floral os ajuda quando defendem uma mudança social e a evolução do mundo. Ao manterem sua conexão com o coração, a experiência pessoal e a vulnerabilidade dessas pessoas são transmitidas de maneira triunfante em suas palavras. O floral Blue Elf Viola nos recorda que, quando expressamos nossa verdade do fundo do coração, temos em mãos um poder político e espiritual tremendos.

Prática Corporal: Utthita Trikonasana
(Postura do Triângulo)

Afirmação: A raiva é a energia da mudança.

Na matemática, o símbolo grego delta é um triângulo com a ponta para cima que significa "mudança". Para expressar de modo físico esse símbolo, comece dando um passo longo para a frente e formando um triângulo com as pernas. Estenda os braços em um T amplo. Flexione o corpo, baixando um dos braços até tocar a mão na perna dianteira na altura da panturrilha, ou em um bloco de yoga, enquanto o outro braço se eleva na direção do céu.

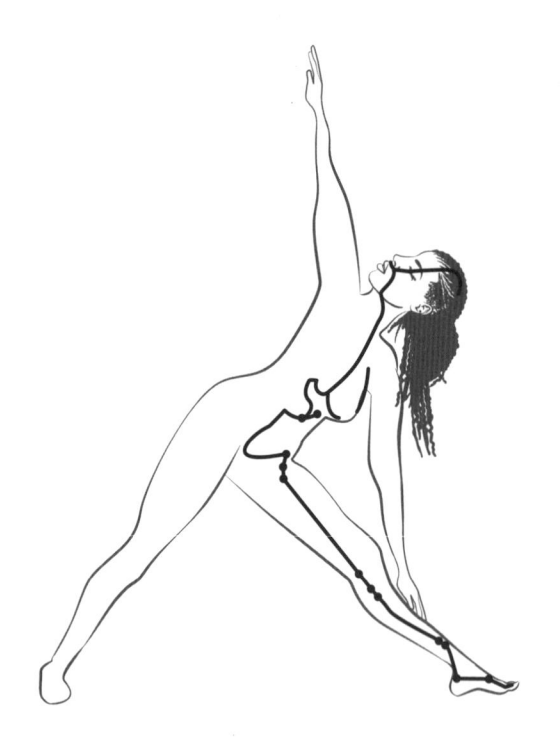

Representação com o Meridiano do Fígado.

Recorde uma situação que esteja causando tensão ou conflito. Imagine as perspectivas opostas como a base de um triângulo. Visualize esses pontos de tensão movendo-se para cima, rumo à solução na ponta superior do triângulo. Recite a afirmação: *A raiva é a energia da mudança.*

Repita do lado oposto.

Lição para a Alma 2: Assuma uma Posição

> Quando ouso ser poderosa – usar minha força a serviço da visão que tenho, torna-se cada vez menos importante se estou com medo ou não.
>
> – Audre Lorde

Podemos aprofundar nossa compreensão dessa lição para a alma se nos voltarmos para a linguagem simbólica da Medicina Chinesa. Em *pinyin*,* o caractere para raiva é *nu*. Elisabeth Rochat de la Vallee, linguista, sinóloga e acadêmica, explica que na porção superior esquerda desse caractere há uma marca simbolizando uma mulher, junto com um caractere para "mão". A marca na parte de baixo do caractere é o símbolo para "coração" (este é conhecido como radical, um caractere que de maneira geral categoriza a palavra como sendo pertencente a uma determinada família. No caso, o radical coração nos diz que esse caractere simboliza uma emoção). Rochat o descreve como "o sentimento natural de uma mulher sob a mão de alguém".** Ela ainda explica que, em um dicionário de *hanzi* (caracteres) chineses, *nu* é transliterado como "uma escrava sob a mão de um senhor".*** O caractere transmite uma

---

* Sistema criado na China para transcrever os ideogramas em letras romanas com base na fonética. [N. da T.]

** Claude Larre, Elisabeth Rochat de la Vallee e Caroline Root. *The Seven Emotions: Psychology and Health in Ancient China.* Londres: Monkey Press, 2014, p. 65.

*** *Ibid.*

complexidade emocional do elemento Madeira, a raiva contida em uma pessoa que está sendo oprimida.

O caractere *nu* faz referência à impotência ou fúria que é também uma expressão do elemento Madeira, assim como gritar, brigar e todas as coisas que tipicamente associamos à raiva. Quando o elemento Madeira está em desarmonia, sentimo-nos oprimidos, silenciados ou aprisionados em nosso emprego, nosso casamento, nossa casa ou qualquer outra situação em que perdemos nosso senso de atitude pessoal. Os sentimentos de impotência ou de resignação podem facilmente se converter em uma forma de depressão. Recorro ao elemento Madeira para amparar pacientes que esgotaram suas ideias e soluções. Eles sentem que tentaram de tudo e que uma mudança é impossível. São incapazes de ver uma saída. Suas desesperança e resignação recordam-me uma planta murcha, que já não tenta crescer na direção do sol.

Quando nos sentimos desesperançados, parte do que estamos dizendo é "Não consigo ver ou imaginar como essa situação poderia ser diferente". Essa desesperança profunda é a expressão de um elemento Madeira incapaz de erguer-se o suficiente para imaginar uma nova perspectiva ou possibilidade. O elemento Madeira restaura a esperança e nossa percepção de uma mudança que seja possível. Suas características incluem não apenas ter determinação, mas ter também um rumo para o qual direcionar tal força de espírito. Quando vemos a luzinha no fim do túnel, ela nos dá uma direção a seguir. Esse movimento para a frente eleva e opõe-se contra a sensação de pavor ou desânimo da desesperança, e nos tornamos capazes de dar um passo à frente.

O elemento Madeira nos ensina como transmutar a resignação em poder e ação. Sua energia natural é elevar-se. Quando faz isso, aprendemos como assumir uma posição. O elemento Madeira afirma nosso direito de existir, nosso direito de ocupar espaço, nosso direito à liberdade e nosso direito à tranquilidade.

O elemento Madeira é o arquétipo do Guerreiro Espiritual, aquele que luta por justiça, fala a verdade e assume sua posição no mundo e para o mundo. Ele fortalece ativistas e todas as pessoas que estão lutando a boa luta no esforço por justiça e liberação. Recorremos ao elemento Madeira sempre que há uma violação pessoal ou coletiva que exige limites, defesa, proteção ou redenção. Se necessário, o elemento Madeira irá à guerra para proteger a igualdade e a liberdade. O elemento Madeira é ativado pelas cinco faces da opressão:*

1. Exploração: o ato de usar o trabalho e o talento das pessoas para gerar lucro sem compensá-las de maneira justa.
2. Marginalização: quando um grupo de pessoas é relegado ou confinado a uma posição socioeconômica inferior ou às margens da sociedade. Por exemplo: comunidades marginalizadas têm acesso reduzido ou abaixo do necessário a direitos como saúde, educação, alimentação de qualidade bem como oportunidades de construir riqueza.
3. Carência de poder: quando um grupo de pessoas é dominado pela classe governante e tem acesso nulo ou limitado ao exercício de sua vontade pessoal.
4. Imperialismo cultural: envolve o estabelecimento de valores e normas de uma cultura dominante como o padrão pelo qual todas as outras culturas são avaliadas. Exemplos incluem a imposição dos padrões eurocêntricos de beleza, ou a discriminação contra sotaques ou dialetos de idiomas "estrangeiros".
5. Violência: quando membros de algum grupo vivem com o conhecimento de que devem temer ataques aleatórios e não provocados contra sua pessoa ou propriedade. Um exemplo de violência são os 4.743 linchamentos praticados nos Estados Unidos pela Ku Klux Klan entre 1882 e 1968. Essa cifra não inclui milhares de linchamentos não documentados.**

---

* Adaptação de trabalhos de Iris Marian Young.
** "Lynching: By State and Race, 1882-1968" *Famous American Trials: The Trial of Joseph Shipp, et al.*: http://law2.umkc.edu/faculty/PROJECTS/FTRIALS/shipp/lynchingsstate.html.

O elemento Madeira nos ajuda a restaurar nosso amor-próprio e dignidade quando temos medo de expressar nossa verdade ou de assumir nosso poder. Esse tipo de medo pode ter suas raízes na memória ancestral de ter sido roubado, aterrorizado ou aniquilado. Talvez o medo seja mais imediato: vou perder meu emprego se pedir a folga de que necessito. Tenho medo de que talvez meu relacionamento não funcione se eu for honesta quanto a meu desconforto. Ou talvez meu medo seja de que, se eu denunciar o assédio sexual de meu supervisor, minha carreira esteja em risco.

Trabalhei com clientes em estágios variados de recuperação após diversos tipos de agressão física, emocional ou sexual. Testemunhei a intensidade do choque, terror, dor, vergonha e vulnerabilidade envolvidos. Vi como o trauma pode viver em nosso corpo, manifestando-se como entorpecimento, ansiedade, vergonha e doença, anos depois do abuso. O trauma não tratado destrói estruturas familiares e das comunidades por gerações. O elemento Madeira nos ajuda a sentir a solidez da terra sob nossos pés, enquanto damos um impulso para cima, elevando-nos rumo à mudança. Ele oferece perseverança e tenacidade quando nosso direito de existir é ameaçado, ignorado ou violado.

O elemento Madeira ampara tanto o agressor quanto o agredido, e não consigo pensar em agressão maior do que a supremacia branca. Em 2020, quando os vídeos do assassinato de George Floyd viralizaram, a raiva, o medo e o luto me deixaram paralisada. Fiquei estranhamente quieta nas redes sociais, pois nenhuma postagem poderia fazer qualquer coisa por meu coração partido. Senti um profundo desespero pelas incontáveis vidas perdidas: Breonna Taylor, Trayvon Martin, Eric Garner, Tamir Rice.* É claro que todas

---

* Todos as pessoas citadas foram vítimas negras da brutalidade policial. Breonna Taylor foi morta a tiros por policiais que invadiram seu apartamento. O adolescente Travyon Martin foi morto com um tiro, enquanto caminhava na rua, por um segurança particular, que mais tarde foi inocentado. Eric Garner foi estrangulado até a morte por um policial, que não foi indiciado. Tamir Rice, de 12 anos, foi morto a tiros por um policial, que tampouco foi indiciado. [N. da T.]

as vidas importam. Mas o fato de que vivo em um mundo em que temos que especificar que "Vidas negras importam"... bem, *isso também importa*.

Sinto as árvores olhando para nós com preocupação, pensando, "Humanos, vocês precisam melhorar" enquanto as injustiças contra a humanidade estão acontecendo todos os dias em todos os cantos do mundo. Diante da turbulência política, o elemento Madeira nos oferece resiliência espiritual para persistirmos em nosso propósito. O elemento Madeira me amparou em meio a meus sentimentos de raiva, justa indignação e desesperança bem como inspirou em mim um profundo desejo de ser mais útil à minha coletividade. Ele me ajudou a compreender que meu caminho não está desconectado de toda essa loucura, mas sim intrinsecamente conectado. De fato, meu primeiro floral elemental foi criado em resposta ao aumento dos incidentes de brutalidade policial no verão de 2016.* Distribuí os florais em um estúdio de yoga no Brooklyn, como um bálsamo para o coração e a alma. Os florais apresentados nessa seção entraram na composição daquele medicamento floral original.

O elemento Madeira nos ensina que o propósito autêntico, genuíno, da vida não está separado da injustiça que vemos no mundo. De fato, é o exato oposto – a injustiça é um desafio, um chamado às armas, uma súplica do Universo para que tomemos posição a serviço da humanidade.

E vamos ser realistas: esse clima político está convocando *todos* nós para que nos levantemos.

Um chamado a todos os ativistas: levantem-se – a opressão é uma pandemia. Precisamos de seu planejamento estratégico, sua organização, sua formação e sua luta.

Um chamado a todos os agentes de cura: levantem-se – os corações estão partidos, as almas se sentem perdidas e confusas e o trauma é real.

Um chamado a todos os espiritualistas: levantem-se – e nos ajudem a elevar a vibração deste planeta.

---

* Em 2016, o movimento Black Lives Matter (Vidas Negras Importam) organizou manifestações de rua em resposta a diversos assassinatos de negros pela polícia. Os protestos se espalharam pelos Estados Unidos e depois por outros países. [N. da T.]

Um chamado a todas as famílias: levantem-se – vamos criar nossos filhos para serem agentes de mudança. Os olhos deles estão observando.

Um chamado a todos os que amam: levantem-se – amem muito porque o amor cura. Vamos ser forças de humildade, honestidade, cuidado, paciência, validação e compaixão uns para os outros.

E, especialmente – um chamado a todos de nós que temos privilégios: privilégio espiritual, privilégio acadêmico, privilégio econômico, privilégio racial. Vamos ser realistas quanto aos privilégios que temos e usá-los para abrir espaço para aqueles que não têm acesso.

O elemento Madeira vem para sacudir as coisas. Escrevendo este capítulo enquanto me lembro de George Floyd e do placar de linchamentos, sinto meu elemento Madeira erguer-se com iguais partes de fúria, desafio e determinação. Respiro pelo despertar de Oyá, a deusa guerreira africana da transformação que traz as tempestades da mudança. O desconforto que sentimos quando o elemento Madeira nos chama para assumir uma posição pode ser difícil, assustador e cheio de incertezas. Mas o desconforto é também um lembrete necessário de que algo está despertando. É um lembrete de que estamos brotando. É um lembrete de que todas as sementes da renovação que plantamos estão prontas para romper a casca, desafiar a gravidade e erguer-se para o sol.

Questões para reflexão

O que está chamando você para assumir uma posição? Reserve alguns instantes para refletir sobre as seguintes questões em seu diário:

- Que causas mais importam para você?
- Que privilégio você tem e como o usa?
- Em que situações você enfrenta discriminação ou opressão sistêmica?
- De que maneira você resiste à autoridade ou ao *status quo*?
- Quem ou o que lhe dá apoio em sua autoatualização e individualidade? Quem ou o que atrapalha seu caminho?

- De que maneira você se diminui para que os outros se sintam mais à vontade?
- Há circunstâncias em que seu direito de existir tem sido ameaçado ou violado? De que tipo de cura ou apoio você necessita?

Florais para assumir uma posição

Recorra a estes aliados do mundo dos florais para ajudar você a manter-se firme em sua verdade:

- Mountain Pride para despertar o guerreiro espiritual.
- Goldenrod para resistir à pressão social.
- Sunflower para ser seu próprio sol.

MOUNTAIN PRIDE: GUERREIRO ESPIRITUAL – Mountain Pride é uma planta pertencente ao gênero botânico *Penstemon*, cujos florais fortalecem a tenacidade e a perseverança. Essa espécie floresce nas fendas das montanhas, um ambiente adverso com terreno e clima inóspitos, que não necessariamente favorecem o crescimento e a beleza. Apesar disso, ela impõe sua cor alegre e viva, vicejando de maneira desafiadora e inesperada. Essa é uma metáfora para o efeito que o floral Mountain Pride tem em nossa psique.

Esse floral vai ajudá-la ao defender suas convicções como uma guerreira espiritual ou em sua comunidade, num relacionamento ou em sua família. É um floral incrível quando você precisa manter-se no rumo, mas carece de coragem ou disposição para lutar. Em nível pessoal, é um ótimo recurso para se ter à mão em casos de discussões "difíceis de ter" no trabalho ou em casa. Em minha prática clínica, é especialmente útil para ativistas, pois ajuda essas pessoas a permanecerem conectadas à sua paixão pela mudança social quando se sentem esgotadas ou derrotadas.

O floral Mountain Pride confere ousadia à maneira como respondemos a conflitos, sejam injustiças sociais em larga escala, ou conflitos pessoais menores que são necessários para a evolução de qualquer relacionamento. Em um conflito pessoal, isso corresponde à gritaria e à briga que se seguem a uma desfeita pessoal. No nível social, é a avalanche de cartas, protestos e marchas, o turbilhão de atividades cujo objetivo é deixar claro que "não estamos felizes aqui!". Usamos os *feeds* de nossas redes sociais para expressar solidariedade e informar nossos pares. Essa resposta nos dá uma forma de descarregar a fúria, a insatisfação e até o medo acumulados, para que a gente não imploda. Ela constrói solidariedade, dando-nos a confirmação de que não estamos sozinhos ou isolados em nossa dor. A solidariedade em si e por si tem poder de cura. Quando usada de maneira estratégica, nossa frente unida pode fazer muita pressão sobre autoridades ou empresas locais, bem como provocar mudanças em políticas e práticas. Aprofundamos nosso compromisso com a luta por justiça.

Por sua própria natureza, as emoções intensas (e a cobertura da mídia) têm vida curta. À medida que sua intensidade arrefece, o mesmo se dá com nossa capacidade de manter muitas das promessas feitas no calor da emoção. O floral Mountain Pride nos ajuda a processar nossas emoções intensas e nos indica como podemos alinhar nosso propósito pessoal com a luta pela justiça. Esse poder, uma vez despertado, é facilmente sustentado pelo amor – nosso próprio amor, o amor de nossa família, de nossa comunidade, do mundo. O floral Mountain Pride ensina como enfrentar a adversidade de uma maneira que pode ser mantida a longo prazo, mesmo depois que a cobertura da mídia terminou. Esse floral também nos ajuda a manter nossa paz interior quando nos envolvemos na luta justa e necessária.

Falando de paz, o floral Mountain Pride também é um ótimo medicamento vegetal para o "desvio espiritual", expressão criada pelo psicólogo transpessoal John Welwood em seu livro *Toward a Psychology of Awakening*.* Tal expressão é definida como "o uso de ideias e práticas espirituais para contornar 'negócios inacabados' pessoais e emocionais, para fortalecer um precário senso do eu ou para menosprezar necessidades básicas, sentimentos e tarefas de desenvolvimento".** Do ponto de vista pessoal, o desvio espiritual

---

* John Welwood. *Toward a Psychology of Awakening: Buddhism, Psychotherapy, and the Path of Personal and Spiritual Transformation*. Boulder, Colorado: Shambhala, 2002.
** "Spiritual Bypass", Wikipedia: https://en.wikipedia.org/wiki/Spiritual_bypass.

pode ser uma desculpa para recorrer a práticas espirituais, como a meditação, para evitar conflitos, emoções difíceis ou feridas não tratadas. Do ponto de vista social, o desvio espiritual nos faz evitar o envolvimento com movimentos de justiça social, afirmando que o Universo ou uma força superior irá "cuidar" das coisas. Em ambos os cenários, não fazer nada é uma forma de negação ou de evitamento.

Sendo bem clara, a prática do desvio espiritual é muito diferente de processamento espiritual. Nossas preces têm poder. Em muitas comunidades cristãs ortodoxas africanas, se alguém diz que vai orar por você, está falando sério. A pessoa vai se levantar todo dia às seis da manhã e implorar ao reino espiritual para aliviar seu sofrimento. Outras tradições espirituais executam rituais elaborados, recitações ou preces que provocam sérias mudanças nas energias que estão por trás da dor e do conflito. Já vi milagres reais acontecerem como resultado de intervenção espiritual.

Contudo, quando dizemos "Vou orar por você" para mudar o assunto da conversa e nunca mais pensamos nisso, esse é um desvio espiritual. Quando damos as costas para o sofrimento do outro, fazendo de conta que a dor dele não existe porque "tudo tem um propósito mais elevado", isso também é um desvio espiritual. Os desvios espirituais surgem quando somos "iluminados demais" para fazer o trabalho aqui mesmo e são uma força insidiosa dentro das comunidades de bem-estar holístico e espiritual.

Deixe-me dar um exemplo que ilustra como o desvio espiritual funciona. Imagine que estou na fila do caixa no mercado, e a pessoa na minha frente acidentalmente empurra seu carrinho para trás e ele acaba em cima de meu pé. O carrinho é pesado e dói:

Eu: Ai! Isso está doendo!

A pessoa: (sem se virar para ver o carrinho em cima de meu pé): Isso é muito interessante! Eu estava justamente lendo um livro sobre como a dor é uma ilusão.

Eu: (ficando irritada) Preciso que você tire seu carrinho de cima de meu pé.

A pessoa: Estamos todos conectados. Não é meu carrinho, é *nosso* carrinho. Não entendo por que não podemos todos conviver bem.

Eu: (empurrando o carrinho com violência para soltar meu pé machucado e possivelmente quebrado)

A pessoa: Você precisa trabalhar sua raiva. Recuso-me a interagir com pessoas tóxicas.

O floral Mountain Pride impede o desvio espiritual ao nos fazer alinhar nossas ações diárias com nossos ideais espirituais bem como nos incentivando ao envolvimento ativo a serviço de nossa família humana. Nossa resposta a conflitos e injustiças não deve ser sempre a mesma. Cada situação é única. Esse floral nos ajuda a determinar o tipo de ação adequada em cada situação. Será ficar calada e quieta, ou ir à luta? É ser uma aliada e dar nosso apoio àqueles que têm uma visão clara e uma estratégia, ou assumir a liderança? Com o floral Mountain Pride, temos clareza quanto ao papel correto a desempenhar. Ele nos ajuda a executar ações decididas, sustentáveis, que conectam nosso propósito a mudanças de longo prazo. É um floral que nos indica de que maneira exatamente devemos empregar nossos dons, talentos, inteligência, recursos e privilégio únicos para lutar pela justiça.

GOLDENROD E SUNFLOWER (VARA-DE-OURO E GIRASSOL): DESAFIAR A GRAVIDADE – O elemento Madeira nos confere potência, força, visão, clareza, energia e impulso para nos mantermos em nossa verdade e desafiar a gravidade, ainda que o façamos sozinhos. O girassol e a vara-de-ouro são duas flores que nos ajudam a ativar esse aspecto do elemento Madeira. Ambas são flores altas, eretas, que se erguem decididas na direção do sol. Além disso, sua cor dourada ressoa com o plexo solar, o centro de energia que é a sede de nossa autoatualização e poder pessoal.

No que agora parece ter sido um milhão de anos atrás, o filme *O Mágico de Oz* (*The Wizard of Oz*) era exibido todos os anos no Dia de Ação de Graças. Parece impossível que esse filme, um dos primeiros a serem transmitidos em cores, está chegando aos 100 anos de idade! Nas décadas de 1950 e 1960, o filme reforçou profundamente os valores convencionais dos Estados Unidos. Ele conta a história de Dorothy, uma menina de fazenda cuja casa é levada por um tornado e vai parar em uma terra mística. A casa aterrissa sobre a Bruxa Malvada do Leste, matando-a, e isso leva à comemoração por parte dos *munchkins* que viviam sob seu perverso domínio. Em sua jornada, Dorothy deve fugir da Bruxa Malvada do Oeste, e durante o caminho recebe o apoio da bela e mágica Glinda, a Bruxa Boa. Dorothy Gale, a garota de olhar inocente interpretada por Judy Garland, aprende lições valiosas sobre amizade, pureza e inocência. O filme reforçava a crença popular da época: não há lugar como nosso lar.

À medida que nossa sociedade evolui, os mitos culturais são repaginados. Em 1978, *The Wizard of Oz* foi reapresentado como *The Wiz* (no Brasil, *O Feiticeiro*), musical com elenco e trilha sonora negros, estrelado por Diana Ross, Michael Jackson e Richard Pryor. O filme tem sido um clássico *cult* na comunidade negra há décadas. Todo verão ele é apresentado no Fulton Park, localizado no histórico bairro de Bedford-Stuyvesant, para alegria das crianças da vizinhança (ou para seu terror... Evilline assusta de verdade). O filme teve outro *remake* na apresentação de *The Wiz Live!*, em 2015, estrelando os ícones do *hip-hop* Common e Queen Latifah.

Em 1995, o escritor Gregory Maguire criou a história de bastidores do livro original *Wizard of Oz* em seu romance *Wicked: The Life and Times of the Wicked Witch of the West* (no Brasil, *Wicked: A História Não Contada das Bruxas de Oz*). *Wicked* tornou-se um dos musicais mais populares e de maior sucesso de crítica da Broadway. Logo de cara, *Wicked* ilustra muito bem as características do elemento Madeira. Primeiro, a protagonista, Elphaba, é *verde*, e é discriminada pela cor de sua pele. E sabemos que ela está zangada. Afinal de contas, com base no filme original, sabemos que Dorothy acabou de matar sua irmã e – com a ajuda de Glinda – tirou do corpo os sapatos vermelhos que ela calçava. Pense um pouco, quem é que comete um assassinato e depois rouba as roupas do morto? Isso que é privilégio! À medida que a história continua, passamos a questionar o *status quo* e nossos pressupostos. Por que a bruxa era perversa? Ela sempre foi assim?

Por fim, ficamos sabendo que Glinda, a Bruxa Boa, e Elphaba foram à escola juntas. Quando Elphaba entra na sala, as pessoas estremecem; a própria existência dela é uma atrocidade. Glinda, por outro lado, é popular. Seus cabelos loiros, seus olhos azuis e sua família rica lhe dão vantagem na escola exclusiva. Ela é como uma boneca Barbie viva – tem o cabelo, o corpo e o riso gracioso que fazem dela a garota dourada. Glinda é apresentada como o exemplo máximo da garota mesquinha e lidera o grupo que provoca Elphaba por sua pele verde, sua inabilidade social e natureza estudiosa. Por fim, sendo forçadas a dividir o mesmo quarto, as duas se tornam amigas improváveis.

Assim como no filme original, descobrimos que o Mágico não tem um poder real. Não apenas ele é uma fraude, é também o responsável por prender e silenciar os animais místicos de Oz. Adivinhe quem descobre as armações diabólicas do Mágico? E adivinhe quem *de fato* tem a magia? Elphaba. Quando decide defender os animais de Oz e confrontar o poder, ela é tachada de perversa. Elphaba deve ser demonizada, porque sua verdade pode desmanchar todo o tecido de Oz. Glinda, que está disposta a manter os segredos do mágico fajuto, é colocada no alto de um pedestal como a "Bruxa Boa" que conhecemos no filme de 1939, indo de um lado a outro em uma bolha salpicada de magia. A música "Defying Gravity" ("Desafiando a Gravidade") marca o momento crucial em que Elphaba personifica o elemento Madeira.

Tanto o floral Goldenrod quanto o floral Sunflower nos ajudam a assimilar as qualidades que Elphaba necessita para sua autorrealização. Ela decide que prefere voar sozinha a ser cúmplice da injustiça e silenciar diante dela. Então, decide confiar em sua própria magia e em seu poder, e levita para fora de Oz em sua vassoura.

GOLDENROD: RESISTIR À PRESSÃO SOCIAL – O floral Goldenrod fortalece nossa capacidade de nos mantermos firmes em nossa verdade pessoal, a despeito das influências do ambiente social à nossa volta. Com esse floral, nós nos sentimos fortalecidos, de modo a não hesitarmos diante de uma opinião popular. Ele presta grande ajuda a adolescentes que enfrentam a pressão dos colegas, ao ajudá-los a centrarem-se em sua própria compreensão do certo e do errado. Todos nós enfrentamos uma pressão para seguirmos com a corrente, mesmo quando ela é contrária à nossa corrente pessoal. Como seres sociáveis, estamos constantemente sob a influência de família, colegas de trabalho, mídia, amigos, pessoas amadas – a lista é infindável. O floral Goldenrod nos ajuda a identificar tais influências e a tomar decisões sólidas que atendam a nossos melhores interesses. Ao trabalharmos com ele, temos amparo para dizer "Posso tomar uma decisão que é a certa para mim. Mesmo que vá contra a maré. Mesmo que outros achem que estou errada, ou discordem. Posso me pautar por aquilo que é verdadeiro para mim."

Sem a capacidade de seguir sua própria bússola interior, Elphaba teria dado ouvidos a uma sociedade que lhe dizia que ela era feia e incapaz. Ela teria acreditado não haver nada que pudesse fazer para ir contra as injustiças que presenciara. Ela também teria se alinhado à tolice dos poderes superiores, sem jamais perceber seu próprio potencial. Felizmente, Elphaba teve a coragem e a intuição de resistir à influência externa e traçar seu próprio rumo. O floral Goldenrod nos oferece o mesmo dom.

SUNFLOWER: SEJA SEU PRÓPRIO SOL – O floral Sunflower é outra essência floral que nos ajuda a ir contra a gravidade. É ele que desperta a individualidade de nosso ser, dando uma ajuda fundamental para a autoatualização enquanto percorremos o caminho que nos é destinado. Esse floral nos atrai quando nos sentimos repletos de dúvidas a nosso próprio respeito e precisamos de mais confiança. Ele fortalece o brilho de nossa radiância interior, assim com as gloriosas flores amarelas dessa planta alegre.

Quando trabalhamos com esse floral, recebemos uma validação interior, em vez de buscar aprovação nos outros. Se Elphaba tivesse esperado que os outros lhe dessem permissão para voar, talvez nunca tivesse alcançado sua magnitude. Quando vemos aquela luz dentro de nós, temos que acalentá-la. O floral Sunflower também nos impede de sermos humildes demais. Ele nos traz à consciência as muitas formas sutis pelas quais pedimos desculpas por nossa existência. Você alguma vez já disse "perdão!" quando alguém esbarrou em você, mesmo que claramente a culpa fosse da outra pessoa? Você recusa ou desmerece os elogios que lhe fazem? Você começa sentenças com a expressão "Eu estava só...", pedindo desculpas pelo que está a ponto de dizer, antes mesmo de fazê-lo? Você fala depressa, de modo a não deixar os outros esperando até que complete seu raciocínio?

O sol não pede desculpas por brilhar. O floral Sunflower nos ajuda a nos conectarmos com o brilho de nosso sol interior. Afirmamos "Vou atrás do que é meu. Eu mereço, eu sou digna." Ele nos recorda que apenas sobreviver não é suficiente – nós nascemos para prosperar!

Prática Corporal: Virabhadrasana II
(Postura do Guerreiro 2)

Afirmação: Eu assumo meu poder.

Comece ficando de frente para a parede lateral de seu espaço, com os pés separados cerca de um metro. Vire o pé direito 90 graus, com os dedos voltados para a frente de seu tapete de yoga, de modo que o calcanhar fique perpendicular ao pé esquerdo. Devagar, flexione o joelho direito até que ele esteja diretamente por cima do tornozelo direito. Estenda os braços para os lados, erguendo e expandindo o peito. Dirija o olhar para além das pontas dos dedos da mão direita. Pressione a borda externa do pé esquerdo no chão para acionar os meridianos do elemento Madeira em suas pernas.

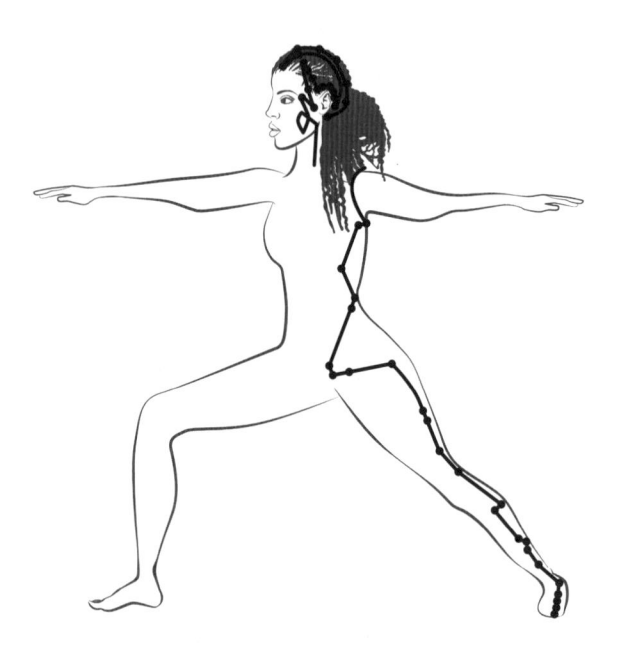

Representação com o Meridiano da Vesícula.

Imagine que você é uma guerreira espiritual que luta pela paz. Repita a afirmação: *Eu assumo meu poder.*

Repita do lado oposto.

Lição para a Alma 3: Expresse-se

> Querido, você se sente pesado porque está cheio demais de verdades. Abra mais a boca. Deixe a verdade existir em algum outro lugar além de dentro de seu corpo.
>
> – Della Hicks-Wilson

O elemento Madeira nos ensina como nos expressarmos e externarmos nossa verdade. Essa expressão inclui escrita, falar em público, trabalho criativo e qualquer apresentação pública. O elemento Madeira também fortalece a comunicação sincera e autêntica em nossos mais íntimos espaços pessoais.

Os anos da adolescência despertam a ânsia do elemento Madeira por autodescoberta e autodefinição. Lembro-me de que, quando estava no Ensino Médio, eu queria desesperadamente ser vista, valorizada e respeitada por meus próprios méritos. Meu irmão, um atleta escolar sobre-humano que se formou como o melhor aluno de sua classe, estava apenas dois anos na minha frente. Estabeleci para mim a missão de fazer meu próprio nome, sob o risco de ser conhecida como "a irmã mais nova de Justin" pelo resto da vida.

Por sorte ou desígnio divino, encontrei uma turma de amigos que também valorizavam a autoexpressão criativa, a originalidade e a autenticidade. Uma vez por mês, minha amiga-irmã Amby-Am mandava um recado declarando que o dia seguinte seria "Dia de Ser Você Mesmo". Eram dias em que abandonávamos completamente as regras e sensibilidades da moda, com padrões e cores horrorosos. Vestíamos as roupas menos convencionais que encontrássemos. Uma coroa do Burger King servia de acessório a um vestido jardineira de algodão xadrez usado com meias listradas em preto e branco. Um terno *zoot* verde-limão unia forças com uma camisa polo laranja néon e galochas de bolinhas. Qualquer coisa que parecesse ridícula estava valendo. Fechamos o ano com uma apresentação cuidadosamente coreografada de "Expression", de Salt 'N Pepa no *show* de talentos da escola, uma celebração da sabedoria transmitida por meio da música: você só pode ser você mesmo. O elemento Madeira nos ensina como sermos autênticos e criativos. Ele nos ajuda quando nos expressamos por meio de palavras, arte, dança e as muitas formas pelas quais fazemos nossas vozes serem ouvidas.

O trajeto dos meridianos nos dá um indicativo do porquê o elemento Madeira fortalece nossa expressão pessoal saudável. Um ramo interno do meridiano do Fígado passa diretamente sobre o chakra da garganta. Como o elemento Madeira, esse chakra dá suporte à nossa capacidade de falar com clareza e de nos expressarmos de maneira criativa. O chakra da garganta está relacionado a todo tipo de expressão criativa. A especialista em chakras Anodea Judith se refere a esse chakra como "o centro da criatividade dinâmica, da sintetização de ideias velhas em algo novo. Seus atributos incluem a escuta, a fala, a escrita, a recitação, a telepatia e as artes – em especial as que se relacionam com o som e a linguagem."*

Quando esse centro de energia vital precisa de maior fluxo, sentimos com frequência a garganta dolorida ou arranhando. Um sinal certo de que o elemento Madeira necessita de nossa atenção é a sensação conhecida como *Qi* do Caroço de Ameixa, descrita como uma sensação de ter algo preso na garganta. Em minha prática clínica, percebi que, quando um paciente está falando sobre algo difícil, desconfortável ou não resolvido, ele instintivamente põe a mão perto da garganta em busca de apoio. Esse alinhamento do chakra da garganta e do meridiano do Fígado nos recorda que nossa voz, nossa criatividade e a maneira como nos expressamos estão intimamente conectadas à nossa determinação e a nosso poder pessoal.

Há um versículo na Bíblia, em Gênesis 1,1, que simboliza o poder da palavra falada como força criativa:

"No princípio, Deus criou o céu e a terra.

A terra estava sem forma e vazia; as trevas cobriam o abismo e o Espírito de Deus pairava sobre as águas.

Deus disse: "Faça-se a luz!". E a luz foi feita."**

---

* Anodea Judith e Lion Goodman. *Creating on Purpose: The Spiritual Technology of Manifesting Through the Chakras*. Louisville, Colorado: Sounds True, 2012, p. 236.

** Bíblia do King James, Gênesis: 1,3.

O último trecho deste versículo, no qual Deus disse: "Faça-se a luz!", sempre me inspirou. Ele se assemelha muito à compreensão ancestral de que o som é uma vibração que se transforma no mundo manifestado. Nossa voz com frequência é o portal entre o que pensamos e o que manifestamos. No processo de manifestação, a conversação catalisa.* A comunicação é uma etapa importante ao fazermos com que nossa visão deixe de ser uma mera fantasia imaginativa para se tornar um plano factível. Você já ouviu a superstição popular de que não se deve falar daquilo que você não quer que seja verdade? Quer escrevamos algo em um diário ou falemos com um amigo, a vibração de nossas palavras dá forma e substância a nossas ideias.

Expressar-se é também um aspecto importante do processo de cura. Em minha prática, presto muita atenção à disposição do paciente para falar abertamente sobre sua experiência. Quando a pessoa começa a compartilhar seus pensamentos organicamente, sei que a cura está acontecendo. A dor e o trauma que permanecem não expressos e ocultos nas sombras fazem um grande estrago na psique. A disposição da pessoa em se expressar demonstra que ela sente segurança suficiente para arriscar a se expor e para começar a controlar a narrativa da experiência.

Podemos recorrer ao elemento Madeira quando temos dificuldade para nos expressarmos ou precisamos de um apoio adicional para nos comunicarmos de maneira autêntica. Se você é escritor, orador, advogado, estudante, professor ou, de alguma outra maneira, depende de uma comunicação clara, o elemento Madeira ajuda você a usar com maestria a linguagem. Se, no outro lado do espectro, você tende a calar-se, o elemento Madeira fortalece a expressão e a comunicação saudáveis. Se você tende a falar demais e provocar o caos com as coisas que diz, trabalhar com o elemento Madeira pode ajudar você a adotar um estilo de comunicação mais saudável.

Por fim, o elemento Madeira também nos convida a usarmos nossa voz como ferramenta para a evolução pessoal e coletiva. Não apenas nossas palavras importam, mas há também ocasiões em que o silêncio é violência. O mal

---

* Anodea e Goodman. *Creating on Purpos*, p. 101.

persiste quando não erguemos a voz por nós e pelos outros. O tratamento do silêncio em relacionamentos íntimos pode causar tanto dano emocional quando a violência verbal. O elemento Madeira nos desafia a usarmos nossas palavras de uma maneira que importa – para curar, em vez de causar o mal. Há momentos em que é difícil saber quando falar e quando calar. Um elemento Madeira equilibrado nos ajuda a lidar com essas conversas difíceis, sejam elas escritas ou faladas.

Questões para reflexão

Você está pronta para se expressar? Reserve alguns momentos para refletir sobre as seguintes questões em seu diário:

- Como você gosta de se expressar?
- De que maneira você expressa sua criatividade?
- Em quais relacionamentos você consegue se expressar com facilidade?
- Em que circunstâncias você evita falar?
- Como você usa sua voz para defender outras pessoas?
- Como você comunica seus limites? Sua estratégia é eficiente?

Florais para ajudar a se expressar

Os seguintes florais reforçam nossa capacidade de nos expressarmos com confiança e criatividade:

- Trumpet Vine para aumentar nosso volume.
- Calêndula para suavizar nossa comunicação.
- Centaury para nos ajudar a simplesmente dizer não.

TRUMPET VINE: AUMENTAR O VOLUME – a flor Trumpet Vine, nativa da América do Norte, parece um pequeno megafone; como seria de esperar, este floral ajuda a amplificar nossa voz para que ela possa ser ouvida. É um ótimo recurso para cantores e atores que precisam projetar sua voz e ter uma presença forte. O floral Trumpet Vine pode elevar o volume físico da voz de uma pessoa. Tive como paciente uma pessoa que, para conseguir ouvir o que dizia, eu precisava chegar mais perto. Depois de algumas semanas trabalhando com esse floral, a voz da pessoa tornou-se alta e clara. Eu não precisava mais me esforçar para ouvir, e a pessoa relatou sentir-se mais respeitada nas relações pessoais.

No entanto, o floral Trumpet Vine faz muito mais do que amplificar nosso volume. Ele energiza nossa voz com as qualidades do elemento Madeira – determinação, clareza e vitalidade. Classicamente, o elemento Madeira é descrito como voz que grita, mas com frequência isso não tem nada a ver com falar alto. Uma "voz Madeira" clássica é clara, direta e certeira bem como sabe para onde está-se dirigindo. Às vezes, você chega a sentir vontade de se esquivar dela! A voz sem a assertividade do elemento Madeira é diagnosticada como "Falta de Grito". A pessoa pode soar indecisa, insossa e tímida. Como resultado, ela com frequência não é levada a sério, e seus limites não são respeitados. O floral Trumpet Vine traz uma qualidade vital e resoluta à maneira como nos expressamos.

Esse floral nos dá uma voz que faz os outros pararem para escutar. Costumo usá-lo com pais que têm dificuldade com filhos indisciplinados. As crianças se guiam menos pelas palavras do que pela energia. Elas sabem, apesar das ameaças, que você vai tirar os brinquedos delas, e, apesar de seus gritos e berros, que tudo isso não é de fato o que interessa. Elas são mestres em perceber se estamos falando sério e o quanto ainda vamos brigar, e vão nos manipular ao máximo. Com o floral Trumpet Vine, os pais mudam a maneira de falar e, como minha avó costumava dizer, "colocam um pouco de contrabaixo na voz". As crianças respondem da maneira apropriada e, intuitivamente, sabem que o jogo acabou.

Em todos os relacionamentos, o floral Trumpet Vine nos ajuda a expressar nossos limites de tal modo que eles sejam inegociáveis. Na prática clínica, eu o uso com pessoas que reclamam de não serem levadas a sério ou de serem interrompidas com frequência em reuniões. Ele também ajuda pacientes que estão o tempo todo precisando renegociar seus limites por não terem sido ouvidos ou respeitados da primeira vez. Para escritores, oradores e artistas, esse floral fortalece a palavra escrita e falada com o poder vital e inegável do elemento Madeira. Em todos os casos, o floral Trumpet

Vine ajuda nossa voz a ser clara, direta, resoluta e vibrante o suficiente para inspirar mudanças.

CALÊNDULA: SUAVIZAR AS ARESTAS – Como medicamento fitoterápico tópico, a calêndula é muitas vezes usada para tratar assaduras em bebês e queimaduras de sol. Ela refresca o calor e suaviza, assim como faz o floral Calêndula com nossa comunicação. A calêndula é uma flor muito útil para a pessoa que é rude, ríspida ou cáustica em sua linguagem. Ela pode também ser questionadora ou agressiva, ou ter tendência a irritar os outros. O floral Calêndula ajuda a suavizar as arestas desse tipo de comunicação, trazendo receptividade e elegância à expressão pessoal.

A pessoa que necessita desse floral tem na voz uma qualidade que pode ser descrita como hostil, ácida, depreciativa ou condescendente. Ela não consegue perceber que suas palavras ou seu tom são ofensivos e costuma ficar confusa com os mal-entendidos ou conflitos que enfrenta o tempo todo. Ela reclama que as demais pessoas a interpretam mal. Quando precisamos desse floral, entramos em discussões sem entender bem como isso acontece. Como o creme numa queimadura de sol, o floral Calêndula suaviza as arestas da voz dessa pessoa para esfriar o conflito.

Nossa capacidade de ouvir e de falar com o coração estão interconectadas. O floral Calêndula ajuda a suavizar nossos ouvidos, de modo que possamos ouvir por meio do coração. Isso significa que estamos receptivos à intenção pura que está por trás das palavras de uma pessoa, não importa como tais palavras sejam ditas. É um ótimo recurso nos casos em que duas pessoas discutem constantemente, mas uma não consegue de fato ouvir o que a outra diz.

E por falar de dificuldades de comunicação, vamos tratar de nossas pessoas favoritas do elemento Madeira – os adolescentes! Para eles, o floral Calêndula ajuda a atenuar a postura defensiva que talvez todos nós adotemos quando estamos tentando nos afirmar. Os adolescentes quase sempre estão preparados para atacar, a postos e esperando que as pessoas com autoridade lhes digam "não". Eles já têm sua defesa pronta para revidar, e isso cria um padrão de retenção emocional repleto de tensão, conflito e embates. O floral

Calêndula sussurra tranquilizando: "Ninguém está tentando lhe fazer mal ou impedir sua magnitude". Isso os ajuda a serem mais receptivos com os pais, professores, mentores e guias. Esse floral não traz uma cura para a individualização, que é necessária para os adolescentes, mas atenua o caminho.

Em todos os relacionamentos, o floral Calêndula nos ajuda a baixar nossas defesas, falar com suavidade e ouvir com um coração receptivo. É particularmente útil para conflitos em relacionamentos interpessoais que você valoriza e quer preservar. Sejamos realistas: bem lá no fundo, você sabe que essa pessoa não é uma idiota *total*. De outro modo, você não teria se casado com ela/dado a luz a ela/feito parceria com ela etc. Existe algum amor aparente aí, mesmo que, no momento, essa pessoa esteja comunicando algo completamente ridículo (pelo seu ponto de vista) no modo e no conteúdo. O floral Calêndula cria uma ponte entre corações, permitindo que exista suavidade e receptividade em nossa comunicação.

CENTAURY (CENTÁUREA MENOR): PARA DIZER NÃO – Quando minha filha tinha 9 meses de idade, eu a ouvi em seu berço, praticando como dizer não. "NÃO!" exclamava, com uma autoridade feroz. "Nãããããão?", indagava, prolongando a sílaba como se fizesse uma pergunta. "Não... não... não...", repreendia, imitando meu estilo disciplinar. Ela continuou por uns 2 minutos, experimentando a palavra *não* em diferentes tons. Brincadeiras à parte, a menina tinha "9 meses de idade!" Eu não conseguia acreditar. "Não" não foi apenas sua primeira palavra, como também ela já estava praticando a forma de dizê-la. Minha pequenina e poderosa filha nasceu com seu elemento Madeira determinado e intacto. Quando observo como ela lida com o mundo, sei que o futuro está em boas mãos.

Como minha filha no berço, o floral Centaury nos ajuda a aprender as muitas formas de dizer não. Ele nos ensina o poder do nosso "não", quer o expressemos com bondade ou com uma força destemida. Esse floral poderia muito bem ter sido listado no elemento Terra. Como você verá alguns capítulos mais adiante, os elementos Terra e Madeira representam uma polaridade dentro de nossa psique. Não considero Terra e Madeira como extremos opostos de um espectro. Em vez disso, visualizo o glifo usado na astrologia para representar o Sol: um círculo com um ponto no centro. O círculo externo do símbolo representa o elemento Terra, e o ponto, representando as redes familiares e comunitárias às quais nos conectamos, é o elemento Madeira. Como o próprio sol, o ponto simboliza nosso ego individual e a nossa expressão singular. O floral Centaury nos ajuda a nos orientarmos rumo a esse ponto. A partir dessa posição central, aprendemos a estabelecer limites claros e a priorizar nossas próprias necessidades.

Como o centauro, a mítica criatura meio humana, meio cavalo, o floral Centaury atua sobre a consciência central do plexo solar e a confiança para estabelecer os limites necessários. A pessoa que necessita desse floral pode sentir que está sendo abusada em uma relação, ou pode estar ressentida ou cansada de sempre ser desprezada. Com frequência, ela se sente desvalorizada, mas é incapaz de se fazer respeitar. O floral Centaury nos ensina como dizer não aos outros, de modo a podermos dizer "SIM!" para nós mesmos.

Prática Corporal: Matsyasana (Postura do Peixe)

Afirmação: Minha expressão é uma força criativa.

Deite-se de costas com as pernas estendidas para a frente. Coloque a palma das mãos, voltadas para baixo, sob os quadris, apoiando-se nos ombros enquanto ergue o peito na direção do céu. Incline a cabeça para trás para apoiá-la no chão ou em um bloco, promovendo um suave alongamento do chakra da garganta.

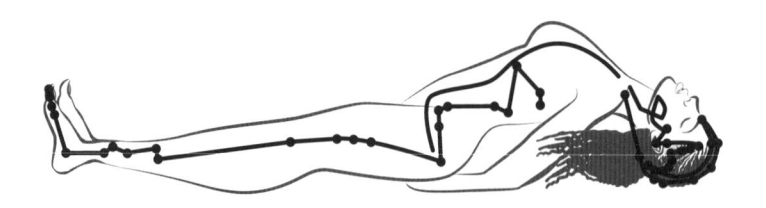

Representação com o Meridiano da Vesícula.

Visualize suas palavras fluindo do coração, passando pela garganta e saindo para o mundo por meio de sua voz. Emita um *hum* profundo, sentindo a vibração do som que reverbera por seu corpo. Repita a afirmação: *Minha expressão é uma força criativa.*

Lição para a Alma 4: Seu Propósito Tem Poder

"Estamos aqui para fazer alguma diferença no Universo. Senão, por que estar aqui?"

– Steve Jobs

"Vou fazer e pronto."; "Você só vive uma vez."; "Viva o melhor da vida." Todas essas são frases que usamos quando estamos vivendo no elemento Madeira. Pense naquele primeiro dia, no início da primavera, em que você sente a mudança de estações. Há um sentimento de amplidão, de que toda e qualquer coisa é possível. As árvores que rebrotam e as aves que cantam nos enchem de esperança, e despertam uma sensação de abundância e tranquilidade. Recorremos ao elemento Madeira quando estamos prontas para viver o melhor que a vida tem a oferecer como pessoas inovadoras, visionárias, empreendedoras ou criadoras. O elemento Madeira nos auxilia enquanto descobrimos nosso propósito verdadeiro, autêntico.

Vamos voltar ao caractere *nu*, que analisamos em uma das lições para a alma anteriores. Você deve se lembrar de que esse caractere representa a raiva, a emoção associada com o elemento Madeira. Uma segunda tradução do mesmo caractere é "o esforço de erguer algo contra a gravidade da Terra".*

Na mitologia da Medicina Chinesa, o grande peixe do oceano do abismo do norte transforma-se em uma ave majestosa. O caractere *nu* descreve a energia necessária para o peixe nadar, elevar-se e se transformar na ave que voa. Você consegue imaginar aquele peixinho logo antes de dar seu salto? Ele está olhando para o céu e pensando "Esse lance de nadar é legal, mas na verdade eu deveria estar voando". É como nos sentimos quando o elemento Madeira está nos empurrando para a magnitude que nos é destinada. A

---

* Larre, Claude, de la Vallee e Root. *The Seven Emotions*, p. 64.

elevação do *qi* do elemento Madeira é a expressão natural de nos tornarmos seres cada vez maiores.

Minha sala tem mais ou menos um zilhão de plantas. Cada uma delas, à sua própria maneira, está buscando a luz. Algumas das plantas exigem muito sol, enquanto outras ficam felizes à sombra. Algumas se esticam e contornam aquilo que as estiver bloqueando do sol – uma cerca, outra árvore, uma posição ruim em um canto. De modo semelhante, a Madeira nos confere a tenacidade e a determinação para alcançarmos nossos objetivos. O elemento Madeira é simbolizado com frequência por uma planta de bambu, uma metáfora para nossa capacidade de nos movermos com o vento e de nos curvarmos sem quebrar, de sermos flexíveis enquanto percorremos o caminho rumo a nosso propósito.

No elemento Água, obtemos informações em relação ao destino para o qual nascemos e sobre o qual não temos controle. Podemos considerar o elemento Água como o solo no qual somos plantados. Nossas famílias, o lar ou a cidade onde fomos criados, nossa cor de pele, nossa genética – não há muito que possamos fazer para mudar qualquer uma dessas coisas. O elemento Madeira emerge da Água com o desafio "Não importa o tipo de solo onde fui plantado, prosperarei". Nasci em meio ao racismo? Nasci em meio à pobreza? Nasci com problemas de saúde? O elemento Madeira assume uma postura desafiadora, com um ressoante "Eu me erguerei". Leio o poema "Still I Rise" ["Ainda Assim Eu Me Levanto"], de Maya Angelou, como um tributo à grandiosidade do elemento Madeira. O elemento Madeira nos torna adaptáveis a nossas condições, mas determinadas a nos erguermos a despeito delas. As pessoas, instituições e circunstâncias que se interpõem no caminho de nossa grandeza são também barradas por uma dose saudável do elemento Madeira.

Todos estamos familiarizados com o instinto de sobrevivência. Nosso instinto de sobrevivência não apenas nos mantém vivos, mas também nos torna programadas para fazer o que for necessário para nos sentirmos em segurança. O instinto de sobrevivência levará uma pessoa faminta a comer terra e tomar sua própria urina. O instinto de sobrevivência também nos levará a mentir, trapacear e roubar se precisarmos fazer isso. É uma força poderosa. Dentro de nós, há um outro instinto, igualmente poderoso e forte, de viver a melhor vida possível, chamado de enteléquia. Em *The Alchemy of Inner Work*, Lorie Dechar e Benjamin Fox (dois de meus magos alquímicos favoritos) descrevem esse instinto:

> A palavra [enteléquia] é formada por duas partes: a primeira, *en*, significa "em, dentro", a segunda *telos*, significa "finalidade". Enteléquia sugere que meu início também contém meu fim. Significa que a vida tem propósito e direção inatos. Da perspectiva da enteléquia, o espírito infunde a forma e a matéria com intenção divina. A consciência está indo para algum lugar, e você também tem um destino, e tem a completude e a conclusão já implícitas dentro de si no momento de seu nascimento.*

Acho incrível saber que somos impelidos instintivamente a fazer uso de nossos dons e talentos, e nos tornarmos quem estamos destinados a ser.

Tao é um termo que descreve o caminho universal, o caminho da natureza e a lei universal. É a unidade inerente do Universo como um todo, do qual os humanos são apenas uma pequena parte. Visualizo o Tao como uma imensa teia interconectada, de criação divina. Essa teia consiste de fios que refletem todo e qualquer aspecto da criação. Os fios estão tecidos de forma intrincada, de tal maneira que nenhum deles pode ser removido sem desmanchar todo o tecido do Universo. Cada um de nós é um fio nessa teia, e nosso fio é nosso Tao pessoal. Nosso espírito, nosso propósito e nosso destino estão interconectados com a alma de todo o cosmos.

Quando respeitamos nossa enteléquia, permitindo que nosso Tao pessoal se cumpra, temos prosperidade e abundância. Isso ocorre porque o Universo deseja que sejamos bem-sucedidos enquanto mantemos nosso fio na teia cósmica. Nosso Tao pessoal desempenha um papel importante no Tao universal. Podemos não ser capazes de perceber a magnitude do Tao universal (está fora de nossa alçada como meros mortais). E ainda assim, quando

---

* Dechar e Fox. *The Alchemy of Inner Work*, p. 48.

seguimos nosso Tao pessoal, recebemos sinais – na forma de recursos, criatividade, ideias, visão, inspiração e bênçãos – para prosseguir. Está tudo conectado na teia da vida. Acredite em mim quando lhe digo que o Universo protege você. O elemento Madeira é responsável por essa autoatualização.

A abundância decorre de termos firmeza e clareza quanto a nosso propósito e de sermos capazes de usar em sua máxima expressão os dons que nos foram conferidos. É uma relação sinérgica: o que fazemos para o mundo, o mundo faz para nós. Podemos abrir mão do esforço, do medo e da luta, e permitir ao Tao agir conosco como bem entender. E quando não o fazemos? Bom, quando nossos sonhos adiados definham como uvas-passas ao sol, o elemento Madeira começa a se manifestar, em alto e bom som, sob a forma de depressão, irritação e desesperança.* Somos atormentados por dúvidas sobre nós mesmos, confusão ou ansiedade. Às vezes, enfrentamos bloqueios ou obstáculos, que foram colocados em nosso caminho para nos guiar de volta a nosso destino. Como minha terapeuta me recorda com eloquência, "o espírito ou está preparando você... ou está protegendo você".**

O elemento Madeira nos permite vislumbres acerca de nosso fio pessoal na teia interconectada do Tao universal. Ele nos ajuda a intuir e seguir nosso Tao pessoal e torna claros nossos valores, nossa visão e nosso lugar no mundo enquanto vamos atrás de nosso propósito.

Questões para reflexão

Você está vivendo com um propósito? Reserve alguns momentos para refletir sobre as seguintes questões em seu diário:

- Por qual projeto é apaixonada?
- Como você usa seus dons e talentos?

---

* Langston Hughes. "'Harlem,'" em *The Collected Works of Langston Hughes*. Columbia, Missouri: University of Missouri Press, 2002.
** Dr. Maat Lewis, conversa com a autora, agosto de 2021.

- Se não tivesse que se preocupar com dinheiro e tempo, como você passaria os dias?
- O que faz com que você fique animada?
- Quando você se sente mais abundante?
- Que crenças limitantes você tem sobre fazer o trabalho que você de fato ama?

Florais para nos alinhar com nosso propósito

Os seguintes florais ajudam a nos conectarmos com nosso propósito e seguir o caminho que nos é destinado:

- Wild Oat para um propósito apaixonado.
- Lady Slipper para usar sua autoridade interior.
- Scleranthus para tomadas claras de decisão.
- Blackberry para executar ações decisivas.

Wild Oat (Aveia Silvestre): propósito apaixonado – O elemento Madeira nos confere clareza quanto às maneiras de como podemos usar nossos talentos e dons únicos para levarmos uma vida significativa e com propósito. O Universo está sempre insistindo para que sejamos nosso eu maior e constantemente abre para nós as portas da oportunidade. O floral Wild Oat nos ajuda a entrar por essas portas abertas e a prestar atenção aos sinais de que estamos no caminho certo. Ao usá-lo, percebemos coincidências e sincronicidades positivas que são como as migalhas de pão no caminho rumo a nossos objetivos. Se confiarmos nas migalhas de pão e as seguirmos, acabaremos no lugar certo, na hora certa, com as pessoas certas e dizendo a coisa certa! Em suma, estaremos exatamente onde deveríamos estar.

O floral Wild Oat é um ótimo aliado quando estamos em uma busca espiritual. Foi um dos florais mais populares em minha prática clínica quando a pandemia de Covid-19 cobrou seu preço econômico. Indústrias inteiras fecharam, mercados de trabalho mudaram e muitos de nós começaram a questionar seriamente o que gostariam de fazer "quando crescêssemos". Em um estado Wild Oat, aventuramo-nos com diversos *hobbies*, empregos, carreiras e projetos, mas não nos realizamos. Simplesmente não é onde nosso coração está. O floral Wild Oat nos ajuda a descobrir o que nos faz sentir realmente vivos e com propósito. Esse floral pode despertar a determinação de realizar uma mudança de carreira. Ele pode também inspirar novos projetos criativos, trabalho voluntário significativo ou as muitas formas pelas quais usar nossos dons em favor do mundo. Quando trabalhamos com ele, descobrimos novas maneiras de encontrar significado e propósito, bem como um trabalho que ilumine nossa alma. Ao trabalhar com esse floral, uma de minhas pacientes descobriu seu amor pela pintura. Isso não significou que ela estaria destinada a ser uma artista profissional; em vez disso, a descoberta criativa permitiu-lhe adquirir perspectiva, clareza e visão. O ato de pintar abriu sua criatividade, que ela então aplicou em sua vida profissional no terceiro setor.

Durante o trabalho com o floral Wild Oat, um amigo me apresentou o conceito japonês de *ikigai*, traduzido como "propósito" ou "razão de ser". Em *Ikigai: The Japanese Secret to a Long and Happy Life*, os autores Hector Garcia e Francesc Miralles explicam que, em escrita japonesa, a frase *ikigai* combina caracteres que significam "vida", "ter valor", "tomar iniciativa como líder" e "belo" ou "elegante".* No todo, *ikigai* é compreendido como o caminho que tomamos para termos uma vida valiosa e bela. O elemento Madeira em geral e o floral Wild Oat, em particular, nos ajudam nessa empreitada. Um *ikigai* consiste em um diagrama de *Venn* com esferas de influência sobrepostas que contêm quatro perguntas:

- O que você ama?
- Do que o mundo precisa?
- O que você faz bem?
- O que você pode ser pago para fazer?

---

* Hector Garcia, Francesc Miralles e Heather Cleary. *Ikigai: The Japanese Secret to a Long and Happy Life*. Nova York: Penguin Books, 2017, pp. 11-2.

Nosso *ikigai* está no ponto de encontro de nossa paixão, nossa missão, nossa vocação e nossa profissão. O floral Wild Oat facilita a exploração de nosso *ikigai* e nos recorda que não somos definidos por quanto ganhamos ou por aquilo que fazemos para viver. Em vez disso, ele nos inspira a estruturar nossa vida de tal maneira que possamos realizar nosso propósito na teia interconectada do Universo.

LADY'S SLIPPER (ORQUÍDEA SAPATINHO DA CALIFÓRNIA): AUTORIDADE INTERIOR – Enquanto o floral Wild Oat nos permite vislumbrar nosso propósito, o floral Lady's Slipper desperta nossa autoridade interior para seguirmos nosso caminho. Ele nos ajuda a embasar nossas ações diárias em nosso propósito maior. Recuperamos a força e a confiança para afirmar: "Tenho o que é preciso para fazer o que estou aqui para fazer".

Por conta do patriarcado e do racismo, alguns de nós precisam de um apoio extra para reconhecermos nossa autoridade. Pense nisso. Cada uma das práticas discutidas neste livro vem de culturas não brancas: o yoga surgiu na Índia, a meditação *mindfulness* (ou "atenção plena") descende de uma linhagem budista do leste asiático, a Medicina Chinesa foi preservada pelos alquimistas taoistas da China e a autoconsciência arquetípica tem suas raízes nos sistemas espirituais africanos tradicionais. Contudo, muitas das vozes convencionais atuais nesses temas são homens brancos, seguidos por mulheres brancas.

Adoro o livro de Sebene Selassie *You Belong: A Call to Connection*.* Com base em sua experiência como negra e imigrante, Sebene apresenta a meditação budista como uma arte que é física, política, relacional e transformativa. Isso mudou minha experiência da meditação. O livro faz algo que, infelizmente, ainda é considerado uma ideia radical: ele apresenta a públicos não negros uma mulher negra como uma voz de sabedoria e autoridade no campo do bem-estar.

Conheci Sebene há um zilhão de anos, quando trabalhamos juntas em uma pequena organização sem fins lucrativos voltada para a justiça social.

---

* Sebene Selassie. *You Belong: A Call for Connection*. Nova York: HarperOne, 2021.

Com frequência brincamos sobre a maneira como ambas viemos parar nas artes curativas bem como os caminhos que tomamos e que nos levaram a compartilhar a conclusão de que o que o mundo de fato precisa neste momento é de uma renovação espiritual. Sebene me incentivou muito em minha jornada para escrever este livro. Batalhei este livro por mais de dois anos antes de encontrar uma agente e, depois, mais um ano até achar uma editora. Esse tipo de rejeição pode fazer um estrago em sua autoestima. Sebene me encorajou a seguir em frente e recordou que a palavra "autor" é a raiz de "autoridade". Ela me fez lembrar de duas décadas de trabalho interior, dez anos de prática clínica, várias pós-graduações e o compromisso pessoal que me qualifica como uma autoridade em meu campo. Assim, da mesma maneira que o floral Lady's Slipper, ela me ajudou a vencer a insegurança, as dúvidas interiores e o esgotamento nervoso que surgem quando somos incapazes de percorrer plenamente os passos do caminho que nos é destinado.

O *Axé* é um conceito filosófico da África Ocidental que se refere ao poder espiritual de fazer algo acontecer. É como um selo divino de aprovação que nos confere autoridade espiritual para fazer algo porque é parte de nosso destino. Quando dizemos *Axé!* ao final de uma afirmação, é o equivalente a dizer, "que seja", "assim é" ou "negócio fechado!" É semelhante em essência à palavra árabe *maktub*, que significa "estava escrito", e à expressão coloquial do sul dos Estados Unidos "dos seus lábios para os ouvidos Dele" ("from your lips to His ears.") Quando alguma coisa tem o *Axé* espiritual, ela pode sem dúvida manifestar-se no mundo físico.

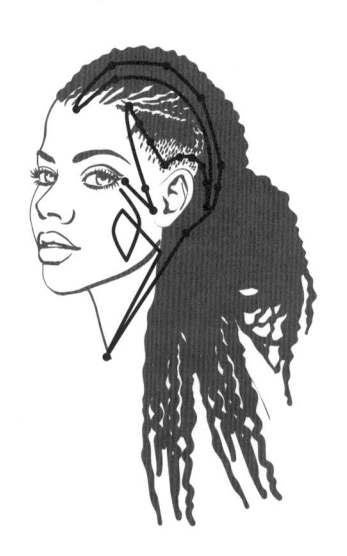

4.3 Detalhe do Meridiano da Vesícula.

Quando temos o *Axé* para fazer alguma coisa, não precisamos de permissão ou validação alheias. O floral Lady's Slipper nos ajuda na conexão com o conhecimento interior de nosso destino, de modo que possamos seguir imperturbáveis e comprometidos com nosso caminho na Terra. Ele nos ajuda a cultivar a saudável justiça intrínseca do elemento Madeira. Em vez de depender da aprovação dos outros, recorremos à nossa autoridade espiritual interior e à nossa determinação. Eliminamos a ansiedade de ficar imaginando o que vai acontecer e passamos a confiar que as coisas acontecerão como deveriam. Sabemos que o que deve ser nosso *será nosso*. Não precisamos lançar um batalhão de defesas e de planos reservas ao longo do caminho de nossa vida. Em vez disso, assumir com alegria e prazer nossa autoridade interior nos permite percorrer com graça, alegria e leveza o caminho que é de nosso destino.

SCLERANTHUS (ESCLERANTO): TOMADAS CLARAS DE DECISÃO – Na Medicina Chinesa, a vesícula biliar executa ações decisivas e faz escolhas claras para nos conduzir pelo caminho que nos é destinado. O meridiano ziguezagueia pela cabeça e depois desce da mesma maneira pelo corpo. É como se não pudesse decidir que caminho tomar! [**Figura 4.3**]. Quando esse canal energético está em desequilíbrio, sentimos dores que alternam de lado, ou que vêm e vão. Em nossa psique, isso se manifesta como indecisão ou incerteza.

O floral Scleranthus facilita uma tomada de decisão clara e resoluta quando estamos diante de duas opções comparáveis. Sempre que esse floral aparece em minha prática clínica, ouço o *hip-hop* dos anos 1990 do Black Sheep, que começa com a escolha entre uma opção... ou outra. A repetição insistente dessa frase, como na introdução da música, é exatamente a sensação que tem a mente de uma pessoa que precisa desse floral. Ele nos ajuda quando nos vemos diante de uma decisão importante, mas estamos paralisados por medo ou ansiedade. Nesse estado, ficamos indo e vindo entre nossas opções, juntamos informação demais e pedimos conselhos a qualquer um que nos escute. Ainda assim, não conseguimos nos decidir.

O floral Scleranthus é indicado quando temos dificuldade para tomar pequenas decisões: "Uso a blusa vermelha ou a azul?"; "Vou de trem ou de ônibus?"; "Vou no meu carro ou de carona?"; "Vou jantar frango ou peixe?". Ficamos indecisos, enquanto decidimos entre coisas realmente triviais. Mas, com frequência, por trás de escolhas aparentemente insignificantes há uma grande decisão de vida no horizonte: "Que faculdade devo cursar?"; "Devo me separar de meu marido ou continuar casada com ele?"; "Este é o momento certo para ter filhos?" Essas são decisões para as quais não há uma clara escolha certa ou errada, e as opções têm peso equivalente. Nessas encruzilhadas, sabemos intuitivamente que a escolha que fizermos irá mudar nossa vida.

Necessitamos do floral Scleranthus quando nos sentimos muito assustados, com medo de estarmos diante de uma decisão que pode nos levar ao desastre total. Ele traz um senso de clareza serena, ajudando-nos a confiar em nós mesmos. Nós nos tornamos capazes de ouvir nossa intuição e de tomarmos uma decisão para seguir em frente. O floral Scleranthus também nos ajuda a ter confiança de que estamos seguindo o caminho que é correto para nós. Ele nos tira da paralisia, afasta o medo de arruinarmos nossa vida e cultiva a compreensão calma de que podemos mudar nossa mente se isso for necessário. Nós nos sentimos amparados sabendo que, não importa o que acontecer, vamos ficar bem. Sentimos o amparo do reino espiritual, que nos guiará com bondade de volta a nós mesmos, em vez de nos punir. Não há resposta errada. Uma vez que tomemos uma decisão, seguiremos em frente com clareza, para receber as lições e bênçãos que resultam de irmos atrás de nosso propósito.

BLACKBERRY (AMORA-PRETA): ENTRAR EM AÇÃO – O floral Blackberry nos ajuda a agir quando a procrastinação e a letargia nos imobilizam bem como quando falamos muito e fazemos pouco. É um floral fundamental para nos ajudar a materializar nossas ideias por meio de ações concretas, que as façam acontecer. Eu o chamo de floral "não fale sobre, FAÇA!".

O elemento Madeira fortalece o movimento para a frente e a evolução pessoal. Quando nosso elemento Madeira é ativado, somos inundados por ideias e visões criativas. Se não tivermos cuidado, podemos confundir as ideias e visões com ação. Nossos sonhos permanecem em nossa imaginação sem se tornarem realidade. O floral Blackberry nos ajuda a dar os primeiros passos que precisamos dar para fazer nossa visão ganhar vida. Às vezes, a própria magnitude de nossa visão pode nos intimidar. Temos uma lista detalhada de coisas a fazer, e cada item dela nos parece importante e urgente. O que acaba sendo feito é nada, pois estamos tão ocupados pensando sobre todas as coisas que precisamos fazer que acabamos não fazendo nenhuma. Esse floral nos ajuda a superar a paralisia e a procrastinação.

O que eu adoro no floral Blackberry é que ele nos ajuda a dar os passos necessários em vez de apenas pensar neles. Uma de minhas pacientes tinha uma linda visão quanto a uma clínica de bem-estar. Essa visão estava completamente alinhada com o destino dessa paciente, mas ela não sabia por onde começar. Já fazia uns dois anos que ela sonhava com essa clínica quando começamos a trabalhar juntas e estava começando a duvidar que seria capaz de realizar seu sonho. Depois de duas semanas trabalhando com esse floral, a paciente fez um grande progresso. Ela me ligou para contar que havia registrado sua empresa, preenchido todos os formulários, aberto uma conta bancária jurídica e contratado um *designer* gráfico para criar sua logo – tudo na mesma semana! O floral ajudou-a a perceber que ela só precisava fazer. Em vez de ficar intimidada pela enormidade de sua meta, ela foi capaz de ver e executar os pequenos passos que a levariam a seu objetivo.

Não importa qual a tarefa que tenhamos diante de nós, o floral Blackberry ajuda a dividi-la em passos menores e factíveis. Em vez de pensar o tempo todo na nossa lista de coisas a fazer, fazemos aquela ligação, apertamos o botão, damos o passo. Ele intensifica nossa percepção de que pensar sobre uma tarefa *e* executá-la podem de fato acontecer ao mesmo tempo. À medida que riscamos itens de nossa lista, sentimos a sensação de determinação e de realização que é sinal de um elemento Madeira saudável.

Prática Corporal: Vrikshasana (Postura da Árvore)

Afirmação: Eu enraízo, eu me ergo.

De pé, apoie todo seu peso no pé esquerdo. Visualize raízes crescendo da sola do pé, ancorando você à terra. Quando encontrar seu equilíbrio, flexione devagar o joelho direito e pouse a sola do pé na face interior do tornozelo esquerdo ou da canela esquerda, ou acima do joelho esquerdo.

Junte as mãos acima da cabeça, entrelaçando os dedos, mas deixando os indicadores livres para apontarem diretamente para cima. Erga o olhar para as pontas dos dedos. Sinta um alongamento em duas direções, ancorando você à terra e ao mesmo tempo puxando-a em direção ao céu.

Feche os olhos e imagine que você é um broto, erguendo-se decidido na direção do sol. Repita a afirmação: *Eu enraízo, eu me ergo.*

Relaxe os braços e pernas, e repita do lado oposto.

A Música é Medicinal: *Playlist* para o Elemento Madeira

Use sua *playlist* do elemento Madeira sempre que precisar de confiança, de motivação ou para partir para cima! As músicas a seguir expressam as características e sons arquetípicos do elemento Madeira. Muitas da lista têm letras explícitas; quando a galera começa a falar palavrões, em geral o elemento Madeira está envolvido! Curta as músicas... mas talvez não perto das crianças.

"Green Garden" – Laura Mvula
Álbum: Sing to the Moon, RCA Victor, 2013

A cor do elemento Madeira é o verde, e sua estação é a primavera, quando o mundo vegetal emerge da escuridão do inverno. Assim, não apenas "Green Garden" ["Jardim Verde"] faz referência literal ao elemento Madeira, mas também por meio de sua energia essa música transmite a liberdade e a naturalidade que o elemento Madeira nos confere. Esse elemento traz contentamento e satisfação, um sorriso interior que sabe que tudo está bem no mundo. Essa canção me coloca nessa *vibe* toda vez que a escuto.

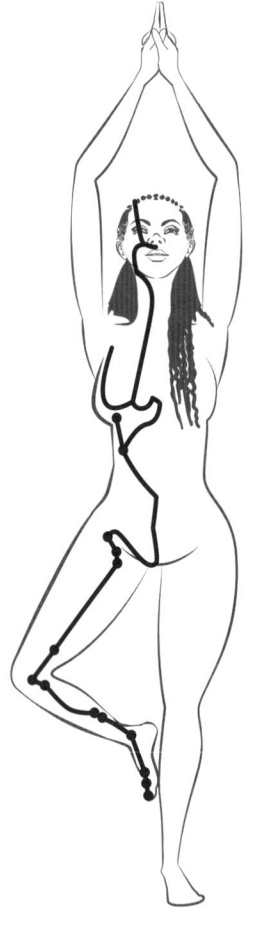

Representação com o Meridiano do Fígado.

"Scale" – Winter Flags
Álbum: Winter Flags, Dado Records, 2013

Esta música de Winter Flags não precisa de palavras para transmitir a esperança e a aspiração que um elemento Madeira saudável oferece. A melodia nos eleva em uma ascensão que é característica do esforço constante da Madeira por sucesso e da perseverança para alcançarmos nossos objetivos. Quando estamos vivendo nosso propósito e percorrendo o caminho que nos é destinado, também temos uma sensação de naturalidade e contentamento, como essa canção evoca. Uma das ervas mais populares da Medicina Chinesa para o tratamento do elemento Madeira é traduzida como "andarilho livre e tranquilo". Quando nosso caminho e nossa visão são claros, a vida nos parece fácil e livre!

"Level Up" – Ciara
Álbum: Beauty Marks, Beauty Marks Entertainment, 2019

A energética do elemento Madeira é ascendente... para o alto e avante! A metáfora para o elemento Madeira é o broto e toda a energia tremenda, para cima, que ele requer para ir contra a força da gravidade e irromper através do solo. O elemento Madeira nos inspira a estarmos em nossa melhor forma, enquanto nos esforçamos para nos autoatualizar e trazer ao mundo o melhor de nós. O empreendedorismo e a criatividade artística também estão no domínio desse elemento. Quando o elemento Madeira é saudável, estamos à altura do desafio de garantir que nosso brilho único seja respeitado. Não há limites para as alturas que podemos atingir!

"Blessed" – Shenseea, com Tyga
Álbum: Blessed, Rich Immigrants/Interscope Records, 2019

Escute, se alguma vez você precisar de uma maneira para começar o dia inspirada no elemento Madeira e que aumente sua confiança, é com essa música! Shenseea canta sua grandeza destemida, sem esquecer de lançar suas bênçãos. Quando somos ousados o bastante para nos declararmos invencíveis e intocáveis, sabemos que o elemento Madeira está não muito atrás de nós.

"Middle Child" – J. Cole
Álbum: Revenge of the Dreamers III, Dreamville/Roc Nation/Interscope, 2019

O elemento Madeira evoca o arquétipo do Campeão, exatamente como esse hino de J. Cole. Quando nosso elemento Madeira é ativado, ficamos determinados a vencer e dispostos a dar nosso melhor para chegar ao topo. Essa música reflete a tenacidade, a determinação e a ânsia do elemento Madeira.

"Soldier" – Erykah Badu
Álbum: New Amerykah Part One (4th World War),
Universal Motown/Control Freaq, 2008

Erykah Badu é conhecida por ser excêntrica e revolucionária, duas qualidades de um elemento Madeira saudável. A vesícula biliar, órgão associado ao elemento Madeira, é também chamada de "o General", de modo que uma marcha militarista como "Soldier" merece seu lugar nesta *playlist*. O elemento Madeira também governa a justiça e a igualdade sociais – todos deveriam ter direito de acesso aos recursos. Em "Soldier", Erykah nos inspira a sempre termos claros nossos direitos e a assumir nossa posição em defesa deles.

"Dispear" – Nas e Damian Marley
Álbum: Distant Relatives, Universal Republic/Def Jam Recordings, 2010

Falando de uma *vibe* militar, a seguir nessa lista chegamos a "Dispear". Um arquétipo do elemento Madeira é o Guerreiro, em especial o Guerreiro Espiritual. Entre a evocação de guerreiros ancestrais e o grito de guerra rítmico, essa canção me transporta para vidas passadas, colocando a pintura de guerra enquanto me preparo para a batalha. E, de uma maneira típica do elemento Madeira, a voz e a letra de Nas vão, sem qualquer perdão, direto ao ponto.

"Mad" – Solange, com Lil Wayne
Álbum: A Seat at the Table, Saint/Columbia Records, 2016

O que acontece quando o movimento natural ascendente da alma é bloqueado? O que acontece quando nos é negado o direito de nos expressarmos e assumirmos nosso poder? Aflora a justa indignação, também conhecida como raiva ou mesmo fúria. Embora essa emoção tenha uma má reputação, ela é de fato a resposta adequada às violações do eu. O truque é aprender a responder com consequências e limites. Quando aprendemos a responder de modo apropriado a nossos gatilhos, em vez de meramente explodir ou implodir, a raiva pode ser um catalisador poderoso para o crescimento e mudança.

"Caught Out There" – Kelis
Álbum: Kaleidoscope, Virgin Records, 1999

Ok, aqui temos a Madeira que deu muito errado. A emoção associada com o elemento Madeira é a raiva e suas muitas manifestações, desde uma pequena irritação à fúria total. É especialmente poderosa quando existe ressentimento e frustração reprimidos que decorrem de uma incapacidade de promover uma mudança. É aí que entram Kelis e toda essa loucura. Se alguma vez você se pegou destruindo a casa e gritando "AAHHHGGG!" (e quem já não passou por isso?), então sugiro que volte algumas páginas e encontre algum remédio da alma para o elemento Madeira. Só uma sugestão.

"This Is America" – Childish Gambino
Single, McDJ/RCA Records, 2018

Falando de guerra, Childish Gambino despertou uma controvérsia com seu vídeo para "This Is America", no qual um coro gospel é impiedosamente metralhado. Quer adoremos ou odiemos o vídeo, acho que não podemos negar o olhar resoluto do sr. Glover para a polícia estadunidense, canalizando a capacidade do elemento Madeira de questionar, confrontar e transformar. Fico particularmente impactada pelo simbolismo do vídeo representando a luta para fazer com que vidas negras importem (#BlackLivesMatter) num país em que, historicamente, não é o que acontece.

"Time 4 Sum Aksion" – Redman
Álbum: Whut? Thee Album, Def Jam Recordings, 1993

'Bora botar pra quebrar! O elemento Madeira está a ponto de executar uma ação concreta no mundo – *agora*. Quando o elemento Madeira é bloqueado, sentimo-nos aprisionados na procrastinação ou em um ciclo interminável de ideias que nunca se concretizam. Mas, quando o elemento Madeira está vicejando, sentimos uma erupção de clara intenção, junto com a energia e a motivação para fazer acontecer.

Beychella

Se você não teve a chance de assistir à apresentação arrasadora de Beyonce no Coachella, por favor dedique duas horas de sua vida a essa incrível homenagem à música negra. Beychella e o documentário *Homecoming* entram para a lista do elemento Madeira não apenas porque Bey está de fato em sua melhor forma, mas porque ela usa sua arte para impor destemidamente sua autodefinição. Sua interpretação de "Lift Every Voice", em seguida a "Formation", me deixou muito orgulhosa e amei seu olhar atrevido, de soslaio, para o Coachella, por ser a primeira mulher negra a apresentar-se como atração principal. Olhando sua discografia, podemos de fato ter uma ideia da evolução de Bey ao longo do tempo, e o elemento Madeira tem tudo a ver.

"Tomorrow (A Better You, Better Me)" – Quincy Jones, com Tevin Campbell

Álbum: Back on the Block, Qwest/Warner Bros, 1989

Cantada pela sensação adolescente Tevin Campbell, essa música canaliza a energia juvenil do elemento Madeira. O último ponto de acupuntura no meridiano do Fígado é chamado Portal da Esperança. O elemento Madeira nos traz não apenas esperança, mas também uma visão do futuro rumo ao qual avançar. Ele nos ajuda a conciliar a tensão entre paz e passividade na luta contra a opressão. Assim como o sol se ergue e volta a brilhar, essa música oferece a suave e inspirada esperança de que o amanhã será melhor.

A Madeira na Prática: Reação *versus* Resposta

O elemento Madeira nos ensina que a raiva é saudável e apropriada em algumas situações e que somos responsáveis pela maneira como ela é expressada. Se nossa fúria sai de controle ou se fugimos do confronto, nossa integridade fica comprometida. Mas o mais importante, no que diz respeito ao elemento Madeira, é que nada muda.

Oriento meus pacientes a pensar sobre a raiva em duas fases: a reação e a resposta. A reação é o que movimenta o *qi* e flui com uma energia determinada a erguer-se. Podemos berrar, praguejar, socar ou quebrar coisas (nada saudável), ou registrar em diário, fazer exercício físico ou jogar ovos no chuveiro (muito mais saudável). O fato é que todas as respostas movimentam o *qi*, mas nenhuma delas tende a criar qualquer tipo de mudança. Alguma vez você já gritou feito doida com alguém que continuou *não* ouvindo o que você dizia? É enlouquecedor, mas acontece o tempo todo.

Sua reação (ou falta dela) é só metade da equação raiva = mudança. A segunda metade é sua resposta. Embora a reação seja um modo poderoso de movimentar o *qi* de seu elemento Madeira, o que de fato facilita a mudança é a resposta. A lição do elemento Madeira é que precisamos fazer as duas coisas, responder *e* reagir. Antes de tudo, quanto maior clareza tivermos sobre o que desencadeia nossa raiva, mais capazes seremos de realizar uma mudança afirmativa.

Use a tabela a seguir para processar seus sinais de raiva:

Raiva = Mudança

Cenário
Quando foi a última vez em que você sentiu raiva ou uma de suas formas – fúria, irritação ou frustração?

Reação
Como você reagiu? O que fez ou disse (com palavras E com linguagem corporal?)

Sinal
Sua raiva foi um sinal de quê? ■ Problemas não resolvidos. ■ Ignorar suas próprias necessidades. ■ Fazer mais do que você deveria. ■ Limitação à sua competência/ao seu crescimento. ■ Obstrução da liberdade. ■ Limites violados.

Resposta
O que você pode fazer para resolver o real problema? Quem pode ajudar?

"Re-reação"
Se tal situação ocorrer de novo, o que você pode fazer de diferente?

Capítulo 5

Fogo Dançante

EM NOSSO MUNDO MODERNO, não mais dependemos do fogo como fonte de luz ou de calor. O mais frequente é que o usemos para criar um clima. Acendemos velas em cima de bolos de aniversário para celebrar a vida. Podemos planejar um jantar romântico à luz de velas, ou acender velas no quarto para criar uma atmosfera sensual. Acendemos velas nos altares para preces ou para meditação bem como durante tratamentos de cura para nos auxiliar a focar em nosso interior. Todos esses momentos realçam o papel do elemento Fogo, que nos ajuda a celebrar a vida e a experimentar intimidade sexual, emocional e espiritual.

Características do Elemento Fogo

Podemos reconhecer as qualidades arquetípicas do elemento Fogo por meio das seguintes características:

- Estação: verão
- Fase: flor
- Cor: vermelho
- Energética: espalha e expande o *qi*
- Emoções centrais: amor, alegria
- Som: riso
- Meridianos: Coração, Intestino Delgado, Triplo-aquecedor

Estação: verão

No elemento Madeira, você se empenha na busca pelo sol; no elemento Fogo, você *é* o sol. O verão é a estação do elemento Fogo. No verão, as flores se abrem com sua beleza e glória únicas, assim como o elemento Fogo governa nossa capacidade de exibir ao mundo nosso brilho único. O verão é uma estação vibrante, plena de vida, em que nos conectamos com nossos amigos e saímos para o ar livre. Nossa alegria é contagiante.

Fase: flor

Como estamos no meio do ciclo dos elementos, vamos fazer uma breve recapitulação de cada fase, usando o exemplo de começar um negócio. A Água, a fase de incubação, é quando você tem sua ideia. A semente é plantada. Na Madeira, o broto, você tem uma visão mais precisa e começa ativamente a dar os passos para alcançar seu objetivo. Quando chega ao Fogo, você está tipo "Aqui estou eu! Vejam o que estou fazendo!" Você posta nas redes sociais, cria folhetos e boletins informativos, faz contatos e começa a atrair pacientes ou colaboradores em potencial.

O elemento Fogo marca a fase em que as coisas começam a florescer e tomar vida própria. O amor dentro de nosso coração aumenta ou nossos projetos atingem seu auge, e estamos prontos para compartilhar e comemorar com os outros. Assim como uma flor, na fase do elemento Fogo as coisas brilham, irradiam e atraem. O Fogo nos dá a capacidade de atrair magneticamente as coisas para nós, como uma mariposa é atraída para uma chama. Na fase Fogo de qualquer processo, você chega para ser descoberta, vista e celebrada.

Cor: vermelho

Na Acupuntura Clássica dos Cinco Elementos, a cor do elemento Fogo é o vermelho. É o vermelho vivo de flores alegres como peônias e zínias, ou o vermelho estimulante de uma pimenta ou um tomate maduro. O Fogo está refletido no vermelho profundo de nosso sangue e no vermelho chamativo das asas de um cardeal-do-norte. Também vemos o vermelho do Fogo no rosa vivo da língua de um bebê, no cálido vermelho-dourado de um pôr do sol e nos arquetípicos corações vermelhos associados com o Dia dos Namorados.

Energética: espalha e expande o *qi*

Assim como o elemento Água nos carrega para nossas profundezas, o elemento Fogo nos ergue a nossas alturas. O Fogo é o mais *yang* de todos os elementos, trazendo consigo energia, espírito e movimento dinâmico.

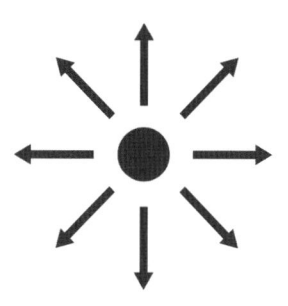

A energética do elemento Fogo é a expansão para fora, do mesmo modo que os fogos de artifício explodem e iluminam o céu noturno. Os fogos de artifício movem-se do centro para a periferia, assim como o amor. O Fogo nos ensina como acender nossa centelha interior e, depois, fazer com que o amor brilhe para o mundo. O Fogo é nossa capacidade energética de brilhar e de nos expandir.

Outra coisa sobre o Fogo – ele sabe como aparecer! Quando em desequilíbrio, a hiperexcitação do Fogo espalha nosso *qi* como fogos de artifício. Eis um exemplo: faz algumas semanas, visitei minha mãe e conheci seu novo cachorrinho, Cole. Vou contar uma coisa, Cole acordava toda manhã sempre pronto para apertar o botão de Liga! Eu o deixava sair de sua caminha às 6h30min e ele corria em volta da sala ao menos quatro vezes, superagitado. Ele era tão incapaz de se controlar que às vezes trombava com as coisas a ponto de quase perder os sentidos. Quando nos sentimos sem base, completamente perdidos, podemos desconfiar de que o elemento Fogo está altamente ativado. Costumo chamar de Fogo Selvagem essa sensação de estarmos fora de controle. Fogo Selvagem é a agitação de uma criança que não cochilou e comeu açúcar demais. Fogo Selvagem é a agenda lotada que encaixa mais coisa em um dia do que as horas de luz permitiriam acomodar. Fogo Selvagem é a explosão criativa que nos faz pular refeições e passar a noite acordados porque estamos superinspirados. Fogo Selvagem é a paixão adolescente que nos faz ignorar os sinais de alerta no começo de um relacionamento. O Fogo Selvagem também pode nos tornar viciados em substâncias, experiências ou pessoas que nos trazem prazer.

Emoções centrais: amor, alegria

Em sua expressão natural, o elemento Fogo é cálido e radiante. Pense por um instante em alguém que você ama e com quem se importa. Onde sente esse amor em seu corpo? Talvez você sinta um calor suave que se irradia do centro do seu coração. Por um instante, perceba como esses sentimentos amorosos movem seu *qi*.

Agora, pense em alguém com quem você está tendo um conflito. Que mudança ocorre nessa sensação centrada no coração? Em vez de algo "para cima e para fora", talvez você tenha notado que a carícia cálida que sentiu há pouco é agora uma sensação tensa, travada ou fechada. Trabalhar com o elemento Fogo pode nos ajudar a restabelecer o fluxo orgânico do centro do nosso coração.

Para compreender o elemento Fogo, pegue duas velas e segure-as perto uma da outra. Cada chama tremula em sua própria dança independente. À medida que você aproxima as duas velas, suas chamas parecem se estender uma em direção à outra, ansiando por fundirem-se. Quando finalmente se tocam, há uma centelha cósmica e ambas se tornam uma única chama, brilhando ainda mais enquanto suas luzes se tornam inseparáveis. Se você afastar as velas, suas chamas passam a ser individuais outra vez, felizes em suas danças particulares.

Assim como essas velas, o elemento Fogo nos ensina a alegria extática e orgástica da união. O Fogo está presente em qualquer momento em que voam centelhas! Podemos sentir essa centelha de muitas formas: no orgasmo sexual, em um momento de descoberta espiritual ou epifania, envolvendo-nos com algo pelo que somos apaixonados ou naquele momento em que você sente que a pessoa amada a enxerga e compreende por completo. Quando o Fogo está presente, sentimo-nos elevar, com a alegria e a excitação da conexão.

O elemento Fogo também nos ampara quando as velas metafóricas se separam. O que acontece quando não posso fazer o que adoro fazer? O que acontece quando não posso estar com a pessoa que amo? O que acontece quando meus relacionamentos terminam? O elemento Fogo não nos guia apenas enquanto nosso coração vivencia nossa mais plena capacidade de conexão e alegria; ele também atua para nos ensinar como alimentar nossa própria chama interior diante da desilusão.

O elemento Fogo está presente em todos os relacionamentos – românticos, sexuais, familiares, sociais, profissionais e espirituais. O Fogo dá sustentação a graus variados de conexão íntima, bem como aos limites que estabelecemos para proteger esse aspecto tão vulnerável de nós mesmos. Podemos recorrer ao Fogo para que nos ajude a eliminar qualquer obstáculo que interfira em nossa capacidade natural de formar conexões saudáveis. Tais obstáculos podem ser decorrência de uma separação dolorosa, de algum trauma sexual ou de qualquer tipo de abuso físico ou emocional.

Estão listadas aqui várias emoções que são movidas pelo elemento Fogo:

Alegria	Êxtase	Prazer
Amor	Compaixão	Adoração
Dúvida	Insegurança	Obsessão
Ansiedade	Dissociação	Depressão
Desânimo	Traição	Vergonha
Mágoa	Solidão	Rejeição

Som: riso

O som do elemento Fogo na voz de uma pessoa é o "rir", com agudos e graves que são espontâneos, alegres ou excitados. Você consegue ouvir uma voz risonha ao dar risadinhas consigo mesma enquanto exclama, "Este é o melhor dia de minha vida!" É possível saber que o Fogo está presente quando uma pessoa fala como se tivesse um sorriso na voz, até mesmo e especialmente quando ela se refere a algo sobre o qual não está feliz. De fato, um elemento Fogo forte pode fazer com que a pessoa sorria ou ria para disfarçar sentimentos mais profundos e desconfortáveis.

Na música, o elemento Fogo aparece em qualquer canção que transmita as emoções do coração com um sentimento profundo. Músicas com ritmos sensuais que inspiram intimidade e expressão sexuais são também do Fogo em natureza, incluindo ritmos musicais como *soca* e o *dancehall*.* Você pode procurar os *top hits* em *streamings* de música para qualquer gênero, em qualquer ano, e provavelmente irá encontrar no alto das listas canções de amor emocionantes, que vão alimentar o seu Fogo. A música eletrônica extática, como o *trance*, o *house*, o *techno* e os tambores africanos, ressoa com o bater do coração e com o elemento Fogo (fiquei olhando as pessoas que dançavam *house* durante o festival Soul Summit, no Brooklyn, e tive a certeza de que a qualquer momento elas iriam sair de seus corpos e levitar na direção do sol). Sua *playlist* do elemento Fogo vai incluir músicas que ajudam você a sentir-se alegre, energizada, *sexy* ou amorosa.

Meridianos: Coração, Intestino Delgado, Pericárdio, Triplo-aquecedor

O elemento Fogo é o único que tem dois pares de meridianos yin e yang. O primeiro par, os meridianos do Coração e do Intestino Delgado, está relacionado com a alegria que vem da união dentro de nós mesmos. Esse aspecto do Fogo fortalece a conexão com nossa divindade e com nossa fonte espiritual.

O Meridiano do Coração [**Figura 5.1**] corre ao longo da face interna do braço, com um ramo interno que envolve o coração, dança através do peito e

---

* Soca é um gênero musical com influências africanas e caribenhas, surgido em Trinidad e Tobago na década de 1970. Dancehall é um gênero musical influenciado pelo *reggae*, surgido na Jamaica na década de 1970 e popularizado no mundo ocidental nos anos 2010. [N. da T.]

conecta-se aos olhos. O Meridiano do Intestino Delgado [**Figura 5.2**] percorre a face externa do braço, os ombros, a parte do alto das costas e o pescoço, antes de terminar no ouvido interno. Esses dois meridianos pareados são responsáveis pelos sistemas musculares complementares necessários para que tenhamos uma postura saudável. Quando alguém está se sentindo triste, carente de confiança ou passa por um momento difícil em um relacionamento, sua postura desaba. A pessoa pode encurvar as costas para dentro e descair os ombros, como se protegesse o coração. À medida que uma pessoa passa pelo processo de cura com o elemento Fogo, sua postura passa a se assemelhar a um mastro ereto que se estende dos Céus à Terra.

Um de meus livros favoritos para inspirar o elemento Fogo é a hilariante biografia de autoajuda *Year of Yes: How to Dance It Out, Stand in the Sun, and Be Your Own Person* (e você ganha cinco pontos se conseguir listar todas as características do elemento Fogo que estão nesse título!). Vou dizer, ri tanto enquanto lia esse livro no trem que as pessoas se levantaram e se sentaram a dois lugares de distância! Em um dos capítulos, Shonda fala sobre sua descoberta pessoal da relação entre postura e confiança. Ela escreve:

> Fazer a pose poderosa de Mulher-Maravilha é quando você fica de pé

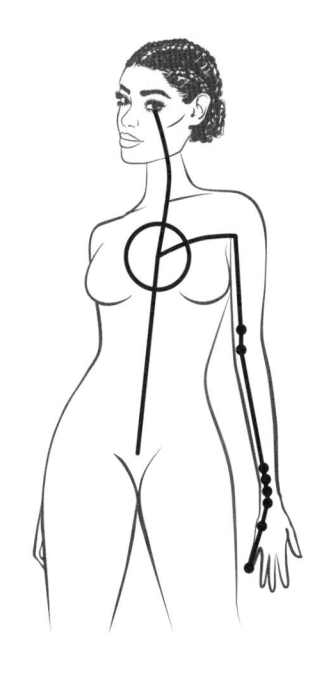

5.1 Meridiano do Coração.

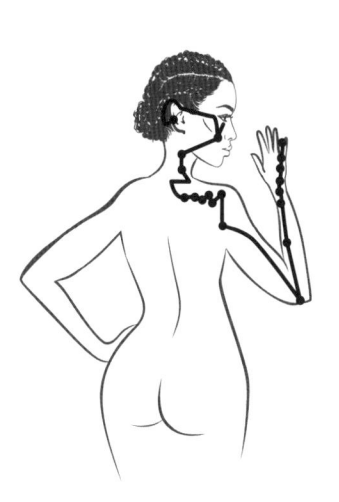

5.2 Meridiano do Intestino Delgado.

em uma atitude durona – pernas afastadas, queixo erguido, mãos nos quadris. Como se você fosse dona do pedaço. Como se tivesse braceletes mágicos de prata e soubesse usá-los. Como se sua capa de super-heroína estivesse balançando ao vento, atrás de você [...]

Estudos reais dizem que fazer uma pose poderosa como a Mulher--Maravilha por 5 minutos não só aumenta sua autoestima como, mesmo horas depois, também melhora a maneira como os outros percebem você.

Vou dizer isso de novo.

Fazer a pose da Mulher-Maravilha pela manhã pode fazer com que as pessoas achem você mais incrível na hora do almoço.*

Shonda não está mentindo. Diversos estudos no campo da psicofisiologia exploram a conexão entre postura, humor e cognição. Um deles demonstrou que recordações desesperançadas, indefesas e impotentes voltam à tona mais facilmente em uma posição encurvada para a frente e são acompanhadas por mudanças hormonais que contribuem para um aumento de estresse, ansiedade e depressão.** Outro estudo clínico descobriu que a eletromiografia de superfície dos músculos trapézio superior, medial e deltoide anterior era significativamente mais elevada quando numa postura ereta em comparação com uma posição caída.*** Alunos da Universidade Estadual de São Francisco conduziram uma pesquisa para provar que endireitar uma postura caída, passando para uma postura de poder assertivo, leva

---

* Shonda Rhimes. *Year of Yes: How to Dance It Out, Stand in the Sun and Be Your Own Person*. Waterville, Maine: Thorndike Press, 2016.

** Vietta E. Wilson e Erik Peper. "The Effects of Upright and Slumped Postures on the Recall of Positive and Negative Thoughts". *Applied Psychophysiology and Biofeedback* 29, nº 3 (2004): pp. 189-95.

*** Erik Peper *et al*. "Increase Strength and Mood with Posture". *Biofeedback* 44, nº 2 (janeiro de 2016): pp. 66-72

a um raciocínio mais calmo e claro.* Se você alguma vez precisou de validação para assumir sua atitude de Mulher-Maravilha perante o mundo, a ciência lhe dá respaldo.

O segundo conjunto de meridianos do elemento Fogo inclui o Pericárdio e o Triplo-aquecedor. Os meridianos do Coração e do Intestino Delgado transportam a consciência e, assim, nos ajudam a nos conectarmos com nosso eu autêntico e com o Divino. Do ponto de vista clínico, recorro aos meridianos do Pericárdio e do Triplo-aquecedor para fortalecer a capacidade de estabelecer conexões saudáveis uns com os outros.

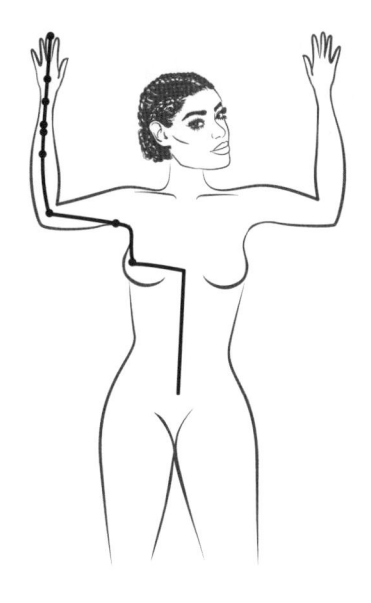

5.3 Meridiano do Pericárdio.

No corpo humano, o pericárdio parece um saco que envolve o coração. É uma membrana semipermeável, o que significa que ela permite que algumas coisas entrem e deixa outras de fora. Imagino o pericárdio como uma tela de janela – a brisa fresca entra, os mosquitos não. Da mesma maneira, ele nos ajuda a lidar com os limites ditados pelo coração em nossos relacionamentos. Quando sinto um tremular na pulsação do pericárdio, desconfio que a pessoa possa estar enfrentando sentimentos de vulnerabilidade. Esse aspecto do elemento Fogo também é útil no tratamento de sentimentos de traição, mágoa e desconfiança.

Quando posicionamos os braços de modo que o Meridiano do Pericárdio esteja voltado para o mundo, assumimos uma posição de extraordinária vulnerabilidade [**Figura 5.3**]. Como consequência da crescente brutalidade policial, eu me sentia sobressaltada em minhas corridas matinais pela vizinhança. Vestindo agasalho com capuz e roupas esportivas, ao passar por policiais eu erguia as mãos de modo que ficassem em plena vista, para não ser

---

* *Ibid.*

confundida com um homem negro correndo pela rua, o que poderia ter consequências mortais. Essa posição "mãos para cima, não atire" transmite que não temos proteção nem armas e suplica que nossa humanidade essencial seja vista, atestada e respeitada.

Nossa sociedade tecnológica e moderna nos tira do ambiente natural e nos leva para um mundo em que passamos horas incontáveis no computador. Muitos de nós desenvolvem hábitos posturais prejudiciais em razão do uso extensivo do computador, do envio de mensagens por celular e da interação por meio de aparelhos que transformam nossa má postura em uma permanente curva para a frente, na forma de um C. Na postura curvada, o Meridiano do Coração, situado na parte da frente do corpo, fica comprimido, enquanto o Meridiano do Intestino Delgado fica mais esticado do que o normal. A pandemia de Covid-19, que exigiu que muita gente trabalhasse e assistisse às aulas em casa, teve um impacto extraordinário no bem-estar físico e emocional, incluindo sentimentos mais acentuados de impotência, ansiedade, isolamento e tristeza. Sentar-se numa posição curvada para a frente pode criar – ou refletir – um bloqueio nos meridianos do elemento Fogo.

Os sintomas da desarmonia do elemento Fogo incluem:

- Insônia
- Ansiedade
- Palpitação cardíaca
- Dor no peito
- Sonhos vívidos
- Instabilidade emocional
- Tristeza inexplicada
- Postura ruim/curvada

Há um velho adágio que diz "A dieta é para o corpo, o exercício é para a mente". O elemento Fogo rege o coração, que sente e processa todas as emoções. Qualquer exercício cardiovascular que faça o coração bater mais rápido – dançar, correr, nadar, andar de bicicleta e até o sexo – vai nutrir o elemento

Fogo e permitir ao coração acessar a clareza emocional. Trazer a percepção de expansão e movimento a partir do centro do coração vai conferir as características do Fogo a qualquer postura de yoga. Como os meridianos do elemento Fogo também cruzam o alto das costas e as escápulas, posturas que estendem e beneficiam os ombros também beneficiam o Fogo. As posturas de retroflexão (ou *backbends*) que permitem ao coração erguer-se e expandir-se, favorecem o Fogo. Em muitos casos, tais posturas podem despertar a consciência das muitas emoções que o coração está retendo, ou promover sua liberação.

A série de posturas de yoga desse capítulo alongam e energizam os meridianos do elemento Fogo bem como combatem os impactos negativos de trabalhar o dia todo sentada e também o impacto emocional do isolamento. Os exercícios tracionam e relaxam os músculos dos ombros, peito e costas, para alinhar nossa postura. No entanto, a verdadeira magia dessas posturas é que elas ativam o elemento Fogo de modo a nos sentirmos reconectados, energizados, calmos e lúcidos.

Lição para a Alma 1: Você como Totalidade

> Você não precisa de outra pessoa, de um lugar ou coisa para torná-la completa em si-mesma. Deus já fez você assim. Sua tarefa é saber disso.
>
> – Maya Angelou

O Fogo governa o espírito e a luz da divindade que existe dentro de nós. Ele nos traz a centelha de intuição e consciência que nos mantém conectados à nossa fonte espiritual. O Fogo nos confere autoconsciência e integridade, dando-nos a capacidade de agir em consonância com nosso eu mais verdadeiro. Diante de estresse físico, emocional, psicológico ou espiritual, o Fogo representa a luz do eu verdadeiro brilhando para o exterior.

A Medicina Chinesa oferece uma bela história da criação cósmica, que nos ajuda a compreender esse aspecto do elemento Fogo. No princípio, não havia nada. Ou melhor, havia tudo. O cosmos inteiro estava interconectado como uma única entidade, representando a completa unidade. Ocorreu então uma explosão grandiosa, um gigantesco fogo de artifício do Universo inteiro. Cada centelha dessa explosão se tornou uma nova alma. Essa centelha é o *shen*, e cada um de nós carrega no coração a centelha divina proveniente de todo o Universo.

O caractere chinês para a palavra "coração", expresso como *xīn* em *pinyin*, é representado como uma tigela contendo uma pequena centelha. Essa centelha talvez tenha sido uma das mais antigas representações do *shen*. Embora a palavra *shen* seja específica da medicina e da filosofia chinesas, o conceito de que possuímos uma divindade essencial existe nos ensinamentos de muitas religiões. Alguns de nós se referem a essa centelha como eu superior; outros a chamam de Consciência Crística. Na espiritualidade africana, o conceito lembra muito o Ori, o guia espiritual que faz com que cada pessoa entre em sintonia com seu propósito único. Não importa o nome utilizado em nossas práticas religiosas ou espirituais, nossa conexão com essa centelha nos permite transitar com sucesso por nossa vida. Quando estamos em contato com essa centelha, amamos de forma livre e plena. Somos capazes de viver de acordo com nosso propósito. Somos capazes de seguir nosso destino. Somos capazes de saber o que é certo para nós. Somos capazes de saber do que precisamos. O elemento Fogo nos ensina a permanecermos conectados a essa centelha que está em nosso coração.

Os textos de Medicina Clássica Chinesa nos dizem que a responsabilidade principal do elemento Fogo é "dar morada ao espírito", ou *shen*: "O *shen* permite às pessoas irradiarem seu brilho para o exterior. O *shen* dá a uma pessoa um brilho nos olhos, vitalidade interior, *joie de vivre* (alegria de viver) e rapidez mental".* Quando o elemento Fogo está em desequilíbrio, experimentamos perda de conexão, ansiedade, tristeza e confusão. Quando está saudável, podemos solucionar problemas, pensar de maneira criativa e ter

---

* Angela Hicks, John Hicks e Peter Mole. *Five Element Constitutional Acupuncture*. Edimburgo, Reino Unido: Churchill Livingstone, 2011, p. 89.

um senso de propósito e certeza. Quando estamos conectados a nosso *shen*, somos guiados por uma bússola interior.

Quando alguém está entusiasmado e seus olhos brilham, é o *shen*. Quando contemplamos profunda e romanticamente os olhos da pessoa amada, estamos nos conectando ao *shen* dela. O *shen* é como a chama piloto para nosso ser. Sua presença cálida, constante, nos ajuda a iluminar todos os demais aspectos de nossa vida.

Na mitologia da Medicina Chinesa, é dito que avezinhas vermelhas agem como guardiãs da centelha divina. Essas aves do *shen* voam até o sol para receberem as mensagens do Divino durante o dia. De noite, elas retornam e pousam em nosso coração, partilhando as mensagens do Céu por meio de nossos sonhos e da intuição. Mas, quando a vida se torna complicada demais aqui na Terra, as aves do *shen* levantam voo, levando consigo nossa centelha divina e permanecendo nos céus até que seja seguro voltar e acomodar-se em nosso coração. Há milhares de anos, essa metáfora foi usada para descrever os sintomas que agora atribuímos ao trauma e ao Transtorno de Estresse Pós--traumático (TEPT). A metáfora simbólica das aves do *shen* é clinicamente relevante: as palpitações do coração com frequência dão a sensação de que uma ave selvagem esvoaça dentro de nosso peito. Quando alguém se sente dissociado, muitas vezes a experiência é descrita como se a pessoa estivesse assistindo de longe à sua própria vida. Outros sintomas da perturbação do *shen* incluem ansiedade, insônia, sonhos estranhos, dificuldade para tomar decisões, sentimento de estar desconectado e devaneios excessivos.

Nosso coração sofre o impacto das bolas com efeito que a vida nos lança. Um conflito inesperado, uma agressão emocional ou física, o fim de um relacionamento, a perda de um emprego, a morte de um ente querido e mesmo períodos prolongados de estresse incessante – qualquer situação que deixe sem fôlego –, tudo isso tem o potencial de espalhar o *qi* do Coração e fazer com que as aves do *shen* saiam voando, apagando assim nossa chama piloto. Se você já usou um forno a gás, sabe o que acontece quando a chama piloto se apaga. Mesmo que você abra o gás ao máximo, nada acontece. O mesmo é verdade quanto à centelha divina, ou *shen*, como a chama piloto de nossa alma. Não importa a experiência que vivemos – a pessoa mais amorosa, a viagem mais feliz, a maior aventura – se a chama piloto estiver apagada, não há nada que possa acender o fogo. Não há uma centelha para inflamar nossa paixão e alegria.

A beleza dessa filosofia é que, não importa o que passemos, nada consegue danificar ou destruir o *shen*, aquele aspecto de nosso ser que nos conecta com o Divino. No pior cenário possível, os pássaros do *shen* nos atingem com um sinal de paz e vão embora com nossa centelha divina para mantê-la a salvo, ou a chama piloto precisa de uma ajudinha para acender de novo. Mesmo diante dos piores traumas e mágoas, porém, nosso espírito permanece perfeito. A cura com o elemento Fogo não consiste em consertar algo que se quebrou. Em vez disso, o Fogo nos ensina como reconectar com aquela parte de nós que está conectada ao Universo inteiro. O Fogo nos recorda que, mesmo quando nos sentimos cindidos, somos inteiros em nós mesmos.

Questões para reflexão

Você está conectada com sua completude intrínseca? Reserve alguns momentos para refletir sobre as seguintes questões em seu diário:

- Quando é que você mais se sente você mesma?
- Você consegue se lembrar de algum momento em que sentiu como se estivesse vivendo a vida de outra pessoa?
- A quem ou ao que você recorre quando precisa de estímulo?
- O que cura seu coração quando ele está partido?
- Alguma vez você chegou "no fundo do poço"? Se sim, qual foi a sensação?
- Que recursos de cura estão à sua volta para tratar feridas ou traumas não resolvidos?

Florais para a completude

Os seguintes florais nos ajudam a reestabelecer um senso de completude e bem-estar:

- Star of Bethlehem para o realinhamento com nosso eu.
- Echinacea para a restauração do eu.
- Deerbrush para a integridade do coração e da mente.

STAR OF BETHLEHEM (ESTRELA DE BELÉM): REALINHAMENTO COM NOSSO EU – Quando você faz contato visual com outra pessoa, até mesmo com um desconhecido, há uma sutil centelha de reconhecimento, de aceitação ou de cordialidade. Mas, quando alguém que amamos perde a conexão com seu *shen*, é como se não existisse centelha alguma. A pessoa pode ter dificuldade para olhar nos seus olhos ou sustentar seu olhar. Ou quando você olha nos olhos dela, parece não haver vida ali. Você não consegue estabelecer uma conexão e tem a sensação de que, mesmo que o corpo da pessoa esteja bem na sua frente, a luz da alma está em algum outro lugar.

Vi muitos pacientes e estudantes do Ensino Médio com seu *shen* perturbado no início da Covid-19. Eu podia sentir o vazio e o desespero mesmo através das telas de computador de nossas aulas virtuais. Tanto os adultos quanto os adolescentes expressavam os mesmos sentimentos: "Não sei o que fazer com minha vida, não me entusiasmo com nada". "É como se tudo estivesse bloqueado." Quando estamos desconectados de nosso *shen*, podemos cumprir todas as etapas, fazer as coisas que sempre fazemos, mas sem encontrar alegria nem prazer nelas. A centelha se foi.

Star of Bethlehem é o floral ao qual recorremos para qualquer tipo de choque – a morte inesperada de alguém que amamos, um divórcio ou rompimento, qualquer tipo de traição ou um acidente físico. Qualquer coisa em nossa vida que nos faça olhar duas vezes e perguntar a nós mesmos "Que foi isso que acabou de acontecer?!" pode perturbar a conexão com nosso *shen*. Estrela de Belém é a primeira flor à qual recorro em casos de trauma agudo, desilusão ou mesmo estresse emocional prolongado. Esse floral é útil para os sintomas associados com um *shen* abalado: sobrecarga, ansiedade, desconexão, uma sensação de estar fora de prumo e de ser incapaz de fazer um reajuste. Ele assenta o *shen* de novo no coração. Eu também o uso para "acender de novo a chama piloto", que pode ser apagada por experiências impactantes.

Uma vez tive um paciente que estava fazendo um trabalho espiritual muito intenso. Ele me revelou que não conseguia se relacionar ou conectar-se com as muitas bênçãos e oportunidades que o rodeavam. Ele se sentia como um observador, parado fora de si mesmo, enquanto observava sua vida acontecendo com alguma outra pessoa. Também sofria com pesadelos horríveis, que o faziam sentir-se ainda menos conectado. Durante a consulta, tinha dificuldade em manter contato visual comigo. Todos esses eram sinais de que os pássaros do *shen* haviam alçado voo. Com o floral Star of Bethlehem, ele pouco a pouco foi capaz de voltar ao alinhamento e sentir-se como um participante de fato de sua própria vida.

Foi a Estrela de Belém que, brilhando alto no céu noturno, conduziu os Três Reis Magos ao Cristo menino. Conta a lenda que, assim que os Reis Magos chegaram, a estrela cumpriu seu propósito. Ela, então, se estilhaçou em milhares de pedaços, e cada um desses pedaços que caiu na Terra tornou-se uma linda flor branca em forma de estrela, conhecida como Estrela de Belém.

Assim como a estrela luminosa guiou os Reis Magos, o floral Star of Bethlehem nos guia de volta a nós mesmos. Ele nos realinha com nosso norte verdadeiro. E, assim como os fragmentos resultantes da explosão da estrela se tornaram belas flores, nosso *shen* individual é uma centelha da explosão do cosmos divino. As semelhanças entre essas duas histórias, vindas de tradições espirituais diferentes, fornece-nos indicativos do papel que o floral Star of Bethlehem desempenha em nossa reconexão com a centelha divina que habita em nosso coração. Esse é o floral ao qual recorrer sempre que precisarmos ser lembrados da natureza divina, do propósito e do desenrolar de nossa vida.

Echinacea (Equinácea): restauração do eu – Também conhecida como Flor-roxa-cônica ou Flor-de-cone, a Equinácea é um dos fitoterápicos de mais ampla utilização. Entre seus muitos usos, é mais comumente empregada na temporada de resfriados e gripes para reforçar a imunidade, e há estudos demonstrando que ela aumenta a contagem de leucócitos presentes no sangue de modo a combater doenças. Para compreender como é a atuação da Equinácea sob a forma de floral, temos que saber um pouco mais sobre nosso miraculoso sistema imunológico.

Nosso sistema imunológico funciona mais ou menos assim: temos uma comunidade de células que trabalham em maravilhosa harmonia para desempenhar nossas funções corporais – respirar, dormir, comer, sonhar, dançar, e por aí vai. Imagine que nosso corpo está dando a melhor festa do Universo. Pouco a pouco, algum penetra quer participar e tenta invadir a festa. Na medicina ocidental, chamamos esses penetras de vírus, bactérias ou germes.

O sistema imunológico é o segurança que fica na porta da festa. Ele verifica as identidades, diz ao vírus "desculpa, amigão, você não foi convidado" e o manda embora. Mas às vezes um vírus consegue passar pelo segurança e deixa todos os amigos entrarem pela porta dos fundos. Então, temos todos os vírus na festa (nosso corpo) divertindo-se muito. Entretanto, como são baderneiros e não deveriam estar ali, eles começam a causar problemas. Derrubam o DJ, xingam os convidados e, quando você percebe, a festa já não está mais tão legal. Chamamos isso de: ficar doente. Bom, leva algum tempo para que os seguranças encontrem todos os penetras e os expulsem. E quanto mais tempo eles estiveram ali fazendo baderna, mais reparações serão necessárias antes que a festa possa voltar a ser uma festa.

Como fitoterápico, a Equinácea é o vigia que chama mais seguranças para que: a) menos penetras entrem na festa e b) caso entrem, não fiquem ali tanto tempo. O floral Echinacea faz a mesma coisa nos níveis psicológico e emocional. Esse floral é indicado quando o senso do eu e da integridade da pessoa é perturbado. O estresse e o trauma físicos e emocionais debilitam nossas defesas psicológicas e emocionais. Como resultado, pensamentos e ideias negativos penetram como os vírus e tomam conta da festa. Às vezes, esses gângsters permanecem por tanto tempo que nem percebemos que não foram convidados. Aceitamos crenças negativas sobre nós mesmos e nosso amor-próprio sem questionamentos, e a festa não rola como deveria. O floral Echinacea convoca uma equipe reserva de seguranças para ajudar a devolver à festa sua grandiosidade original. Como resultado, passamos a nos sentir novamente alinhados conosco mesmos, e em contato com nossa dignidade essencial.

Uso o floral Echinacea sempre que um paciente passou por um sofrimento emocional prolongado ou por um trauma físico, como um acidente de carro ou uma cirurgia. Eu também o uso quando uma vergonha profunda impede uma pessoa de perceber sua própria magnitude, de defender a si mesma ou de conectar-se com sua centelha divina. Com frequência (mas nem sempre), essa inabilidade é resultado de violência, negligência ou de alguma circunstância devastadora. O floral Echinacea é útil para pacientes que trabalham em ambientes opressivos, em que as microagressões constantes corroem, com o passar do tempo, até o mais poderoso senso de dignidade e estima. Ele também é útil para quem está ativamente se recuperando de alguma situação abusiva ou vício (com o acompanhamento de um profissional habilitado), pois ajuda a nos reestruturarmos quando nosso senso de identidade fundamental foi destroçado.

Deerbrush: integridade do coração e da mente – As flores brancas de Deerbrush, originárias do oeste dos EUA, formam cachos parecidos com pedacinhos de espuma de sabão, que limpam e revelam os desejos do coração. Há muitas ocasiões em que nosso coração e nossa mente têm ideias diferentes sobre o que deve acontecer. Sentimos confusão, ansiedade, depressão e os diversos sentimentos que nos impedem de partir para a próxima com clareza e convicção. Outras vezes, nós nos vemos dizendo ou fazendo coisas que somos incapazes de explicar. "Por que fiz aquela loucura? Por que estou tão furiosa?" "Por que acabei de dormir com esse homem por quem claramente não tenho interesse?" "Por que foi que eu debochei dela?" Quando a resposta a tais perguntas é um encolher de ombros perplexo, é hora de colocar em campo o floral Deerbrush.

Esse floral também é útil quando o estresse é tão imenso que não conseguimos tomar decisões simples ou responder a nossas próprias necessidades. Quando meu tio faleceu, todos ficaram ao redor de minha prima perguntando o que ela precisava e o que poderiam fazer para ajudar. Mas ela não conseguia pensar o suficiente para dar uma resposta coerente, porque a mente dela estava totalmente tomada pela preocupação com a dor de sua mãe, os preparativos do funeral e o exame que em breve faria para tirar sua licença como médica. Pedir-lhe que tomasse mais uma decisão parecia fora de questão. Lembro-me de enfrentar estados parecidos de sobrecarga, tão sérios que, ironicamente, até os livros de colorir para adultos que comprei, e que deveriam me ajudar a relaxar, aumentavam minha ansiedade! O estresse de decidir que cor de canetinha usar era maior do que eu conseguia lidar. Trabalhar com o floral Deerbrush me ajudou a reconectar comigo mesma. Ele até me levou a descobrir livros de colorir por números, dos quais agora sou fã.

A integridade está no cerne do floral Deerbrush, mas o que é integridade? A integridade existe quando nossos sentimentos, ações e palavras estão alinhados entre si. Sentimos o que falamos e falamos o que sentimos. Não há interesses ocultos, nem artimanhas passivo-agressivas. As coisas são claras. Mas, se não sabemos, se ignoramos ou se estamos entorpecidos, como podemos encontrar esse alinhamento?

Culturas tradicionais africanas e do leste da Ásia falam da inteligência do coração. Na Medicina Clássica Chinesa, o coração é considerado como o lar de todas as emoções, consciência e inteligência. Existem semelhanças incríveis entre o caractere chinês e um hieróglifo do Antigo Egito para o coração, ambos sendo representados como uma tigela ou vaso. Uma tradução melhor para esses caracteres é coração-mente, pois é o coração que traduz em significado nossos sentimentos, experiências e informações. Em vez de considerar o cérebro como sendo o CEO, é o coração que tem a responsabilidade de estabelecer a agenda para nossa vida. O coração possui sua sabedoria própria. O floral Deerbrush dá voz ao coração-CEO e um lugar à mesa, uma posição de autoridade.

O coração é o receptáculo de todas as emoções. De fato, sendo a escrita chinesa uma linguagem simbólica, os caracteres correspondentes a todas as emoções contêm o símbolo para "coração", e quando o coração fica perturbado com emoções turbulentas, o espírito não consegue repousar. Não é coincidência que, na antiga filosofia kemética, manter o coração "leve como uma pena" seja uma verdade espiritual fundamental. O floral Deerbrush ajuda a evidenciar o que está guardado em nosso coração, inclusive emoções das quais não estamos cientes. Há algum medo oculto? Raiva? Ciúmes? Amor? Esse floral nos ajuda a cultivar transparência e autenticidade em nossas palavras, sentimentos e ações.

Prática Corporal: Autoabraço

Afirmação: Eu sou Completa.

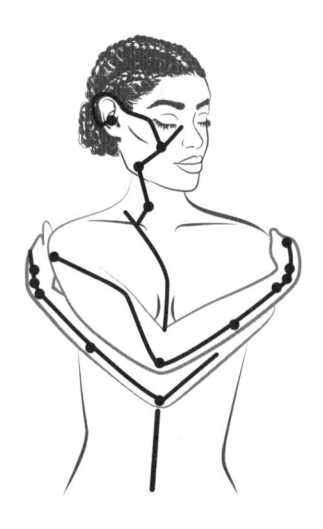

Essa postura pode ser executada praticamente em qualquer situação, quer estejamos sentadas, em pé ou deitadas na cama! Apenas pouse as mãos nos ombros opostos e dê um abraço cálido e apertado em si mesma. Feche os olhos e olhe para dentro de si, ou olhe fixamente seus olhos em um espelho. Imagine que consegue ver a centelha original do cosmos em seus olhos e irradiando a partir de seu coração.

Repita a afirmação:

Neste momento, eu estou segura.

Neste momento, eu sou completa.

Neste momento, eu sou amor.

Representação com o Meridiano do Intestino Delgado.

Fique atenta para qualquer diálogo interior que resista a esse momento de amor e ternura por si mesma.

Lição para a Alma 2: Abra seu Coração

"Sua tarefa não é buscar o amor, mas apenas procurar e achar dentro de si todas as barreiras que você construiu contra ele."

– Rumi

Usamos a linguagem do Fogo para descrever as qualidades de nossos relacionamentos: Quando algo aquece nosso coração, estamos falando de conexão emocional. Sentir-se "fogoso" significa experimentar forte atração física ou sexual. Quando pessoas que conhecemos carecem de calor e empatia diz-se que têm o coração gelado. Sem o calor do Fogo, temos dificuldade em nos relacionar, socializar e manter conexão emocional ou sexual.

Os relacionamentos acendem algo em nosso coração e em nossa alma que nos permite sentir como se estivéssemos mais vivos. Estudos recentes mostraram que relacionamentos saudáveis também contribuem de maneira significativa para nosso bem-estar físico e psicológico. Relacionamentos saudáveis têm sido vinculados ao aumento da imunidade, à saúde cardiovascular e à manutenção de um peso saudável. Além dos benefícios físicos, os relacionamentos também ajudam a aliviar o estresse tanto de curta quanto de longa duração. Os pesquisadores descobriram que um senso de conexão social está ligado à redução de ansiedade e depressão. De fato, um estudo fascinante feito por um psicólogo da Universidade do Texas revelou que desabafar com um amigo de confiança sobre algum evento estressante pode melhorar a função imune durante até seis meses.* Penso nesse estudo sempre que estou estressada, ligo para uma amiga e imediatamente começo a me sentir melhor depois de conversar sobre o que está acontecendo. Visto que nós, humanos, somos seres sociais, relacionamentos são uma necessidade fundamental, tão importante quanto comida, roupas, água e abrigo.

Talvez todos tenhamos passado pela experiência de estar em uma sala lotada, mas ainda assim nos sentirmos solitários. Nosso senso de solidão não decorre do número de pessoas que nos rodeiam, mas sobretudo da satisfação que obtemos a partir de nossas conexões. Em nosso mundo cada vez mais dominado pelas redes sociais, podemos ter 10 mil seguidores que curtem nossas postagens, mas que ainda assim não curam nossa solidão. O elemento Fogo reforça a capacidade de estabelecer novos relacionamentos saudáveis e de ter uma sensação de satisfação e conexão em relacionamentos já existentes.

Estamos tão programados para estabelecermos conexões que a solidão e o isolamento desencadeiam uma resposta ao estresse de lutar ou fugir.

---

* James W. Pennebaker. *Opening Up: The Healing Power of Confiding in Others*. Nova York: William Morrow & Co., 1990.

Sentimentos de solidão têm sido ligados a mudanças neurológicas ou hormonais, como a elevação do cortisol e inflamações. A solidão também aumenta o risco de depressão e suicídio, comportamento antissocial, redução na memória e no aprendizado, tomada de decisões ruim e abuso de substâncias químicas.*

Você poderia pensar que, sendo os relacionamentos tão importantes para nossa saúde e bem-estar, eles seriam fáceis, certo? Não! Os traumas e dramas de relacionamento estão no topo dos *feeds* das redes sociais, noticiários e *reality shows*. Posso contar nos dedos de uma só mão os casais que conheço que têm um casamento feliz, e mesmo esses casais são unânimes em dizer que relacionamentos bem-sucedidos dão *muito* trabalho, sem mencionar o estresse e a tensão da família, amizades e relacionamentos profissionais. O elemento Fogo nos ensina não apenas como ter relacionamentos saudáveis, mas como curar as feridas do amor que não deu certo.

Quando ouvimos a palavra "relacionamento", com frequência pensamos primeiro em parceiros românticos, íntimos (o que indica a responsabilidade e a expectativa que muitas vezes depositamos na pessoa amada). Nossa necessidade de relacionamento pode ser suprida por um par romântico, bem como por conexões profissionais, familiares, espirituais e sociais. O que de fato importa é nossa capacidade de ter laços sociais que suprem as várias necessidades de pertencimento, apoio e mesmo contato físico. O Fogo nos ensina como encontrar um equilíbrio entre fundir-se e separar-se, sem perdermos a nós mesmos em qualquer um desses estágios. O Fogo também nos ensina como sermos vulneráveis o bastante para nos mostrarmos como nosso eu completo, inteiro.

Na alquimia, existe o conceito de algo que se chama fogo temperado, que é a temperatura exata à qual a magia pode acontecer. Tome a arte alquímica da culinária, por exemplo. Todo *chef* sabe que, se o fogo for muito alto ou muito baixo, as coisas não darão certo. Se uso fogo alto demais, vou

---

* Keith J. Karren, N. Lee Smith, e Kathryn J Gordon. *Mind/Body Health: The Effects of Attitudes, Emotions, and Relationships*. Boston: Pearson, 2014, p. 263.

queimar a sopa. Ela vai grudar no fundo da panela ou evaporar depressa demais. Se não há calor suficiente, todos os ingredientes só vão ficar na panela sem cozinhar de verdade – teremos apenas água com coisas flutuando. Não, obrigada!

Construir um relacionamento é como fazer uma boa sopa. O elemento Fogo nos ensina como manter a temperatura exata para que tudo dê o mais certo possível. O truque é monitorar a chama e aumentar ou reduzir as coisas conforme necessário para fazer a magia acontecer. Talvez nosso relacionamento pareça um pouco frio, distante ou estagnado. Hora de aumentar o calor! Mande uma mensagem de texto ou foto picante se for um relacionamento romântico. Mande um e-mail simpático para aquele parceiro comercial que parece meio relutante em fechar um negócio. Ofereça um abraço ou um elogio ao garoto que parece um pouco distante. Se as coisas estão indo depressa demais ou com demasiada intensidade, precisamos baixar o fogo. Isso pode significar dar uma volta lá fora ou sair de perto para acalmar uma discussão acalorada. Ou pode significar pedir mais algum tempo para avaliar uma decisão que parece estressante e urgente. Umas férias estilo "hakuna matata" – mesmo que você não saia de casa – pode ser exatamente o que você precisa para relaxar depois de uma agenda cheia.

O fogo temperado é especialmente importante quando estamos construindo novos relacionamentos. Fazer sexo "cedo demais" ou contar os segredos mais profundos e sombrios no primeiro encontro pode fazer com que um dos parceiros, ou ambos, se retraia (para equilibrar essa intensidade). O oposto também pode acontecer – após uma semana de troca de mensagens por *app* de namoro, com longos intervalos entre elas, simplesmente não há calor suficiente para estimular o interesse. O elemento Fogo ajuda a controlar o ritmo do que deve ser escondido e do que pode ser revelado para criar uma intimidade emocional ou física saudável.

Questões para reflexão

Qual é a qualidade de seus relacionamentos? Reserve alguns momentos para refletir sobre as seguintes questões em seu diário:

- Quais, dentre seus relacionamentos, são os mais valiosos e significativos?
- Quais, dentre seus relacionamentos, são fonte de tensão e conflito?
- O que você está aprendendo sobre si mesma por meio dos relacionamentos significativos em sua vida?
- Quais aspectos de um relacionamento tornam fácil, para você, confiar ou amar de coração aberto?
- Trace uma linha do tempo dos relacionamentos que considera importantes para você. O que você aprendeu sobre o amor a partir desses relacionamentos?
- Há alguma dessas lições que você precisa desaprender para ter relacionamentos mais bem-sucedidos?

Florais para abrir seu coração

Use os florais abaixo para expandir seu coração e fortalecer seus relacionamentos:

- Holly para derrubar as muralhas que cercam o coração.
- Chicory para preencher-se com o amor que vem de dentro.
- Spreading Phlox para uma conexão direta entre almas.
- Baby (Blue) Eyes para confiar no mundo.

HOLLY (AZEVINHO): DERRUBAR AS MURALHAS – Holly é o primeiro floral ao qual recorro sempre que há qualquer emoção impedindo o coração de se conectar com os outros – em especial medo, raiva ou desconfiança. Se olharmos a flor do azevinho, veremos folhas espessas, enceradas e espinhosas protegendo uma flor delicada. O elemento Fogo nos ensina como abrir o coração para o amor, mas isso não significa que nosso coração aberto é um vale-tudo. Ao contrário, o elemento Fogo nos ensina o discernimento saudável que nos é necessário para ter limites apropriados em nossos relacionamentos. Nós assumimos a responsabilidade por *quem* e *como* amamos.

Por essa perspectiva, é ao floral Holly que recorremos quando o Pericárdio, ou Protetor do Coração, está rígido demais em razão de mágoas passadas. Raiva, ciúmes ou medo tornam mais espessas as muralhas que cercam o coração, tornando impossível a entrada da aceitação verdadeira, do amor e da compaixão. Traição, desconfiança e vergonha são também emoções que aparecem quando a radiância natural do *qi* do elemento Fogo está comprometida. Esse floral oferece os primeiros socorros para o elemento Fogo quando nós nos pegamos vasculhando o celular da pessoa que amamos (estou vendo você), quando nos blindamos contra a intimidade emocional bem como quando questionamos de alguma maneira nossa capacidade de amar e ser amado. Essas emoções enrijecidas pretendem ser uma barreira protetora, mas ao agirem assim, elas impedem que a expressão natural da alegria do coração se irradie para fora.

O floral Holly ajuda a nutrir o coração quanto à sua capacidade de compaixão e radiância interior e também nos dá apoio quando nos sentimos inseguros em relacionamentos, sejam pessoais ou profissionais. Ele nos ajuda a irradiar calidez e conexão, auxiliando o coração a abrir-se e ter a confiança de que os outros não vão nos fazer mal. Em relacionamentos profissionais, esse floral protege o coração quando temos um receio excessivo de que os outros roubem nossas ideias ou sabotem nosso sucesso.

Esse floral é um aliado quando nos vemos presos a mágoas passadas e também quando negamos amor, atenção e afeto como formas sutis de punição. Ele também é indicado quando guardamos ressentimento ou ciúmes por não recebermos amor suficiente. É igualmente útil para crianças em casos de rivalidade entre irmãos, para cãezinhos que precisam dividir os donos e para pessoas que desejam receber mais atenção e afeto de seus parceiros. É um floral que aquece o coração com magia amorosa e dissolve as muralhas de nosso coração, de modo que a radiância natural do elemento Fogo possa brilhar.

CHICORY (CHICÓRIA): PREENCHER-SE A PARTIR DO INTERIOR – O floral Chicory é classicamente receitado para crianças que buscam atenção por meio de acessos de fúria, exibicionismo, mau comportamento, ou choro e apego. Se já esteve perto de uma criança que estava tentando chamar sua atenção, você sabe como é. Mas os adultos podem agir da mesma maneira, mostrando-se carentes ou apegados demais, agindo de modo cruel e mal-humorado, sendo barulhentos e desagradáveis, ou tendo um acesso violento de fúria. A única diferença real é que os adultos têm uma linguagem mais sofisticada para justificar suas ações. Mas a necessidade de amor, energia e atenção é universal. Se pensarmos bem, todos nós temos nossos modos de "chamar a atenção" para conseguir o amor pelo qual ansiamos.

Tanto para crianças quanto para adultos, o floral Chicory traz consciência em relação a nossos padrões de manipulação. Talvez tenhamos desenvolvido esses padrões durante a infância, mantendo-os na idade adulta. Podemos dar a alguém o tratamento do silêncio ou nos tornarmos passivo-agressivos ao perceber que não conseguimos nos impor diretamente. Podemos nos sentir carentes e apegados de uma maneira que é destrutiva para um relacionamento. Podemos nos tornar controladores ou passar a exigir tempo, atenção e amor. O floral Chicory nos recorda com suavidade de perguntarmos a nós mesmos "Qual minha expectativa de que os outros preencham um vazio que existe dentro de mim?". Ele nos ajuda a olhar para dentro de nós, para esses padrões, e a perceber o que precisa ser ajustado. Essa autoconsciência nos permite trazer mais objetividade e integridade aos relacionamentos.

O livro *The Celestine Prophecy*, de James Redfield, nos dá um belo exemplo de como o floral Chicory pode fortalecer a integridade de nossos relacionamentos. Na trama, um professor de ciências parte em uma jornada que lhe revela a natureza energética e metafísica do Universo. A sincronicidade o ajuda a estar no lugar certo, na hora certa, para desvendar as nove revelações de um antigo manuscrito. Na quarta revelação, ele aprende sobre os "dramas de controle", que consistem nas quatro formas principais pelas quais as pessoas manipulam a energia nos relacionamentos. Os quatro padrões são: o Intimidador, que ameaça e exige atenção à força; o Interrogador, que faz perguntas para tirar a pessoa do sério; o Distante, que se mantém calado e frio, obtendo atenção por se mostrar misterioso; e o Coitadinho, que se faz de vítima para despertar atenção sob a forma de pena. Os padrões Intimidador e Interrogador requerem energia, enquanto o Distante e o Coitadinho estabelecem que não dispõem de energia para dar. Contudo, em essência, cada um dos quatro padrões apresenta sua própria versão de um déficit de energia.*

Essas são apenas algumas das muitas formas equivocadas por meio das quais tentamos nos relacionar com os outros. Talvez você reconheça alguns desses padrões em si mesmo, ou em pessoas que ama. Eu com certeza reconheço. Tenho tendência a ser uma Interrogadora. Só me dou conta depois de já ter feito cinco, dez perguntas. Às vezes, percebo que a pessoa talvez até esteja respondendo às minhas perguntas, mas não necessariamente estamos tendo uma conversa. Certa noite, minha filha estava calada e retraída durante o jantar. Perguntei-lhe sobre os deveres escolares, os professores, as aulas de dança – qualquer coisa que eu achasse que podia fazê-la falar. Até que ela explodiu e berrou "Não estou a fim de ser entrevistada toda noite!" Digamos apenas que o jantar não terminou bem. Vendo em retrospectiva, percebo como nossos comportamentos, que exigiam o floral Chicory, estavam nos impedindo de estabelecer uma conexão autêntica e significativa. Ela estava sendo Distante, e eu estava sendo uma Interrogadora. Nossos padrões alimentavam um ao outro e, como a velha história do ovo e da galinha, é impossível determinar qual veio primeiro.

Em *The Celestine Prophecy*, o protagonista aprende uma lição do elemento Fogo – ele descobre como reconectar-se à centelha divina, uma fonte sempre presente de amor. Ele aprende a buscar a natureza, retorna à sua respiração e se sente completo dentro de si antes de tentar se relacionar com os outros. O floral Chicory nos leva a desenvolver o que os pesquisadores chamam de "solidão criativa". A solidão criativa ajuda a cultivar uma relação íntima com nossa paisagem emocional interior, em vez de apenas buscarmos a realização por meio dos outros. *Hobbies* como manter um diário, praticar jardinagem, criar arte, aprender um novo idioma, escrever e tocar um instrumento musical nutrem o elemento Fogo, de modo que podemos nos envolver em relacionamentos com nossa completude intacta.

---

* James Redfield. *The Celestine Prophecy*. Hoover, Alabama: Satori Publishing, 1993, p. 235.

O floral Chicory nos ajuda a nos sentirmos amados, completos e amparados a partir de nosso próprio interior. Estando já seguros com o amor que existe dentro de nosso coração, podemos encarar nossos relacionamentos com clareza e equanimidade. Em vez de competir e manipular os outros para obter o amor, aprendemos a compartilhar o amor que transborda na fonte e pelo nosso coração.

SPREADING PHLOX: CONEXÃO DIRETA ENTRE ALMAS – Alguma vez você conheceu alguém e sentiu uma conexão instantânea e inexplicável com essa pessoa? Sem dúvida essa pessoa é parte de seu esquadrão espiritual, uma tribo especial que desceu do mundo espiritual junto com você, para ajudá-la a realizar sua missão. Encontrar membros de seu esquadrão espiritual pode ser algo muito energizante! Essas pessoas podem lhe parecer familiares, como se você as conhecesse há várias vidas (e provavelmente conhece).

Chamo essa flor (originária do sudoeste dos EUA) de "flor da família espiritual", pois ela pode ser catalizadora para a atração de amigos, parceiros íntimos e conexões profissionais de que necessitamos para manifestar nossas intenções em termos de amor e sucesso. O floral Spreading Phlox projeta para o exterior as forças do coração, de modo que possamos chamar ou atrair as pessoas com as quais temos uma conexão kármica.

Por exemplo, ele nos abre para a sincronicidade de pensarmos em uma pessoa que logo em seguida encontramos. Ou de dizer ao Universo que você quer começar a pintar e, de repente, uma conversa casual no mercado leva você a participar de uma aula de arte nessa mesma noite. Ofereço esse floral a meus pacientes que estão começando a namorar, para ajudá-los a atrair suas almas gêmeas. Mesmo os relacionamentos que não dão certo acabam nos proporcionando lições valiosas a longo prazo. Parte da magia sutil da maneira como esse floral age é realizar nossa reconexão com aqueles que são parte de nossa jornada e de nosso caminho. Ele nos ajuda a atrair, encontrar e estabelecer relacionamentos com as pessoas que estão destinadas a fazer parte de nosso destino, de um modo ou de outro.

Às vezes, o afeto, a naturalidade ou a intimidade em um relacionamento podem ser confundidos com atração romântica. Em outras ocasiões, nós nos sentimos desalentados pelos membros de nossa tribo, pois eles evocam recordações de feridas do passado, que precisamos curar. Os membros de nosso esquadrão espiritual nos ensinam importantes lições de vida, ou revelam verdades profundas que nos impelem a seguir nosso caminho já traçado. Esteja nosso esquadrão espiritual destinado a estar conosco por alguma razão, estação ou por toda a vida, o floral Spreading Phlox nos ajuda a nos reconectarmos com ele.

Baby (Blue) Eyes: restaurar a confiança – Imagine o mais lindo bebê erguendo os olhos para você com inocência e assombro. Ele está próximo do mundo de puro espírito e ainda não enfrentou os espinhos da existência humana. Ele ainda não sentiu decepção ou mágoa e tem a plena expectativa de que todas as suas necessidades serão atendidas. A flor Baby Eyes ("olhos de bebê"), também chamada de Baby Blue Eyes ("olhos azuis de bebê"), ou *Nemophila menziesii*, devolve nossa confiança no amor e ajuda a dissolver o cinismo e a blindagem que formam uma espécie de tecido fibroso de cicatriz ao redor de um coração partido.

A flor lembra um aglomerado de brilhantes olhos azuis com o olhar voltado para o céu. Mas antes de discutir seus dons, é importante destacar que o nome "Baby Blue Eyes" está impregnado do eurocentrismo ocidental. O nome ativa o gatilho em muitas pessoas não brancas, incluindo em mim mesma, pois sugere a inocência perfeita de bebês com olhos azuis. Eu me lembro, como se fosse ontem, quando minha professora do segundo ano disse a toda a classe que "crianças com olhos azuis são especiais". Com tão pouca idade, tão influenciável e como umas das duas únicas crianças negras na classe, aceitei as palavras dela como verdade. Foi só meses depois, quando por acaso repeti tal coisa para minha mãe, que tive a suspeita de que a mitologia dos olhos azuis não era verdadeira. Vamos apenas dizer que minha mãe "quebrou o pau" com a professora! No dia seguinte, a professora pediu desculpas e retirou sua afirmação. Mas, mesmo com as desculpas, as palavras dela haviam se impregnado em minha psique e levaram anos para se calarem. Foi só no Ensino Médio, quando li *The Bluest Eye*, de Toni Morrison, que comecei a compreender o legado de ter trabalhado conscientemente essa ferida psicológica. Quando ofereço essa flor em *workshops* e no consultório, eu a compartilho com imagens de bebês de todos os tipos, pois os querubins cor de chocolate com grandes olhos castanhos também evocam a sabedoria arquetípica dessa flor mágica. É por isso que nesse texto me refiro à flor como "Baby Eyes" (olhos de bebê).

O floral Baby Eyes trata um tipo específico de mágoa: a dor do abandono e rejeição. A experiência original de abandono pode ter acontecido em nossa primeira infância, ou o medo de rejeição pode ter se desenvolvido ao longo do tempo, por meio de uma série de relacionamentos fracassados. Relacionamentos que terminam de repente sem um desfecho ou solução também podem resultar em um sentimento de abandono. O sentimento de abandono pode ainda decorrer da sensação de ter sido abandonado por Deus, por seus antepassados ou pelo mundo espiritual, durante períodos de extrema dificuldade.

Não importa a fonte, o Baby Eyes é indicado para o cinismo, que com frequência se manifesta na forma de comentários enigmáticos ou de sarcasmo, com uma expectativa implícita de que os outros não conseguem responder às nossas necessidades ou não vão fazer isso. Esse floral também nos ajuda quando nos blindamos contra o amor, no esforço de nos protegermos da decepção ou rejeição. Essa se torna uma profecia autorrealizada: enquanto protegemos o coração para que não receba amor, subconscientemente repelimos os outros, até que eles se afastem por conta própria. Aí nos sentimos abandonados e rejeitados de novo! O floral Baby Eyes nos confere intuição e autoconsciência para interromper as voltas que damos nesse carrossel autodestrutivo.

No capítulo sobre a Terra, você aprenderá sobre o floral Mariposa Lily, que atua em nossa relação com o arquétipo da Mãe. É o floral Baby Eyes que ajuda a despertar, equilibrar e curar nossa relação com o arquétipo do pai. No baralho de cartas *Affirm-a-Flower*, Patricia Kaminski faz a seguinte afirmação:

Minha relação com o Pai Celestial cura minha ferida com o Pai Terreno, pelo cultivo de uma relação com o Divino Masculino, na forma de uma presença masculina (homem ou mulher) que seja provedora e fonte de estabilidade.* É o arquétipo do Rei que exerce uma sábia liderança compassiva e dá proteção. Nas tradições judaico-cristãs, o floral Baby Eyes fortalece nossa relação com Deus, o Pai Celestial ou Jesus. Em tradições diaspóricas africanas, esse floral nos alinha com forças identificadas com o masculino, como Obatalá e Xangô.

Ao curarmos nossa relação com o Divino Masculino, nossos relacionamentos aqui na Terra também começam a mudar. Fazia vinte anos que eu não tinha contato com meu pai quando comecei a trabalhar com o floral Baby Eyes. Encontrava-me no meio de minha própria transformação pessoal e sabia que os sentimentos de abandono e rejeição vindos da infância estavam tendo um impacto negativo em minha vida amorosa. As coisas começavam ótimas, mas assim que a intimidade física e emocional aumentava, meus medos subconscientes entravam em cena e eu projetava expectativas negativas no relacionamento. Enquanto eu estava trabalhando com esse floral, meu pai entrou em contato comigo "do nada", por meio de uma mensagem de Facebook. Para minha própria incredulidade, respondi e concordei em vê-lo. O floral Baby Eyes despertou minha disposição para a reconciliação e me ajudou a superar anos de raiva, medo, vergonha e rejeição não trabalhados. Isso marcou o início de uma nova fase em minha relação com meu pai e uma integração de meu próprio masculino, que teve um efeito de cura em todos meus relacionamentos.

Prática Corporal: Ustrasana (Postura do Camelo)

Afirmação: Meu coração é um portal.

Comece na posição ajoelhada, com a palma das mãos nas costas, sob a região lombar. Com suavidade e tranquilidade, percorra o teto com o olhar,

---

* *Affirm a Flower Affirmation Deck*, card "Baby Blue Eyes". Flower Essence Society (FES), www.fesflowers.com.

enquanto cuidadosamente curva o corpo para trás. Ao curvar-se, imagine os quadris fazendo força para a frente, à medida que seu peito se abre para o céu. Puxe as escápulas para baixo e para trás para acentuar o alongamento. Se você é iniciante, mantenha as mãos na região lombar quando estiver se alongando. Para obter um arco mais acentuado, leve uma das mãos ou ambas até os tornozelos, respirando ao mesmo tempo em que mantém essa flexão profunda para trás. Essa postura pode ser bem intensa – mantenha-a apenas enquanto se sentir confortável.

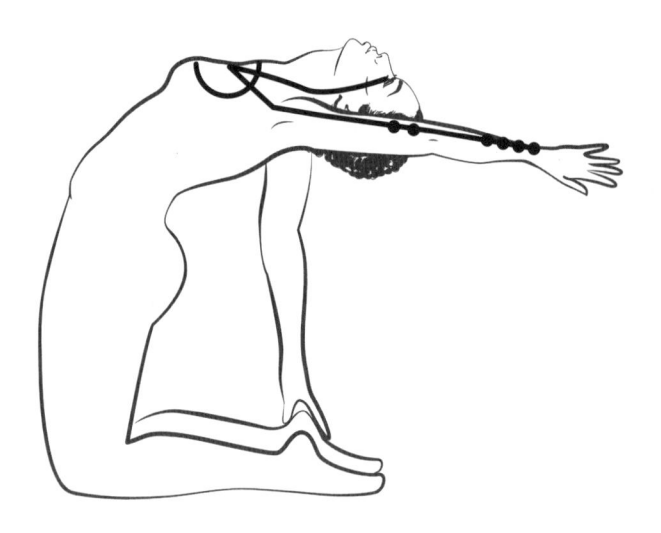

Representação com o Meridiano do Coração.

Visualize um círculo radiante de luz em seu coração. Ao inalar, visualize a luz incidindo de todas as quatro direções e expandindo a luz do coração com calidez e amor. Enquanto exala, visualize uma luz que irradia de seu coração e ilumina cada canto de seu quarto e depois o mundo.

Feche os olhos e repita a afirmação: *Meu coração é um portal.*

Ao completar o exercício, saia da postura de maneira lenta e suave. Termine pousando os quadris sobre os calcanhares, em uma posição ajoelhada. Preste atenção e /ou registre em seu diário quaisquer pensamentos ou sentimentos que surjam.

Lição para a Alma 3: A Alegria Tem Sabor

O riso é o som da alma dançando.
– Jarod Kintz

Na época em que eu era líder de torcida, um de meus gritos de guerra favoritos era mais ou menos assim:

"Sorria, Reluza, Brilhe, isso sempre os atinge –

Sorria (bata palma), Reluza (bata palma), Brilhe!"

O elemento Fogo faz aflorar nossa capacidade de reluzir e brilhar, tal qual o sol de verão (nota: não consigo me lembrar onde estacionei o carro, mas ainda me lembro as palavras *e* os movimentos desse grito de torcida de mais de trinta anos atrás... vai entender!).

Assim como as flores se abrem em sua beleza e glória únicas, nosso elemento Fogo nos ajuda a compartilhar com o mundo nosso caráter único. Nosso cabelo, nosso estilo pessoal, nossa postura e até nosso tom de voz podem transmitir aos outros: eu amo ser eu!

Todos os anos, organizo uma excursão de essências florais ao Jardim Botânico do Brooklyn para experimentar diferentes aspectos do jardim através dos olhos e ouvidos do coração. O pavilhão com a grande aleia de árvores "soa" autoritário e protetor, enquanto o lago pantanoso "soa" descontraído e livre. Por fim, vamos até o santuário de rosas que contém praticamente qualquer variedade de rosas imaginável. Todo ano, ao menos um dos alunos comenta que o jardim de rosas "dá a impressão de uma festa", e eu não poderia concordar mais! Enquanto caminho por entre as rosas, estou ciente de uma exuberância entusiástica entre aquelas belezas. As rosas são flores sociáveis e falantes, que têm muito a dizer (com "falantes", não estou afirmando que eu as escuto com meus ouvidos – refiro-me a uma forma de sintonia com a vibração da planta por meio das consciências Alfa e Theta). As rosas gostam de rir e de ouvir histórias sobre os bons tempos. Elas respondem à música, a quando cantarolamos e às borboletas. Elas elevam o coração com seu encanto. Não causa surpresa que a rosa seja umas das flores características do elemento Fogo.

Por meio do elemento Fogo, aprendemos a rir e brincar sem qualquer preocupação. Aprendemos a colocar de lado nossas responsabilidades para termos um instante de boa e velha diversão. Se você está cansado de ser adulto, é hora de colocar em cena o elemento Fogo. Por meio do Fogo, aprendemos como incluir atividades, pessoas e *hobbies* que nos trazem alegria. O Fogo nos convida a tomar um gole ou dois desse saboroso "suco de alegria" todo dia.

Elisabeth Rochat de la Vallée, respeitada acadêmica e tradutora de textos filosóficos chineses, explica que a alegria do elemento Fogo tem dois aspectos, *xi* e *le*.* Os dois caracteres guardam uma forte relação com a música, e uma exploração de ambos nos dá uma compreensão das origens xamânicas da teoria dos Cinco Elementos. Também nos ajudam a compreender a natureza do elemento Fogo nos dias de hoje.

O primeiro caractere, *le*, está relacionado com a música de cerimônias e rituais da realeza.** Ele significa "alegria, paz e espírito elevado".*** Imagine que você está em um templo antigo. A batida forte dos tambores cria um ritmo cardíaco, uma pulsação unificada que conecta seu coração e espírito com os demais participantes. A música determina que certos ritos sejam executados em momentos específicos. Hoje, podemos sentir esse tipo de unificação e alegria quando vivenciamos a dança africana. O tambor sincroniza os dançarinos, que representam as forças cósmicas e naturais por meio do movimento. Quando o ritmo do tambor sinaliza a pausa (*ba da bop, ba dop bop bop!*), os dançarinos passam em sincronia para o próximo movimento. Esse batimento cardíaco compartilhado, a maneira como nos

---

* Larre, Rochat de la Vallée e Root. *The Seven Emotions*, pp. 106-10.
** *Ibid.*, p. 107.
*** Mestre Wu, "Daoist Imagery and Internal Alchemy", pp. 196-212, 204.

movemos em sincronia com os demais ao longo dos relacionamentos, é um aspecto do elemento Fogo.

O segundo caractere, *xi*, faz referência à alegria de estar em consonância com a vida, um sentimento de harmonia interior e excitação. O *xi* é semelhante ao que os franceses chamam de *joie de vivre*, uma alegria natural por estar vivo. Este é o tipo de alegria interior que cultivamos por meio da gratidão. Também podemos aumentar essa alegria com risos, fazendo coisas que amamos e desfrutando de experiências que nos recordam como é bom simplesmente ser. Mas o que acontece quando não podemos acessar os sentimentos de entusiasmo ou alegria? O elemento Fogo nos ensina a atravessar os sentimentos de tristeza e isolamento para podermos viver nossa melhor vida.

Questões para reflexão

A sua alegria tem sabor? Reserve alguns momentos para refletir sobre as seguintes questões em seu diário:

- O que ilumina sua alma?
- O que você faz para se divertir?
- O que faz você rir alto?
- Quem ou o que desperta sua paixão criativa?
- Quando você se sente mais alegre e viva?

Florais para a alegria

Os seguintes florais nos guiam no despertar de nossa alegria interior:

- California Wild Rose para aprender a amar a vida apesar dos espinhos.
- Zinnia para rir alto.
- Mustard para banhar-se de sol.

CALIFORNIA WILD ROSE: O AMOR EM MEIO AOS ESPINHOS – Ser feliz requer energia. Precisamos do floral California Wild Rose quando simplesmente não temos energia para nos animarmos com coisa alguma. Esse floral é útil quando não nos resta qualquer alegria que nos entusiasme. Não existe *joie de vivre* (alegria de viver). Esse floral também nos ajuda quando enfrentamos sentimentos ambíguos ou apatia, que podem ser resultado de traição, mágoa ou estresse extremo. Desligar e nos afastar do mundo é um mecanismo protetivo de defesa. Às vezes, a dor é intensa demais para que nos importemos. O problema é que, quando nos anestesiamos para a vida, também deixamos de ter alegria ou amor. Como resultado, sentimo-nos frios, infelizes ou indiferentes.

Eu gostaria que o floral California Wild Rose pudesse ter caído dos céus como chuva durante a primavera de 2020. Os adolescentes do Ensino Médio com os quais trabalhei apresentavam uma profunda apatia; diziam coisas como "não importa" acompanhado de um erguer de ombros. O coração deles sofreu um grande golpe. Bailes, viagens e cerimônias de formatura bem como os ritos sociais pelos quais haviam esperado durante toda a vida escolar foram cancelados indefinidamente em razão da pandemia de Covid-19. Por que se entusiasmar com algo se tudo pode simplesmente ser tirado de você? Esse é um clássico momento California Wild Rose.

A pessoa que necessita desse floral pode mostrar-se vazia, ausente ou anestesiada. Há uma sensação de que sua luz interior (seu *shen*) não tem força suficiente para interagir de maneira ativa com o mundo. A pessoa pode também queixar-se de estar se sentindo desconectada e dizer coisas como "a vida é difícil demais" ou "por que eu deveria me importar?". O floral California Wild Rose nos ajuda a restaurar nosso senso de compromisso com a vida, ou, mais precisamente, nosso compromisso com nossa presença na Terra. Esse floral aquece o centro do coração com a afirmação: *Mesmo que haja sofrimento, mesmo que haja dificuldades, eu ainda posso me envolver com a vida. Não preciso me desconectar por completo para me proteger da dor.* Ele ajuda a enfrentar a paralisia emocional que sentimos quando fechamos completamente o coração para não termos de suportar mais sofrimento ou dor.

O elemento Fogo nos recorda que somos essencialmente espírito; nós somos a centelha do cosmos divino que pousou em um corpo. Às vezes, sentimos que não nascemos para enfrentar tanta insensatez na vida – a mágoa, a decepção, os altos e baixos que fazem parte de nossa condição como humanos. Mas o floral California Wild Rose nos auxilia a aceitar os espinhos da vida. É um bálsamo para o coração que nos reconecta com a doçura de estarmos na Terra.

ZINNIA (Zinia): RIR ALTO – o floral Zinnia nos ajuda a despertar a capacidade do elemento Fogo para a alegria infantil, a aventura espontânea e a exuberância desinibida. É um floral que nos ajuda a ver o humor nas pegadinhas que a vida apronta, e nos encoraja a encontrar tempo para brincar. Quando nos levamos a sério demais e nos sentimos sobrecarregados de responsabilidades, essa flor alegre sussurra no ouvido de nossa intuição: "Solte-se! Sorria! Relaxe!"

Esse floral também abre nosso coração à experimentação, ao jogo da vida e à descoberta de novas maneiras de sentir alegria. Ele cala nossas inibições e nossos pensamentos autocríticos, levando-nos a tentar coisas novas. Também aumenta nossa espontaneidade para que possamos ir além das limitações e restrições impostas por nós mesmos à nossa vida. Ao trabalhar com o floral Zinnia, descobri que podia ser espontânea quando planejasse. Parece contraditório, mas havia algo incrivelmente curativo em destinar pequenos períodos de tempo imprevistos em minha vida atribulada, nos quais eu poderia fazer qualquer coisa que me trouxesse alegria naquele momento. Quando trabalho com esse floral, meus pacientes com frequência têm *insights* do que eles de fato gostam de fazer, o que os faz rir e sentir a liberdade do elemento Fogo. Antigos *hobbies* e novas aventuras vêm à tona. Ele também ajuda meus pacientes a se reconectarem com a alegria que existe em suas tarefas rotineiras.

O floral Zinnia nos ensina sobre a total despreocupação, a espontaneidade, a alegria, a capacidade de rir da vida e até sobre a capacidade de rir da dor. Ele é recomendado para qualquer pessoa que tenha perdido a alegria de viver, ou a conexão com a diversão e a fantasia. Assim, é também um floral que ofereço a um paciente que esteja se sentindo sufocado e sobrecarregado com responsabilidades. O elemento Fogo desperta por meio do floral Zinnia e abre nosso coração para mais alegria, riso e diversão.

Mustard (Mostarda): banhe-se de sol – Na Medicina Chinesa, existem cinco tipos de depressão, cada um relacionado com um elemento específico. Cada um tem seu tratamento próprio, que se baseia no elemento específico e na energética que está em ação.

A depressão da Água decorre do peso do *qi* descendente, e nos dá a sensação de que não conseguimos vencer a atração gravitacional para nos erguermos. Nesse tipo de depressão, com frequência sentimos fadiga e vontade de dormir, e não queremos sair da cama. A depressão da Madeira manifesta-se como um sentimento inato de incapacidade de concretizar nosso destino ou caminho. Pode ser o resultado de opressão, de abuso ou mesmo da sensação de que, por algum motivo, não conseguimos nos mexer com facilidade para o alto e para a frente. A depressão do Fogo dá a sensação de que alguém apagou o sol.

O floral Mustard atua sobre a tristeza que se abate sobre nós como uma onda. Às vezes, quando sofremos algum baque, ele pode ser seguido por picos de agitação e de obsessão típicos do elemento Fogo. Esse floral proporciona intuição e equanimidade para aquela tristeza que se abate sobre nós de maneira inesperada, inclusive e especialmente quando não sabemos qual o motivo. Nos casos que requerem esse floral, é como se uma nuvem de chuva nos acompanhasse, como acontece com Ió, personagem do livro infantil *Ursinho Pooh*. Em meio a essa escuridão, é difícil ver as coisas boas que acontecem à nossa volta.

Escute: com a depressão não se brinca. O Instituto Nacional de Saúde Mental dos Estados Unidos relaciona os seguintes sintomas à depressão clínica:

- Tristeza, ansiedade ou sensação de vazio persistentes.
- Sentimentos de desesperança ou pessimismo.
- Sentimentos de irritação, frustração ou inquietação.

- Sentimentos de culpa, inutilidade ou impotência.
- Perda de interesse ou de prazer por *hobbies* e atividades.
- Falta de energia, fadiga, ou sentir-se "devagar".
- Dificuldade para se concentrar, recordar ou tomar decisões.
- Dificuldade para dormir, acordar de madrugada ou dormir demais.
- Mudanças no apetite ou mudanças de peso não planejadas.
- Dores no corpo, dor de cabeça, câimbras ou problemas digestivos sem uma causa física clara e que não melhoram mesmo com tratamento.
- Tentativas de suicídio ou pensamentos de morte ou suicídio.*

O autocuidado com florais é uma ótima maneira de se ajudar enquanto você enfrenta um baixo astral ocasional ou passageiro. Mas se a tristeza e a depressão persistirem, por favor procure a ajuda de um profissional da saúde. Não passe por isso sozinha. Quando em dúvida, converse – com um amigo, conselheiro espiritual ou terapeuta.

Prática Corporal: Natarajasana (Postura de Dançarino)

Afirmação: Eu danço em alegria.

Fique em pé, fixando-se com firmeza sobre o pé direito. Flexione o joelho esquerdo, segurando o dorso do pé esquerdo com a mão esquerda. Estenda a mão direita para o céu ou use uma parede para se equilibrar. Use a mão esquerda para erguer o pé esquerdo. Lentamente, curve-se à altura dos quadris. Sinta uma tensão dinâmica enquanto estende o coração, a mão e o pé na direção do céu, afastando-se uns dos outros como um fogo de artifício que se expande.

---

* "Depression", Instituto Nacional de Saúde Mental (Departamento de Saúde e Serviços Humanos dos Estados Unidos), acesso em 20 de setembro, 2021, https://www.nimh.nih.gov/health/publications/depression/index.shtml.

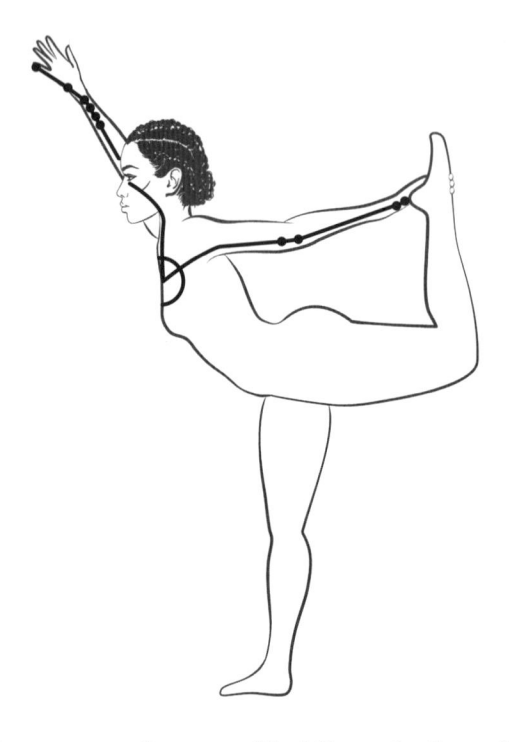

Representação com o Meridiano do Coração.

Visualize que você é um ímã, atraindo para si todas as coisas boas da vida. Diga a afirmação: *Eu danço em alegria*.

Repita do lado oposto

Lição para a Alma 4: Nossos Sentidos são Sagrados

> A iluminação é a intimidade com todas as coisas.
> – Dogen Zenji

Embora todos os elementos desempenhem um papel em nossa sexualidade, é o Fogo que traz o calor para amalgamar elementos divergentes em um único. Por meio da sexualidade, podemos vivenciar a fusão máxima com o outro, uma união que pode nos trazer uma conexão extática com o divino.

Muitas práticas indígenas ao redor do mundo incluem exercícios disciplinados que cultivam a energia sexual com o propósito da união e da manifestação sagradas.

Começamos a vida com a capacidade de nos deleitarmos com nossa sensualidade. Os bebês e crianças pequenas naturalmente exploram seus corpos e tentam sentir o mundo por meio de todos os seus sentidos. Eles colocam coisas na boca para explorar o gosto e a textura. Tocam seus genitais com total despreocupação. A maneira como os adultos respondem a essa sensualidade inata, com frequência cria uma impressão duradoura na forma como vivenciamos o prazer. O elemento Fogo revela quais os obstáculos que impedem a expressão natural e orgânica dos corpos e da sensualidade.

Sim, o elemento Fogo é sensual – mas a sensualidade não é sentida apenas em nossa vida sexual. A ciência ocidental nos pede que usemos os sentidos para validar a realidade. Se não podemos saborear, tocar, ver, cheirar ou ouvir alguma coisa, ela não existe. O elemento Fogo nos ensina que, em vez de serem o portal entre o real e o imaginário, nossos sentidos são ferramentas para vivenciarmos o mundo físico de maneira prazerosa e plena.

Como parte de meu programa de liderança feminina, eu ministro um *workshop* a respeito de intimidade denominado "Girl 7", inspirado pelo filme de Spike Lee sobre uma trabalhadora de sexo por telefone.* No *workshop*, começamos cobrindo os olhos (oi, usando vendas!) para que possamos aumentar o volume de nossos outros sentidos. Cada participante recebe uma substância sensual, como calda de chocolate, mel, *marshmellows*, sorvete ou chantili (os *workshops* mais atrevidos incluem lubrificantes comestíveis). Eu conduzo as mulheres por uma exploração dessa substância sensual por meio de toda a gama de seus sentidos. Convido você a tentar esse exercício sensual de *mindfulness*, a sós ou com alguma pessoa amiga.

---

* O filme de Spike Lee é *Girl 6* (no Brasil, *Garota 6*), de 1996. [N. da T.]

Prática: Roteiro de Meditação *Mindfulness* Sensual

Em primeiro lugar, cubra os olhos. Começamos explorando a sensação do toque. Esfregue a substância na ponta dos dedos para sentir sua textura e temperatura. É leve e macia? Pegajosa? Densa? Quente ou fria? Qual a sensação quando a esfrega no braço ou na face? Perceba como diferentes partes de sua pele são capazes de experimentar a sensação do toque.

A seguir, traga a substância para perto de você e escute atentamente o som dela. Ela estala ou sussurra? Que som chega a seu ouvido quando você a sacode, agita, estica ou aperta?

Se estiver sendo guiada por outra pessoa, note se você tenta adivinhar qual é a substância, ou quanta pressa tem para tentar descobrir se acertou. Em vez disso, use esse momento para estimular a receptividade e a curiosidade.

Em seguida, vamos explorar o cheiro. Em vez de inalar profundamente, apenas coloque suavemente essa substância *sexy* perto de seu nariz. Deixe que o cheiro chegue aos limites de sua percepção. O aroma a atrai ou repele? É um cheiro penetrante, ou é suave e delicado? Nosso sentido do olfato tem uma forte conexão com a memória. O cheiro o faz recordar um momento, lugar ou experiência? A expectativa de saborear a substância lhe dá água na boca?

Por fim, chegamos ao paladar. Note se há uma ressonância entre a textura e o cheiro ao provar a substância com a pontinha da língua. Então, recolha devagar a ponta da língua para o fundo da boca. O sabor muda quando você a prova com as papilas gustativas mais profundas? Agora, coloque-a por completo dentro da boca e permita-se saborear sua complexidade.

Por último, remova a venda e observe a substância como se a visse pela primeira vez. Note sua forma. Descreva suas variações de cor, bem como a maneira como a luz é refletida ou absorvida.

■ ■ ■

O objetivo do exercício – além de excitar e de dar algumas ideias divertidas para o quarto de dormir – é desfrutar uma experiência com todo nosso ser.

Quando aprendemos a usar nossos sentidos desse modo, a vida se torna orgástica. Uma caminhada ao ar livre, o gosto da água salgada do oceano, o aroma de uma vela e o amargo do chocolate escuro que derrete na língua, tudo se torna um convite à sensualidade. Também aprendemos que, quando envolvemos os sentidos em nossa vida sexual (e saímos de dentro de nossas benditas cabeças), desfrutamos de maior intimidade emocional, conexão espiritual e orgasmo físico.

Recorro ao elemento Fogo sempre que alguém está tendo dificuldade em seus relacionamentos sexuais, em especial se a pessoa fica pouco à vontade falando de sexo, masturbação ou prazer. O elemento Fogo nos ajuda quando precisamos acessar fontes de prazer pessoal, sensualidade e êxtase fora de nossa vida sexual. Então, sim, queremos um sexo ótimo, com orgasmos ótimos, e a natureza nos dá respaldo. Mas também precisamos de experiências de êxtase, alegria e prazer em nosso dia a dia. O elemento Fogo nos ensina como criar uma conexão extática com a vida na Terra.

Questões para reflexão

Você vivencia seus sentidos como sendo sagrados? Reserve alguns momentos para refletir sobre as seguintes questões em seu diário:

- Que papel a sensualidade desempenha em sua vida?
- Que sabores, aromas, sons e texturas você aprecia mais?
- Como sua sensualidade é expressada?
- Em quais relacionamentos você tem intimidade emocional, intimidade sexual, ou ambas?
- Existe alguma ferida que inibe sua expressão sexual?
- O que lhe traz prazer? O que lhe traz alegria?

Florais para nossos sentidos sagrados

Os seguintes florais para o elemento Fogo nos ajudam a acessar nossa natureza sensual e nos dão apoio enquanto exploramos os obstáculos que surgem no caminho:

- Hibiscus para intimidade emocional e sexual.
- Pretty Face para beleza interior e exterior.
- Pussy Paws para um toque estimulante.

HIBISCUS (HIBISCO): INTIMIDADE EMOCIONAL E SEXUAL – Arriscando deixar os outros florais com ciúmes, o floral Hibiscus é, sem a menor dúvida, um de meus favoritos. Nos Estados Unidos, desenvolver uma relação com um floral e especializar-se nele são requisitos para a habilitação como terapeuta floral. Quando chegou a hora em que eu daria início a esse grande projeto de pesquisa, o floral Hibiscus destacou-se repetidas vezes.

Antes de falar sobre esse floral, deixe-me falar sobre os *swaggalicious*.* O que é um *swaggalicious*?, você pode se perguntar. Bom. Um *swaggalicious* é uma pessoa – homem, mulher ou não binário – tão estilosa que você só consegue pensar em fazer sexo com ela. Que você tenha a bênção de encontrar alguém assim ao menos uma vez em sua vida. Talvez seja o tamanho e a forma física da pessoa que deixam você excitada, mas em geral é alguma outra coisa – a maneira como ela sorri, caminha, mexe o corpo, a voz, seu estilo pessoal. O que quer que seja, quando você está perto dessa pessoa, uma parte sua derrete. E, embora em teoria possa acontecer, um *swaggalicious* tipicamente não se transforma em um relacionamento duradouro. Essa pessoa é complicada. Às vezes, ela não está disponível emocionalmente. Às vezes, é casada. Às vezes, é apenas uma encrenca tremenda em todos os níveis. Eu achava que era a única com um *swaggalicious*, mas quanto mais falo com meus amigos e pacientes, mais percebo que há muitos deles por aí vagando pela Terra e provocando incêndios com todo seu estilo.

Uma de minhas pacientes manteve o *swaggalicious* dela ao alcance da mão por mais de cinco anos, mesmo sabendo que ele não queria manter um relacionamento de longo prazo e monógamo com ela. A cada poucos meses, os dois se encontravam para fazer um sexo fantástico em algum lugar exótico. Ao longo do tempo, um ficava na casa do outro, e até começava a rolar

---

* Uma gíria que combina *swag* (elegante, estiloso) e *delicious* (delicioso). [N. da T.]

uma certa intimidade. E, invariavelmente, depois desses momentos de intimidade emocional, ou ele desaparecia ou minha paciente deixava de atender as ligações dele.

Você deve estar se perguntando o que o *swaggalicious* tem a ver com o floral Hibiscus. Esse floral ajuda a explorar nossa relação entre intimidade emocional e sexual. Alguns de nós usam a sexualidade para aprofundar a conexão emocional. Alguns usam o sexo para criar uma distância emocional. Alguns se abstêm de sexo para criar uma distância emocional, enquanto alguns de nós se abstêm a fim de criar espaço para uma conexão emocional. Viu com que rapidez tudo isso fica confuso? E alguns de nós fazem todas as coisas anteriores, dependendo do relacionamento. O floral Hibiscus ajuda a descobrir os bloqueios que impedem nossa intimidade emocional e sexual de conviver de maneira harmônica em um relacionamento.

Trabalhando com o Hibiscus como um de seus florais principais, minha paciente começou a analisar as ocasiões em que ela recebeu o *swaggalicious* em sua cama. Descobrimos que ela ligava para ele sempre que um novo relacionamento ganhava algum impulso. O *swaggalicious* estava lá para impedi-la de aproximar-se demais de seu parceiro em potencial, ao dissipar parcialmente a intensidade do medo dela. Ela também chamava o *swaggalicious* para se recompor quando estava terminando algum relacionamento. E se ela sabia que queria terminar com alguém, mas não sabia o que dizer e nem tinha coragem? Isso mesmo, acertou. Ela chamava o *swaggalicious*.

O floral Hibiscus facilita a conexão entre os centros energéticos do coração e sexual, especialmente quando ambos estiveram afastados um do outro. É um adaptógeno, o que significa que pode tanto aquecer quanto esfriar, dependendo do que necessitamos. Ele equilibra o Fogo e a Água: se sua energia sexual ou seu coração parecem frios ou secos, o floral Hibiscus vai aquecer, lubrificar e fazer as coisas fluírem (é por isso que esse floral com frequência é indicado para mulheres na menopausa). Quando as forças sexuais estão inflamadas demais, ele abaixa o fogo o suficiente para que nosso coração possa participar. De um modo ou de outro, esse floral nos ajuda a integrar a intimidade sexual com a emocional, de modo que possamos vivenciar ambas de maneira equilibrada e autêntica.

Em seu ensaio *The Erotic as Power* ["O Erótico como Poder"], a prolífica autora Audre Lorde explora o papel que a sensualidade tem sobre a consciência. Ela critica a maneira como a nossa sociedade passou a compreender o corpo feminino como um objeto. Minha boa amiga Deneen traduziu esse artigo para mim, explicando que, com grande frequência, o corpo das mulheres é basicamente "mobília sexual". Em propagandas, vídeos musicais, músicas na rádio, vídeos do YouTube e redes sociais, vemos com frequência imagens de corpos femininos como algo a ser observado ou exibido, mas desprovido de sentimento e sensação. Ao mesmo tempo, somos expostas à fetichização de certos corpos pelo olhar masculino patriarcal da mídia. O entorpecimento de nosso corpo pode refletir uma blindagem e uma dessensibilização que nos protegem de imagens sexuais ou linguagem explícitas.

Nossa sensualidade tem que ser física. Quer nos identifiquemos como homem, mulher ou não binário, o floral Hibiscus revitaliza nossa sensibilidade à força vital do eros que flui em nossas veias. Ele nos convida a nos perguntarmos: De que maneira minha expressão sexual é uma expressão de amor e de que maneira meu amor está refletido em minha expressão sexual? Esse floral nos guia enquanto exploramos bloqueios em nossa expressão física, emocional e sexual. Seremos nós capazes de trazer nossa sexualidade para os relacionamentos como uma extensão de nosso amor – incluindo o amor-próprio? O floral Hibiscus nos ajuda a explorar a relação que temos com nosso próprio eu sensual bem como a tratar qualquer mágoa em nossa expressão sexual. Ele nos recorda que sexualidade, paixão, sensibilidade e amor estão intimamente conectados.

PRETTY FACE (*TRITELEIA IXIOIDES*): BELEZA INTERIOR E EXTERIOR – Quando você olha no espelho, o que vê? Você faz a si mesma afirmações positivas sobre as coisas que ama? Ou você se fixa naquilo de que não gosta em você? O floral Pretty Face (em português significa "rosto bonito") evoca a deusa africana interior Oxum, que é representada muitas vezes contemplando seu reflexo no espelho. É um floral que atua sobre ambos os polos da vaidade – é possível ser uma pessoa vaidosa demais, e também é problemático se não tivermos vaidade suficiente. O floral Pretty Face nos ensina que ser bonito é agir bonito bem como nos ajuda a ver, reconhecer e irradiar nossa beleza pessoal para o mundo.

Vivemos em uma sociedade onde o privilégio da beleza é real. Pessoas atraentes tendem a se socializar mais, ter melhores descontos e furar longas filas. Mas o padrão atual de beleza é uma droga. A cultura ocidental tem uma definição de beleza bem restrita: branca, magra, jovem e sem deficiências. Não tenho números exatos, mas, pelo que imagino, essa definição exclui algo como 90% das pessoas do planeta. Isso fica especialmente evidente agora, na era das redes sociais, em que fazemos uma quantidade alarmante de *selfies* e na qual nossas imagens vivem *para sempre* no ciberespaço. Sem dúvida, nunca houve tanta pressão para que as pessoas sejam belas.

O floral Pretty Face nos ajuda a analisar os padrões de beleza socialmente impostos e de que maneiras eles nos afetam, consciente ou inconscientemente. Com frequência, compartilho a sabedoria dessa flor com as garotas do Ensino Médio. Infelizmente, a quantidade de colorismo e de mensagens contra os negros que permeiam a cultura *pop* parece não mudar com a rapidez necessária. Minha mãe cresceu no Sul rural na década de 1950, onde a pele negra precisava ser mais clara do que o papel pardo para ser considerada bonita. Avançando setenta anos, minha filha ouve músicas no rádio em que ser um preto de pele clara* é um requisito para ser sensual. Eu me arrepiei na primeira temporada da comédia *Community*, quando a protagonista loira inocentemente sugere que casais birraciais produzem as crianças mais fofas. Epa, qual é? Sério?!?!?

Por mais engajados e evoluídos que afirmemos ser, nossa sociedade tem *muito* trabalho a fazer com esse floral (e, para ser sincera, com o antirracismo em geral. Mas vamos deixar isso para o elemento Madeira). A escritora e

---

* Do inglês, *yellow-boned* - Gíria antiga do sul dos Estados Unidos que se refere a uma mulher negra com tom de pele muito claro. / No Brasil, dizemos "preto de pele clara" [N. da T.]

ativista Sonya Renee Taylor dá grande atenção às visões negativas e socialmente impostas sobre nosso corpo em seu livro *The Body Is Not an Apology: The Power of Radical Self-Love*.* Na obra, a autora analisa as origens da culpa e da vergonha que talvez sintamos quando nos olhamos no espelho bem como os passos que devem ser dados para haver uma mudança no tipo de relação que temos conosco mesmos, por meio de um cuidado radical. Ela escreve:

> Nossas primeiras lembranças de vergonha corporal nos deixaram com a sensação de que algo estava errado conosco, que nossos corpos deveriam ser diferentes do que eram (embora, consequentemente, fossem iguais aos outros corpos à nossa volta). A aparência que decidimos que nossos corpos deveriam ter foi definida em parte pelas mensagens que recebemos. Essas mensagens foram transmitidas e reforçadas pela cultura, pela sociedade, pela política e por nossas famílias. Essas mensagens ficaram conosco.**

O floral Pretty Face traz um profundo respeito pelo corpo, em todos os seus formatos e tamanhos, cores e contextos. Quando nos olhamos no espelho e nos concentramos em nossos defeitos, ele nos repreende com um amoroso "Pare com essa bobagem! Você é bonita do jeito que é, seu corpo é exatamente como deve ser." É um aliado para quem não se acha atraente. É também o floral que recomendo – com tratamento e terapia adequados – para dismorfia, condição em que a pessoa tem uma perspectiva distorcida de seu corpo, dando atenção obsessiva ao que percebe como imperfeições. O que ela vê no espelho não é o que os outros veem. Esse floral nos ajuda a sermos "imperfeitas" e a aceitar que o que vemos como defeitos são parte de nosso pacote inteiro e divino.

O elemento Fogo nos ensina a nos desnudarmos física e emocionalmente. O que vemos no espelho e a maneira como internalizamos o que os

---

* Sonya Renee Taylor. *The Body Is Not an Apology: The Power of Radical Self-Love*. Oakland, Califórnia: Berrett-Koehler Publishers, 2018.
** Taylor. *The Body Is Not an Apology*, p. 34.

outros veem são coisas reais. Mas a relação que temos com nosso próprio corpo é sagrada e íntima. Aprendi essa lição Pretty Face por meio de meu trabalho com a fotógrafa Sparkle Davian. Durante as sessões de foto para seus ensaios *boudoir*,* ela borrifa o floral Pretty Face no ar para fortalecer a confiança de suas clientes. Quando eu me preparava para minha própria sessão de fotos, ela me tranquilizou, explicando:

> Não vou perguntar sobre suas roupas. O mais importante é, como você se sente? Eu quero que as mulheres saibam que a peça mais sensual de *lingerie* não é um corselete de couro, uma calcinha fio-dental ou um sutiã *push-up*... a peça mais sensual é, e sempre será, a confiança. Se uma mulher aceita o conceito de que *toda* mulher tem uma beleza própria, isso irá irradiar em seu olhar, em sua postura e no simples vislumbre de seu ombro.**

O floral Pretty Face – no melhor estilo Oxum – nos ensina a nos produzirmos! Ele nos ajuda a ver as coisas que gostamos em nós mesmos e a realçá-las. Esse floral vai guiá-la enquanto você aprende a apreciar suas partes favoritas e a chamar a atenção para elas (e desviá-la de suas partes não tão favoritas). Eu particularmente adoro meus olhos e meus seios, e por isso você me verá usando sombra com *glitter* e decotes em V. Você adora suas mãos? Enfeite-as com anéis e pulseiras interessantes. Adora seu sorriso? Experimente um novo batom colorido ou um *gloss* brilhante. Adora destacar-se? Use cores ousadas e chamativas. Vejo você, Pretty Face, nos manos com suas barbas atraentes e bem cuidadas e seus tênis novos. Não importa nosso gênero; esse floral nos convida a encontrarmos as coisas que amamos em nós mesmos e a exibi-las para o mundo. A lição importante que ele ensina é como enxergar sua beleza – interior e exterior – e como amá-la com paixão.

Apesar das mensagens que recebeu quando criança (ou talvez por causa delas), minha mãe é a rainha no exercício do "rosto bonito". Quando a visitei

---

* Fotografia íntima e sensual feminina. [N. da T.]
** Sparkle Davian (fotógrafa), em conversa com a autora, março de 2019.

no hospital depois que ela operou um câncer, mamãe já tinha conseguido que as enfermeiras lhe passassem um ousado batom vermelho-vivo. Ela tem armários cheios de sapatos, joias e coisas bonitas que usa para se valorizar e se produzir. Nunca a vi sem ela estar maravilhosa. Mesmo durante a Covid-19, mamãe aparecia nas chamadas por Zoom com maquiagem completa, bem vestida e com joias combinando. O floral Pretty Face ficaria orgulhoso. É assim que se faz, minha gente!

Pussy Paws: um toque estimulante – Passei meu aniversário de 20 anos enquanto estudava em Paris. Consigo reviver sem dificuldade as paisagens, sons e aromas dessa bela cidade. Recordo com carinho minhas manhãs na sacada, com meu café e minha baguete salpicada com mel, fazendo um esforço para não escutar a família que me hospedava fazendo um sexo ruidoso e apaixonado a alguns aposentos de distância. Paris é, de fato, uma cidade sensual.

Enquanto estive lá, fiz diversas amizades transformadoras: uma pessoa que fotografava moda e que me apresentou a cena *hip-hop underground*; uma norte-americana negra para quem trabalhei como babá; e a improvável amizade com Claire, uma mulher branca de 50 anos e com espírito aventureiro. Certa noite, ela me levou à casa de uns amigos para uma reunião, com a comida mais deliciosa do planeta Terra. Os amigos dela me chamaram de *gourmand*. Eu não sabia o que aquilo significava e consultei meu dicionário de bolso francês-inglês (sim, isso foi antes dos *smartphones* e do Google). Na descrição do dicionário *gourmand* significava "ambiciosa". Na mesma hora me senti constrangida e insultada.

Perguntei a Claire por que os amigos dela foram tão grosseiros a ponto de me chamar de ambiciosa – e na minha cara! Seria por acharem que eu não entendia o idioma (o que em parte era verdade)? Claire riu e explicou que ser chamado de *gourmand* é um elogio em francês, sendo uma palavra que não tem um equivalente em inglês. Significa mais ou menos saber apreciar coisas deliciosas, e partilha a mesma raiz da palavra "gourmet". Significa deliciar-se com texturas, sabores e aromas da cozinha. Em outras palavras, eu era uma "gulosa viciada em bons pratos".

Lembro-me dessa história sempre que penso no floral Pussy Paws. A flor [originária da Califórnia e cujo nome em português significa "pata de gato"] parece tanto com uma bolinha fofa de algodão que você tem vontade de acariciar o rosto com ela. Esse floral nos desperta para a delícia do toque, um dos cinco sentidos que muitas vezes subestimamos. O prazer que um guloso sente ao degustar uma deliciosa refeição é o mesmo êxtase que o floral Pussy Paws nos ajuda a despertar quando experimentamos as texturas do mundo.

Invariavelmente, nos aplicativos de namoro, alguém irá perguntar, "Qual é sua linguagem do amor?" Já vi respostas *muito* criativas (e preocupantes) a essa questão! Mas a linha de discussão se refere a um livro de Gary Chapman, chamado *The Five Love Languages: How to Express Heartfelt Commitment to Your Mate*.* Esse livro ganhou tanta popularidade que teve uma série de sequências: *The Five Love Languages of Children, The Five Love Languages of Teens, The Five Love Languages for Educators*, e assim por diante. Parte do que torna os conceitos tão aplicáveis a todo o amplo espectro de relacionamentos é que o desejo de amar e ser amado está profundamente codificado na psique humana. Relaciono os padrões arquetípicos de amor de Chapman aos cinco elementos:

1. Tempo de qualidade: Água – experiências significativas que criam confiança e conexão ao longo do tempo.
2. Palavras de afirmação: Madeira – uso de nossas palavras para elogiar, valorizar e encorajar um ao outro.
3. Atos de serviço: Terra – dedicação de energia ou tempo à reflexão sobre como tornar mais fácil a vida da outra pessoa.
4. Presentes: Metal – oferecimento de um símbolo do mundo material para representar algo espiritual ou intangível (incluindo o amor).
5. Toque físico: Fogo – conexão e intimidade por meio do toque.

---

* Gary D. Chapman e Amy Summers. *The Five Love Languages: How to Express Heartfelt Commitment to Your Mate.* Nashville, Tennessee: LifeWay Press, 2010.

Falemos um pouco sobre a questão do toque físico. Lembre-se, o elemento Fogo está envolvido em todo e qualquer relacionamento, não importa qual seja a forma de expressão. Mas o elemento Fogo é especialmente estimulado (ou desestimulado) pela natureza do toque íntimo e do afeto.

O floral Pussy Paws ensina como incorporar o toque seguro, apropriado e amoroso em nossos relacionamentos. A palavra-chave aqui é *apropriado*. Não é apropriado, como Donald Trump foi gravado dizendo "agarrá-las pela vagina". O toque físico violento (bem como a linguagem violenta) reverbera por nosso sistema nervoso, choca o coração e espalha o *shen*. Nosso elemento Fogo também responde ao toque que carece de transparência ou integridade. Aquele abraço ou comentário de um colega que nos deixa a dúvida "Que raios foi aquilo?" vai alertar nossos "sentidos-aranha". Esse floral traz para nossa percepção consciente as experiências de toque com as quais ainda não fizemos as pazes.

Esse floral também nos ajuda no caso de termos alguma aversão ao toque. Para fugir de um abraço, você pode dar um sobressalto quando alguém a toca ou fazer um desvio ao estilo *Matrix*. A intimidade física, ou a ausência dela, pode construir ou destruir um relacionamento amoroso, e o floral Pussy Paws pode ser um aliado poderoso para casais que têm dificuldade com sua conexão sexual. Ajuda a encontrar novas formas de conexão por meio do toque, como massagem, abraços ou ficar de mãos dadas, pode abrir as portas para a intimidade até nos relacionamentos mais complicados. Esse floral nos auxilia a explorar as razões por trás da aversão física e a superá-las de modo que não se tornem um obstáculo à intimidade emocional.

O floral Pussy Paws vai expandir também nossa percepção de como criar o toque adequado em relacionamentos não sexuais. Por exemplo, o adolescente que está explorando o próprio corpo pode não gostar mais tanto de abraçar como antes. Mas se o toque físico é sua linguagem do amor, pode ser que ele anseie por afirmações táteis de carinho. Bichos de pelúcia, tecidos legais ou um aperto de mão talvez possam preencher esse vazio. Em casa ou no trabalho, quando você intuir a necessidade de um toque físico, experimente um "toque aqui" de palmas bem abertas (*high five*),* tocar os punhos fechados ou dar um tapa nas costas, em vez de partir para um abraço. Adoro aqueles vídeos de professores que criam um aperto de mão especial para cada aluno da classe; é um poderoso exemplo do elemento Fogo em ação.

Faça uma pausa e esfregue as pontas dos dedos umas nas outras. Perceba as sensações entre elas. Deslize os dedos por seus braços. Toque suas roupas e sinta as formas do corpo por baixo do tecido. O floral Pussy Paws fortalece essa atenção à textura e ao toque. Claro, isso é muito bom durante a intimidade sexual, em que nossa experiência do toque tem extrema importância. Isso inclui as sensações na ponta dos dedos, as sensações nas paredes da vagina ou ao longo do pênis, as sensações em nossas zonas erógenas, ou mesmo as sensações em pontos do corpo aos quais não costumamos prestar atenção. Esse floral desperta a sensibilidade da pele. Já tive alunos que me contaram que, quando estão tomando o floral Pussy Paws, até mesmo o simples ato de passar manteiga de karité pela manhã se torna uma experiência sensual.

Prática Corporal: Garudasana (Postura da Águia)

Afirmação: Meus sentidos são sagrados.

Fique em pé, fixando-se com firmeza no pé direito e enraizando-se no chão. Erga lentamente o joelho esquerdo, cruzando-o sobre o direito, enquanto se abaixa em um agachamento suave. Depois de encontrar o equilíbrio, passe o braço esquerdo por baixo do direito, cruzando-os na altura dos cotovelos, e de

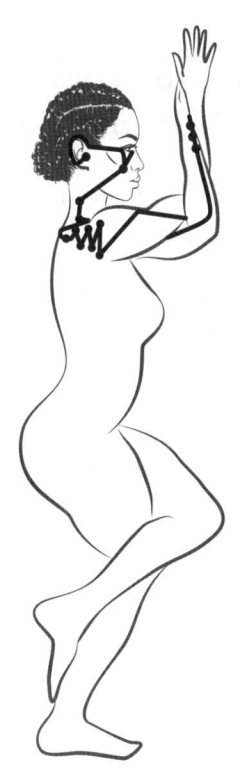

Representação com o Meridiano do Intestino Delgado.

---

* Cumprimento comum utilizado em vários países, em que as pessoas erguem o braço e batem as palmas das mãos abertas. [N. da T.]

novo na altura dos pulsos, para unir a palma das mãos (se a posição for desconfortável, coloque as mãos nos ombros, na postura de autoabraço).

Os músculos do períneo são aqueles que você usaria para interromper o xixi. Contraia e solte essa musculatura três vezes para criar uma sensação pulsante.

Leve sua atenção para os lugares que sua pele toca.

Feche os olhos e mantenha a posição enquanto afirma: *Meus sentidos são sagrados*. Repita do lado oposto.

A Música é Medicinal: *Playlist* para o Elemento Fogo

As músicas do elemento Fogo despertam sua sensualidade e ativam suas forças do coração. Embora todas as canções de amor pertençam ao elemento Fogo, as músicas dessa lista evocam características e sons adicionais do Fogo. Tais músicas nos fazem lembrar não só do amor romântico, mas também do amor do elemento Fogo pela vida e pela centelha divina que compartilhamos.

"Best Day of My Life" – American Authors
Álbum: Oh, What a Lie, Mercury-Island, 2013

Minha melhor amiga e eu tocamos essa música sempre que estamos num baixo astral. É uma música alegre, repleta da vida e da vitalidade do elemento Fogo. Esse elemento nos ensina como receber cada dia com exuberância e alegria. Quando acordamos e saudamos o dia berrando "este é o melhor dia da minha vida", estamos ativando a entusiástica celebração do Fogo.

"Turn Down for What?" – DJ Snake and Lil Jon
Single, Columbia Records, 2013

Duvido muito que você consiga ficar parado enquanto escuta essa música. O elemento Fogo é o mais yang de todos os elementos. A energia dessa canção nos levanta e torna expansivos, prontos para fazer e acontecer. Ela soa como um estopim que está a ponto de explodir! E uma vez que estamos experienciando ficar para cima, sob a influência do elemento Fogo, quem é que vai querer ficar para baixo?

"Mood 4 Eva" – Beyoncé, Jay-Z e Childish Gambino
Álbum: The Lion King: The Gift, Parkwood Columbia, 2019

E por falar em curtir a nós mesmos, "Mood 4 Eva" explora a alegria e a celebração do elemento Fogo quando atingimos o auge do sucesso. Essa música foi escrita para a adaptação de *O Rei Leão* para *live action*, em 2019, e sua melodia foi inspirada pela clássica *vibe* "não se preocupe", de Hakuna Matata. O elemento Fogo nos ensina como deixar de lado nossas preocupações e viver a vida como se ela fosse uma grande festa.

"Dance Tonight" – Lucy Pearl
Álbum: Lucy Pearl, Virgin Records, 2000

O elemento Fogo está conosco sempre que estamos dançando, festejando e nos sentindo livres. Até mesmo aquela orgia de compras na Amazon traz um gostinho desse elemento. Ele nos recorda que a vida deve ser desfrutada – e que devemos nos sentir bem ao fazê-lo. O Fogo grita: "Veja como eu brilho!" Quer você esteja comemorando, quer esteja se exibindo, é o Fogo.

"La Vie en Rose" – Grace Jones
Álbum: Portfolio, Island Records, 1977

Essa música foi originalmente escrita e interpretada por Edith Piaf em 1943, mas, desde então, houve um zilhão de *covers*. Minha versão favorita é a da deusa Grace Jones. "La Vie em Rose" ["A Vida em Cor-de-Rosa"] conta a história de uma jovem que se apaixona loucamente. O mundo dela tem um tom rosado, fazendo com que mesmo os momentos mais difíceis pareçam leves e soltos. Quando estamos loucamente apaixonados pela vida, somos beijados e abençoados pelo elemento Fogo. Ele nos ajuda a ver o mundo através de lentes cor-de-rosa – com otimismo e alegria.

"You're Never Fully Dressed Without a Smile" – Sia
Álbum: Annie, Columbia-Roc Nation Records, 2014

O elemento Fogo classicamente é diagnosticado por meio de uma voz risonha. Essa voz soa como se estivesse sorrindo, mesmo quando está contrariada. A música nos leva de volta ao assombro infantil do filme *Annie*, a que cresci assistindo e foi remixado para uma nova geração em 2014. A música é deliciosa. Com o Fogo, evocamos uma energia infantil. Essa música nos recorda que sorrir (e rir) é infalível para ativar o *qi* de nosso elemento Fogo.

"Eternal Flame" – the Bangles
Álbum: Everything, CBS/Liberation, 1989

A vocalista dessa música tem uma clássica voz do elemento Fogo. Se você fechar os olhos, pode quase imaginá-la sorrindo por trás da letra, que transmite a profunda saudade que ela sente. O elemento Fogo inflama nosso coração com paixão e desejo, e essa música nos recorda que o amor é eterno.

"Skin" – Rihanna
Álbum: Loud, Def Jam Recordings, 2010

Essa canção é supersensual, como tudo da sereia Rihanna. Em "Skin" ["Pele"], sentimos a sensualidade ardente do elemento Fogo. O Fogo nos ensina a acolher o prazer do toque, a desfrutá-lo e a nos deliciarmos com ele. Ele nos desperta para as texturas e sensações que nossa pele encontra. O elemento Fogo nos ensina tudo sobre o prazer – não apenas o prazer do sexo, mas o prazer como a base de nosso ser.

"Naked" – Ella Mai
Álbum: Ella Mai, 10 Summers/Interscope, 2018

Uma amiga minha ministra uma série de *workshops* de yoga baseados no princípio de "trazer sacralidade à nudez".* Embora algumas pessoas hesitem diante da ideia de praticar yoga completamente nus, a Deusa Nua do Yoga nos recorda uma lição que está no coração do elemento Fogo: não queremos nada além de sermos vistos como somos e sermos amados por completo. Assim como o Fogo, essa música e minha amiga nos ensinam que estar nus não tem a ver apenas com estar desnudos fisicamente – tem a ver também com a vulnerabilidade que sentimos quando estamos emocionalmente expostos. O elemento Fogo impulsiona nosso desejo de sermos amados, a despeito de nossos defeitos e inseguranças, e derrete a muralha de gelo que construímos para esconder e proteger o coração.

"Pressure" – Ari Lennox
Single, Dreamville/Interscope, 2021

Essa cantora sensual, sedutora, captura a essência lúdica do elemento Fogo em "Pressure". O elemento Fogo nos ajuda a superarmos nossas inibições e a termos a confiança de pedir por aquilo que nos traz alegria e prazer. Quer estejamos no quarto ou na sala de reuniões, o elemento Fogo está lá para assegurar que estamos vivendo nossa vida mais orgástica.

"A Rose Is Still a Rose" – Aretha Franklin
Álbum: A Rose Is Still A Rose, Arista Records, 1998

A rosa é, por excelência, a flor do elemento Fogo e tem sido a cura para o coração desde o Mundo Antigo. Essa música nos recorda da perseverança e

---

* Kimberly Baker Simms. TheNakedYogaGoddess.com, em conversa com a autora, fevereiro de 2021.

da resiliência do coração. A rosa exibe uma beleza extraordinária – como nossa vida – ainda que tenha espinhos. O elemento Fogo nos lembra de que, não importa os tombos e golpes que enfrentemos ao longo do caminho, o coração continua tão puro e belo quanto uma rosa.

"Como la Flor" – Selena
Álbum: Entre En Mi Mundo, EMI Latin, 1992

A melodia alegre e dançante de "Como La Flor" ressoa com o elemento Fogo. Na letra, a maravilhosa cantora Selena compara seu coração a uma flor romântica que foi dada a uma pessoa amada. Na fase Fogo de qualquer romance, o amor floresce de maneira abundante. Mas toda estação muda e, assim como uma flor, sem o afeto e a atenção do Fogo, o amor no coração dela acaba murchando e morre.

"Love thy Will be Done" – Martika
Álbum: Martika's Kitchen, Sony Music, 1991

Muitas pessoas ignoram essa canção do lado B escrita pelo artista conhecido como Prince e interpretado por Martika. A música "Love thy Will be Done" ["Amor, Seja Feita a Tua Vontade"] nos conecta com a divindade majestosa do elemento Fogo, recordando-nos da sacralidade de uma vida que se desenrola como deveria. Essa música direciona o amor de nosso coração para a extraordinária perfeição de um poder superior. O elemento Fogo nos ensina como amar a vida e toda a criação como se fosse pelos olhos do Divino, não importando o que vivenciemos como meros mortais.

O Fogo na Prática: Arrume Tempo para a Alegria

O elemento Fogo nos inspira a viver uma vida plena de alegria, intimidade, diversão, emoção, conexão e paixão. O problema é que muitas vezes ficamos tão envolvidos na rotina diária que esquecemos de reservar algum tempo para pessoas, lugares ou experiências que alimentam nossa alma. Use as orientações a seguir para criar uma lista de atividades que mantenham viva a chama de seu elemento Fogo.

Iluminações

Quando escurece, é hora de acender as luzes! As atividades em nossa lista *Iluminações* devem ser fáceis e acessíveis, sem que exijam muito tempo, dinheiro ou esforço. Nossas *Iluminações* mantêm firme e resiliente a luz que existe em nosso coração.

Podemos ter como objetivo fazer ao menos uma dessas práticas todos os dias.

Exemplos:

- Ouvir sua música ou *playlist* preferida
- Preparar suas comidas favoritas
- Café pela manhã (o gosto amargo do café está associado ao elemento Fogo!)
- Desfrutar de um banho de espuma ou de uma ducha deliciosamente prolongada
- Usar seu perfume, sabonete ou produto corporal favorito
- Bater papo com um amigo
- Aconchegar-se com a pessoa amada
- Passar algum tempo na natureza
- Brincar com animais de estimação
- Quebra-cabeças ou livros de colorir
- Prece
- Meditação
- Exercícios (fáceis e viáveis, como uma aula de yoga de 15 minutos ou uma caminhada)
- Ler um livro que você curta
- Trabalhar em um projeto que desperte sua paixão

Velas

O próximo conjunto de atividades a ser identificado são suas *Velas*. Como as velas, as atividades nesta lista serão acesas periódica ou ritualisticamente para garantir que nosso elemento Fogo tenha um brilho saudável. Planeje acender com regularidade essas velas – uma vez por semana ou mesmo mensalmente – pois elas necessitam de mais esforço e planejamento do que as *Iluminações* diárias.

Exemplos:

- Fazer um curso ou *workshop* sobre um tema pelo qual você é apaixonada
- Sair para jantar ou ir ao cinema
- Fazer parte de um time esportivo
- Comprar ou colher flores frescas
- Noite de jogos com a família ou amigos
- Fazer compras por lazer
- Aulas de dança ou de academia
- Solidão criativa (incluindo jejuns de rede social)
- Vestir-se bem
- Testar uma receita nova ou *gourmet*
- Fazer um passeio de dia inteiro a uma atração próxima (museu, parque, praia etc. – consulte uma lista de locais em sua cidade ou eventos e atividades gratuitos)
- Rituais de lua cheia/lua nova
- Visitar parentes que moram longe
- Sair à noite (sozinha ou acompanhada)
- Massagem ou acupuntura
- Ver ou maratonar uma série favorita
- Sexo ou intimidade física (dependendo de sua libido, pode ser incluído em sua rotina diária)

Fogos de artifício

Os fogos de artifício são reservados para ocasiões especiais e comemorações. Participamos das atividades em nossa lista de *Fogos de Artifício* com menos frequência porque elas podem exigir planejamento, tempo ou compromisso financeiro significativos. Elas têm o potencial de reacender nossa chama piloto, fazer nosso coração bater mais forte e aliviar o estresse. Podemos planejar nossos *Fogos de Artifício* a cada estação, anualmente ou nos momentos especiais, nos quais nosso elemento Fogo precisa de um estímulo.

Exemplos:

- Um dia de *spa*
- Férias/viagem
- Festival de vinhos
- Concerto
- Parque de diversões
- Ensaio fotográfico
- Dar uma repaginada (mudar o estilo de cabelo, renovar o guarda-roupa etc.)
- Dar uma festa
- Aventura ao ar livre (fazer trilha, acampar, praticar escalada, esquiar etc.)
- Andar de balão
- Atividades aquáticas (andar de canoa, barco, caiaque ou moto aquática, praticar windsurf etc.)
- Iniciação espiritual ou rituais

Depois de criar suas listas, é hora de pegar seu calendário pessoal! Veja se consegue reservar algum tempo para as atividades que identificou, incluindo práticas de cada categoria. Lembre-se de oferecer gratidão pelo privilégio e bênção de poder celebrar sua luz!

Capítulo 6

Terra Firme

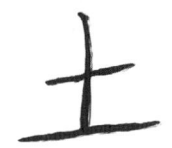

土

A FASE DO ELEMENTO TERRA amadurece depois do elemento Fogo. Quando o elemento Terra está enraizado e equilibrado, conseguimos suprir as necessidades de nosso corpo, de nossa família e de nossa comunidade. Fazemos escolhas alimentares e de bem-estar em função da saúde física, emocional e espiritual. Assim como somos nutridos pelos alimentos, o elemento Terra nos ajuda a digerir nossas experiências. Nossas ações dão substância ao brilho que estamos prontos para manifestar.

Características do Elemento Terra

Podemos reconhecer as qualidades arquetípicas do elemento Terra por meio das seguintes características:

- Estação: fim do verão; transição entre as estações
- Fase: fruto
- Cor: amarelo
- Energética: faz o *qi* girar
- Emoções centrais: empatia, ressonância
- Som: canto
- Meridianos: Estômago e Baço

Estação: fim do verão

Em alguns textos de acupuntura, o elemento Terra é associado com o fim do verão, época em que o ar se torna pesado e denso de umidade. A lentidão e a letargia que sentimos em um dia quente e abafado ressoa muito com a experiência de um elemento Terra fora de equilíbrio. Contudo, na sequência cosmológica dos cinco elementos, a Terra assume uma posição como eixo de uma roda que traz o Fogo ao sul, a Água ao norte, a Madeira ao leste o Metal ao oeste:

> Quando a Terra é colocada no centro, seu papel em relação às estações fica evidente. Ela na verdade não pertence a nenhuma estação, sendo o pivô neutro ao redor do qual o ciclo estacional se desenrola [...]. A Terra realiza o papel de recarga ao final das estações. Assim, ao final de cada estação, a energia retorna à Terra para que haja regeneração.*

O elemento Terra traz uma energia estabilizadora que nos ajuda a ficarmos ancorados em meio às mudanças. Em minha prática clínica, recorro ao elemento Terra para ajudar uma pessoa a permanecer centrada e presente em si mesma enquanto o mundo muda à sua volta. O elemento Terra está associado com nosso lar, com o ambiente, o corpo físico e a conexão com a natureza. Nossas relações com a Mãe Terra, a gestação e a fertilidade estão todas dentro de seu domínio.

Esse elemento também nos dá suporte enquanto acumulamos, digerimos e assimilamos emoções e nossas experiências, além de como nossa alma é nutrida por tudo o que consumimos. Estudo e processos mentais que exigem concentração e a integração de grande volume de informações dependem do elemento Terra para ter êxito. Por ser o elemento da substância, a Terra favorece a arte da materialização e nossa capacidade de trazer pensamentos abstratos e ideias dos éteres para o mundo material.

---

* Giovanni Maciocia. *The Foundations of Chinese Medicine*. Edimburgo, Reino Unido: Elsevier Churchill Livingstone, 2005, p. 30.

Fase: fruto

No ciclo de vida da natureza, a flor é seguida pelo fruto. O elemento Terra traz à nossa mente a cornucópia da abundância, transbordando em sua capacidade de nutrir e sustentar a vida. Quando celebramos os frutos de nosso trabalho, estamos tirando um momento para reconhecer as dádivas e bênçãos que recebemos como recompensa por nosso compromisso e dedicação.

Igualmente, em nosso ciclo de vida, quando florescemos e nos enchemos com abundância e amor, somos compelidos a nos oferecermos para servirmos aos outros. O elemento Terra reforça nossa capacidade de oferecer uma nutrição emocional, física e espiritual a nós mesmos e àqueles com quem nos importamos. Ele está associado com a Mãe arquetípica e com a maneira como trazemos ao mundo amor e carinho, do mesmo modo como a Mãe Terra sustenta e nutre toda a vida no planeta.

Cor: amarelo

A cor do elemento Terra é o amarelo-ouro, como o colorido vivo de girassóis, dentes-de-leão e campos de trigo. Encontramos o dourado nas folhas vibrantes que mudam de cor no outono. O milho, que na cultura nativa estadunidense tem uma longa associação com os ciclos e ritmos da Mãe Terra, reflete a característica dourada do elemento Terra.

Energética: faz o *qi* girar

Assim como a Terra faz um movimento de rotação ao redor de seu eixo, o movimento energético do elemento Terra é circular e rotatório. A qualidade circular do elemento Terra evoca o símbolo do círculo comunitário. Em vez de relacionamentos hierárquicos, em que uma pessoa é melhor ou ocupa uma posição mais elevada, a Terra enfatiza relacionamentos em que todos nos unimos como iguais por um bem comum. A rotação do planeta também cria sua atração gravitacional. Da mesma maneira, o *qi* do elemento Terra saudável nos ajuda a nos sentirmos centrados, enraizados e solidamente estabelecidos em nosso corpo.

O movimento circular, rotatório do *qi* manifesta-se sob a forma de "pensamentos excessivos". Quando em desequilíbrio, o elemento Terra faz nossos pensamentos darem voltas e mais voltas de modo que eles nunca se resolvem ou se materializam. Esse padrão circular de pensamento pode ser vivenciado como ansiedade ou preocupação. Ele surge quando ficamos pensando sobre algo repetidas vezes, mas não conseguimos descobrir uma maneira de fazer com que as coisas aconteçam ou melhorem.

Emoções centrais: empatia, ressonância

O elemento Terra nos confere a capacidade de sentir compaixão perante o sofrimento dos outros, bem como de compartilhar as alegrias da humanidade. Sentimos ressonância simpática quando casualmente dizemos a um amigo "Sei como você se sente". Isso expressa a compaixão da Terra, pois basicamente estamos dizendo "Entendo você. Compartilho essa experiência humana com você". O elemento Terra nos ensina solidariedade e empatia; e como darmos apoio, bondade, atenção e cuidado. Quando em equilíbrio, somos capazes de sentir as necessidades uns dos outros. Lemos as pistas não verbais e podemos responder de maneira adequada. Quando em desequilíbrio, pode-nos faltar a sensibilidade emocional necessária para relacionamentos saudáveis. Em outros casos, a Terra desequilibrada nos faz absorver coisas demais do ambiente ou dos sentimentos de outras pessoas, de tal modo que perdemos nosso centro energético. O elemento Terra ajuda a nos trazer de volta para nós mesmos de modo que possamos permanecer calmos, centrados e lúcidos. Outras emoções e sensações associadas ao elemento Terra incluem:

Preocupação	Ansiedade	Dismorfia
Enraizado	Centrado	Empatia
Solidariedade	Pensamento excessivo	Estagnação
Letargia	Falta de clareza	Confusão
Sentir-se pesado	Sem chão	Confusão mental

O elemento Terra alinha-se de modo íntimo com a camada etérica do corpo sutil (às vezes, chamado de corpo emocional ou energético). Mesmo que essa frase seja nova para você, todos nós já experimentamos algum aspecto do corpo etérico. Você já sentiu como se estivesse sendo observada e ao virar-se tem alguém com o olhar fixo em você? A pessoa não está tocando você fisicamente, mas energeticamente. Uma vez que nossas emoções vivem sobretudo em nosso corpo etérico, pessoas com corpo etérico sensível tendem a ser muito empáticas e com frequência podem pressentir quando alguém está com raiva ou triste, mesmo que suas palavras indiquem algo diferente. Estar no meio de muita gente pode perturbar o sistema nervoso de pessoas sensíveis do ponto de vista etérico, e elas podem precisar de algum tempo a sós para se recuperarem depois da interação intensa com os outros.

Não apenas estamos conectados uns aos outros, como também estamos conectados à própria Terra. Ressonância de Schumann é o nome dado às energias eletromagnéticas responsáveis pela mudança de estações, marés e padrões do tempo. Se você se sente um pouco mais emotiva durante a lua cheia, isso reflete sua conexão com a ressonância de Schumann. Nossos corpos eletromagnéticos têm uma sinergia muito próxima com os polos eletromagnéticos da Terra, e pessoas com corpo etérico sensível com frequência são afetadas por eclipses, equinócios, solstícios e mudanças do tempo. Se suas costas doem porque faz frio lá fora, se você ganha uns quilos a mais durante seu ciclo mensal, ou se seu joelho "dói" sempre que chove, você sabe exatamente do que estou falando. Os sentimentos de conexão e reconforto que sentimos ao passar algum tempo na natureza também são uma extensão dessa ressonância. A sabedoria popular e a medicina espiritual estão profundamente embasadas em nossa relação com os ritmos, estações e energias da Terra.

Som: canto

O som do elemento Terra na voz de uma pessoa é o "cantar", com agudos e graves melódicos que lembram uma canção de ninar reconfortante. Podemos ouvir o elemento Terra em nossas vozes ao imaginarmos que estamos perguntando para uma criancinha "Aaaaah, você fez um dodói?". Podemos ouvir o elemento Terra em músicas que têm uma qualidade relaxante, melódica. A música que transmite um senso de "redondeza" e letras que expressam carência, solidariedade ou compaixão também ressoam fortemente com o elemento Terra. Também ouvimos o elemento Terra em músicas que afirmam nossa interdependência e os vínculos que nos conectam como família, tribo, nação ou raça humana.

Meridianos: Baço e Estômago

O Baço e o Estômago são os órgãos internos associados com o elemento Terra, que é responsável por nossa digestão. Esta não inclui apenas a maneira como digerimos o alimento, mas também nossa capacidade de digerir informações, emoções e experiências. A saúde de nosso elemento Terra determina o quão bem somos nutridos por nossa vida.

O Meridiano do Estômago [**Figura 6.1**] começa logo abaixo do olho, desce pela face e pela mandíbula, antes de ascender ao topo da cabeça. Daí, ele desce percorrendo a frente do corpo, a frente da coxa e da canela bem como o dorso do pé antes de terminar na lateral da

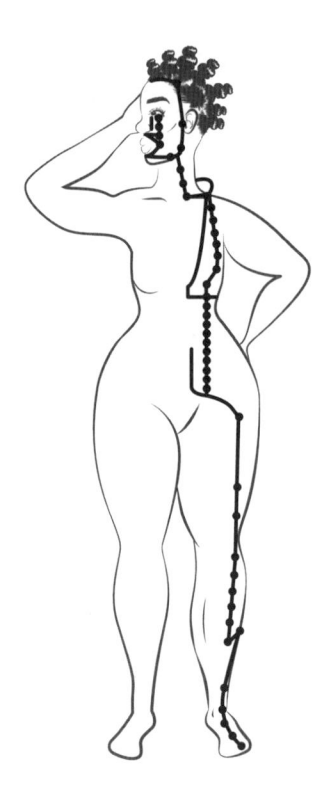

6.1 Meridiano do Estômago.

ponta do segundo dedo do pé. O Meridiano do Baço [**Figura 6.2**] começa na face interna do dedão do pé e segue pela borda interna do pé, antes de subir pela face interna da perna e da coxa. Perto da virilha, o meridiano mergulha na cavidade abdominal e depois emerge pela lateral do peito antes de terminar na lateral da caixa torácica. Quando o elemento Terra está em desequilíbrio, podemos apresentar alguns dos seguintes sintomas:

- Problemas digestivos
- Ganho de peso
- Fraqueza muscular
- Alimentação emocional
- Doenças do sangue
- Dor de cabeça/confusão mental
- Fadiga/letargia, em especial depois de comer
- Muco ou catarro
- Ânsia por açúcar

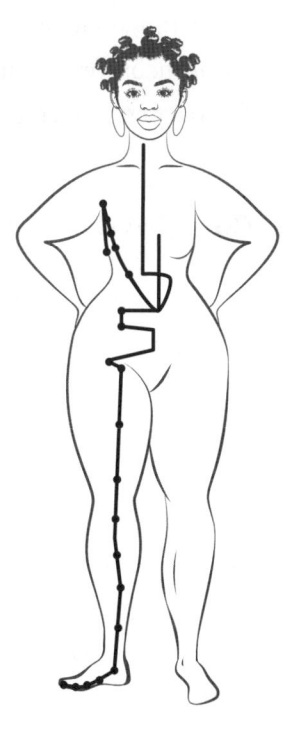

6.2 Meridiano do Baço.

O elemento Terra é favorecido por uma dieta saudável que evita excessos. Ele é nutrido pelo *mindful eating* (alimentação com atenção plena) e uma dieta que inclua grande variedade de frutas, legumes, grãos e proteínas, ingeridos a intervalos regulares. No yoga, posturas que fortalecem o fogo digestivo no plexo solar e aquelas com torções e amarrações ativam a Terra, enquanto posturas de equilíbrio nos permitem sentir a estabilidade da Terra sob nossos pés. Os meridianos do elemento Terra correm ao longo das canelas e pela frente das coxas; massagens suaves nessas áreas irão também nutrir o elemento Terra.

Por fim, o elemento Terra pode ser evocado em qualquer prática de yoga que incorpore o autocuidado amoroso e reconheça a majestade do corpo físico como um templo para o espírito.

Lição para a Alma 1: Honre as Mães

> Seja extremamente devotado a alguém, ou a algo.
> Estime cada percepção.
> Ao mesmo tempo, abandone a ideia de controle.
> Permita à pessoa Amada ser ela mesma, e mudar.
> – THE RADIANCE SUTRAS ("Sutras do Resplendor"), Verso 98

A raiz latina da palavra "material", *mater*, significa mãe. Não importa por qual ângulo examinemos, tudo no universo físico, manifestado, nasceu de uma mãe. O arquétipo da Mãe existe desde o princípio da própria vida. Um de meus professores, Baba Ifasanmi Adesanya Awoyade, com frequência recordava a seus afilhados que "Se você tem umbigo, você tem mãe". Por meio do elemento Terra, somos chamados a honrar não apenas a mãe que nos deu à luz, mas o coletivo das mães que nutrem toda a vida – mães cósmicas, mães espirituais, nossos cuidadores (homens ou mulheres) e a própria Mãe Terra. Tudo pelo que passamos em nossa existência terrena acontece porque as mães divinas da criação permitiram que se materializasse. Sempre que desejo que algo importante se concretize – um novo projeto, um parceiro, abundância financeira ou crescimento espiritual –, imagino essas mães sorrindo para mim lá de cima. "Mãe, posso?"

Sim, você pode.

O princípio da mãe cria e nutre o receptáculo físico para que o espírito ganhe existência no mundo material. Outros arquétipos associados com a Mãe incluem o Cuidador, a Nutriz, o Mestre, o Salvador e o Curador. O elemento Terra nos ajuda a ativar tais arquétipos em nossa psique. Em *The Hero and the Outlaw*, as autoras dividem 12 arquétipos contemporâneos da cultura do consumo em quatro necessidades básicas da psique humana.

O arquétipo Nutriz/Cuidador é classificado entre os arquétipos que trabalham para dar estrutura ao mundo.* Ele está entre os arquétipos do Governante e do Criador, na mesma categoria. Essa força da psique é responsável por dar forma ao invisível.

Nossa existência começa como um pensamento, reconhecido ou não, na mente de nossos pais. Uma vez concebidos, nós nos aninhamos no útero de nossa mãe por nove meses, recebendo os nutrientes de que precisamos para a formação de ossos, sangue, carne, mente e alma. Muitas coisas podem dar errado ao longo desse intrincado processo. Dependendo de nossas circunstâncias únicas, as condições foram ótimas ou não. Mas, se você está lendo (ou ouvindo) este livro, houve suficientes acertos para que você viesse ao mundo. O elemento Terra ajuda o miraculoso processo pelo qual alguma coisa passa de ideia – puro espírito – a uma entidade manifestada no mundo físico.

O elemento Terra rege esse caminho de materialização. Esse processo está em andamento nos níveis macro e micro, onde quer que estejamos dando à luz algo, seja um bebê, um negócio ou um livro. O elemento Terra nos ajuda a usar nossa visão e nossas ideias para torná-las tangíveis, realizáveis e ligadas à Terra. É assim que manifestamos a vida que queremos. Mas, assim como acontece com um bebê no útero, essa manifestação não ocorre da noite para o dia. Ela requer dedicação, compromisso, devoção e cuidados diários. Esse é o trabalho humilde do elemento Terra.

O elemento Terra nos ajuda a viver arquétipos como a Mãe/Cuidador, o Jardineiro e o Fazendeiro. A Mãe (homem ou mulher) cuida das crianças, dia após dia. O Fazendeiro levanta todas as manhãs, pega os ovos das galinhas, ordenha as vacas e ara os campos. Isso significa muito trabalho e muita dedicação. Imagine um jardineiro que rega as plantas e capina o jardim, cantando com alegria para suas plantas aliadas. Agora, imagine o jardineiro que acorda e diz "Ah, puxa, não acredito que tenho que regar essas benditas plantas de

---

* Margaret Mark e Carol S. Pearson. *The Hero and the Outlaw: Harnessing the Power of Archetypes to Create a Winning Brand.* Nova York: McGraw-Hill, 2002), pp. 205-262. [*O Herói e o Fora-da-Lei.* São Paulo: Cultrix, 2003.]

novo!" O jardim desse jardineiro não vai durar muito, e a sua atitude ruim vai gerar outra amiga do elemento Terra: a *procrastinação*. O elemento Terra nos confere um saudável ajuste de atitude quando enfrentamos resistência ou sobrecarga, de modo que possamos encarar a rotina diária com paciência, dedicação, amor, compromisso e humildade.

Falando em humildade, esses humildes arquétipos não têm nada de exibicionistas. Não existe pompa e circunstância no que diz respeito ao elemento Terra. Aprendi sobre esse aspecto enquanto "cuidava da terra que ficava sob minhas unhas".* Em outras palavras: a Terra é pé no chão e prática. Ela nos ajuda a nos ocuparmos com coisas que não são tão divertidas ou convidativas, mas que, mesmo assim, precisam ser feitas. Tem tudo a ver com o trabalho dos bastidores, do tipo que não fica muito tempo sob os holofotes. Quero dizer, fora um *reel* ocasional nas redes sociais, o jardineiro não posta fotos suas regando as flores todo santo dia.

Da mesma forma que a Terra gira ao redor de seu eixo, quando esse aspecto da Terra está em desequilíbrio, podemos ter ideias que ficam dando voltas em nossa cabeça. Tais ideias nunca irão se concretizar se você não as trouxer à luz por meio da ação. Pense na pessoa que diz que vai começar um negócio, mas dez anos depois ainda está falando isso, sem nunca ter dado um passo para a concretização de seu plano. As ideias estão lá, o entusiasmo está lá e a motivação talvez esteja também. Mas, por algum motivo, há uma desconexão entre as ideias e sua manifestação física de fato.

Todo elemento na Medicina Chinesa tem um componente espiritual, e o espírito da Terra é chamado *yi*. O glifo para *yi* é poético e poderoso: ele mostra o caractere para "coração" debaixo do caractere para "música", indagando-nos: "Será que estamos cantando a música de nosso coração?"** O *yi* do elemento Terra nos ajuda a sair do lugar em que estamos presos e é

---

* Notas do Fim de Semana de Treinamento em Mentoria Alquímica, Lorie Dechar, 2018.
**Lorie Dechar. *Five Spirits: Alchemical Acupuncture for Psychological and Spiritual Healing*. Asheville, Carolina do Norte: Chiron Publications/Lantern Books, 2006, pp. 218-19.

responsável por garantir que nossa inspiração vinda do céu seja fortalecida e animada pelas energias da Terra. Passo a passo, as coisas se tornam reais. O elemento Terra nos ensina o modo de transformar nossos sonhos em realidade: parte por parte, pouco a pouco, dia a dia.

O elemento Terra está conosco para nos manter centrados e comprometidos durante tudo aquilo que não pode se concretizar da noite para o dia – por exemplo, escrever um livro, perder dez quilos, aprender uma nova habilidade ou criar um ser humano decente. Algumas coisas exigem nossa dedicação durante semanas, meses, anos ou até vidas inteiras. Estamos aqui graças aos sacrifícios e escolhas das mães das mães de nossas mães.

Quando honramos as mães no processo criativo, honramos as forças da dedicação, do carinho, do sacrifício e do compromisso, que nos permitem existir.

Questões para reflexão

Como você se relaciona com o Arquétipo da Mãe? Reserve alguns momentos para refletir sobre as seguintes questões em seu diário:

- Quem desempenhou um papel materno para você?
- Como é sua relação com sua mãe? Com suas avós?
- Qual é sua relação com a Terra?
- Como você cuida de si mesma?
- Como você se sente quanto a suas responsabilidades?
- A quem ou a que você é devotada?
- O que, em sua vida, está pedindo por sua dedicação comprometida e inabalável?
- Quais são os próximos passos concretos para realizar sua visão ou objetivo?

Florais para honrar as mães

Os seguintes florais nos ajudam a cultivar as qualidades associadas com a energia da Mãe arquetípica:

- Mariposa Lily para acolhimento e dedicação.
- Quince para equilibrar força e vulnerabilidade.
- Tundra Rose para um compromisso alegre.
- Elm para atrair apoio.

Mariposa Lily (Lírio-mariposa): o abraço de uma mãe – Mariposa Lily é o floral básico para despertar e curar o arquétipo da Mãe. Quando você ouve a palavra "mãe", o que lhe vem à mente? A mídia e a cultura *pop* nos dão muitas opções. Você pensa em mães que parecem ter tudo sob controle, como Jane Brady ou Rainbow Johnson? Mães fortemente protetoras, dispostas a tudo, como a formidável Tasha St. Patrick?* Você imagina a rainha Beyoncé e sua barriga de grávida levando a pequena Blue Ivy pela mão? E que tal variações da maternidade como Kris Jenner, Marge Simpson e Angelina Jolie?

Vamos fazer uma breve pausa para ponderar sobre a magnitude desse arquétipo tão antigo, que evoluiu ao longo dos milênios. Profundamente arraigada em nossa psique, há uma ideia do que é e o que não é uma "mãe". Nunca existiu um arquétipo que tenha sido tão venerado, celebrado e demonizado. É um arquétipo que engloba diversos mitos, da mãe doce e sorridente à madrasta malvada.

Em seu livro *Archetypes: A Beginner's Guide to Your Inner-Net*, a autora Caroline Myss escreve sobre a evolução do arquétipo da mãe no mundo ocidental:

> No instante em que alguém lhe diz que uma mulher é uma *Mãe Perfeita*, você imediatamente imagina uma ótima cozinheira, com uma casa charmosa e bem arrumada, que ajuda os filhos com o dever de casa, vai a todos os eventos esportivos deles, ouve seus problemas, recebe os amigos deles para passar a noite e faz *brownies*. Mesmo que as palavras *Mãe Perfeita* tragam associações

---

* Jane Brady, Rainbow Johnson e Tasha St. Patrick são personagens de séries de televisão. [N. da T.]

dolorosas com uma infância não tão perfeita assim, você ainda tem a projeção da figura materna ideal firmemente plantada em sua psique.*

O que o floral Mariposa Lily tem de maravilhoso é que ele nos ajuda a conciliar as diferenças que existem entre as qualidades divinizadas do Arquétipo da Mãe – amor incondicional, sempre doando-se, sempre cuidando e compassiva – e a realidade de mãe que vivenciamos na Terra. Na vida real, as mães são humanas. Isso significa que as mães cometem erros enquanto estão se curando de seus próprios traumas – e fazem o melhor que podem sem um manual ou uma carteira de habilitação. Alguns de nós têm relacionamentos bonitos e harmoniosos com nossas mães ou com nossos filhos. Outros têm relacionamentos dolorosos, que são distantes, cheios de conflitos ou inexistentes. O floral Mariposa Lily ajuda a fazer as pazes com a dor, a culpa, a vergonha e a mágoa que possamos sentir ao pensarmos no papel que o Arquétipo da Mãe cumpre na vida. Ele ajuda a trazer compaixão à relação entre mãe e filho. Esse floral facilita a percepção e a cura de feridas profundas ainda por resolver. Por meio dessa cura, passamos a perceber o Arquétipo da Mãe como nossa capacidade inata de cuidar dos outros assim como de nós mesmos.

Eu adoro a série de tevê *This Is Us*, porque é um dos retratos mais honestos da relação mãe-filha que já vi. As redes sociais estão repletas de imagens de "melhores amigas", com mães e filhas que vestem roupas combinando. De vez em quando, ainda, aparecem nas redes sociais mensagens do tipo: "Dê uma checada nas suas amigas mães que têm filhas obstinadas – nós não estamos bem", que, ao mesmo tempo, fazem rir e tocam em um ponto sensível. *This Is Us* explora ambos os lados dessa dinâmica complicada. Por meio de Kate e Rebecca, vemos que a maternidade nem sempre é alegre – às vezes, ela é cheia de dores e contradições, permeada de amor que pode ser mal interpretado. Assisto a alguns episódios com lágrimas nos olhos, imaginando o que aconteceria se o floral Mariposa Lily abençoasse essa dupla fictícia.

---

* Caroline Myss. *Archetypes: A Beginner's Guide to Your Inner-Net*. Carlsbad, Califórnia: Hay House, 2014, p. 2.

Esse floral ajuda a suavizar a desilusão e as expectativas que esgarçam os laços entre mãe e filho. Ele abre a comunicação e a conexão em todos os relacionamentos entre pais e filhos. Via de regra, recorro a ele quando um paciente precisa redesenhar sua relação com os filhos, em especial durante períodos de transição: da concepção à gestação, da gestação ao recém-nascido, do recém-nascido à criança pequena, da criança pequena à idade escolar, da idade escolar ao adolescente, do adolescente ao jovem adulto. Esses estágios transicionais frequentemente exigem que as condições do contrato genitor-filho sejam renegociadas, e o floral Mariposa Lily facilita esse processo. Ele é muito útil no pós-parto, pois os novos pais e mães enfrentam a sensação de sobrecarga e de que "não são bons o bastante" em seu novo papel. Esse floral também é útil para os pais que se sentem distantes ou incapazes de se conectarem emocionalmente com os filhos.

Não importa em que estágio de nosso desenvolvimento estejamos ou qual possa ser nossa relação com nossas mães, o floral Mariposa Lily adiciona doçura e compaixão à relação com aqueles que nos deram a vida e com aqueles a quem demos a vida. Mesmo que não tenhamos acesso a nossas mães no mundo físico em razão de morte, desentendimento ou distância física, ele ajuda a trazer consciência e cura a esta, que é a mais primordial das relações.

O floral Mariposa Lily ajuda na ativação positiva de todas as variações do Arquétipo da Mãe, incluindo o Cuidador, a Nutriz, o Mestre, o Salvador e o Curador. É um aliado de qualquer pessoa que necessite de apoio para constituir uma presença amorosa, sensível e carinhosa enquanto ajuda algo ou alguém a se desenvolver. Embora alinhada com o Sagrado Feminino, essa qualidade não se manifesta apenas por meio das mulheres. A flor Mariposa Lily é bonita e delicada, e nos ensina sobre a capacidade que a alma humana tem de cuidar.

Uma espécie que é parente próxima dessa bela flor, a Splendid Mariposa Lily, nos ajuda a honrar o dom da vida e também a nos conectarmos às forças nutrizes que podemos receber de nossas mães primordiais. O floral Splendid Mariposa Lily nos conecta com forças como Iemanjá, poderosa divindade do panteão Iorubá que é guardiã de todas as crianças. As histórias ancestrais nos contam que os oceanos, rios e riachos da Terra surgiram quando as águas uterinas de Iemanjá se romperam. Toda a vida é nutrida no útero de Iemanjá. Podemos também honrar Gaia, a personificação primordial da Terra na mitologia grega, e Asase Yaa, o grande espírito feminino da Terra na tradição Akan.* Essas mães ancestrais e cósmicas ainda estão aqui para nos guiar, cuidar e reconfortar.

QUINCE (MARMELO): FORÇA E VULNERABILIDADE – Embora seja mais conhecido por seu fruto comestível, o marmelo pertence à família da rosa. Como todas as rosas, ele tem uma afinidade com as coisas do coração. No entanto, ao contrário das pétalas delicadas da rosa comum, as pétalas rosadas da flor do marmelo são espessas e robustas. O floral Quince nos recorda que o amor requer força. Ele nos ajuda a dizer "Eu te amo, mas *não*", estabelecendo os limites e a disciplina necessários para relacionamentos acolhedores e carinhosos.

Na linha A de metrô de Nova York, entre o Brooklyn e Manhattan, costumava haver um pôster com um uma foto, tirada de baixo para cima, de uma *mama* negra com as mãos nos quadris e uma expressão feroz no rosto. A legenda dizia "Ela não ama ser durona – ela é durona porque ama". Infelizmente, essa é uma imagem estereotipada da maternidade negra – a mãe que não atura tolices e tem a mão pesada. Ela é alvo de deboche e de reprovação. Não aceita respostas impertinentes e é ligeira nos castigos, como a personagem Rochelle, interpretada por Tachina Arnold na comédia de televisão *Todo Mundo Odeia o Chris* (*Everybody Hates Chris*) – na verdade, uma de minhas *mamas* favoritas de todos os tempos! Não conheço nenhuma mãe negra que seja na vida real igual a essa caricatura. Aquelas que conheço tentam equilibrar atitudes firmes e receptivas, impositivas e compreensivas.

O floral Quince é uma de minhas essências favoritas para minhas pacientes "mama" que precisam ser nutrizes e disciplinadoras originais. Essa função não é apenas muito pesada, mas também pode ser confusa! A maioria das pessoas vai ser rigorosa demais com algumas coisas e leniente

---

* Povo habitante de Gana e Costa do Marfim, na África Ocidental. [N. da T.]

demais com outras. Esse floral ajuda a encontrar um equilíbrio entre flexibilidade e determinação; amor exigente *versus* um empurrãozinho carinhoso na direção certa.

A essência floral assegura a força necessária para permitirmos àqueles que amamos que vivenciem as consequências de suas ações. Pode também conferir suavidade e sensibilidade ao disciplinador que é duro demais ao aplicar a justiça. O arquétipo maternal inclui a Mamãe Pássaro, que sai em busca de minhocas, volta com elas para o ninho e carinhosamente coloca o alimento nos biquinhos dos bebês. Esse é um papel que exige sensibilidade e carinho. Mas a Mamãe Pássaro também lança seus bebês para fora do ninho quando é chegada a hora. É necessário ter no coração alguma força e determinação para amar tanto alguém a ponto de fazê-lo cair para que possa voar. O floral Quince dá indicações sobre como preparar o terreno para estabelecer limites e consequências que sejam justos e amorosos.

Esse floral nos recorda que, quando estabelecemos um limite, não precisamos fazê-lo aos berros, com descontrole ou angústias. Podemos apenas dizer *não*. Lembro-me da primeira reunião que tive com a professora do segundo ano de minha filha. Quando pedi à professora uma cópia de um exercício, ela respondeu "não" com muita doçura, em uma voz supergentil. Houve uma discrepância tão grande entre seu jeito e suas palavras que acreditei ter ouvido errado! Quando perguntei uma segunda vez, ficou claro que o "não" dela era definitivo. E ponto final.

O floral Quince nos ajuda a combinar poder e suavidade em todos os relacionamentos. Minha amiga Khalilah, uma mulher poderosa em todos os aspectos de sua curta vida, foi uma verdadeira potência a ser reconhecida. Ela dominava as atenções por onde quer que fosse e impunha uma autoridade indiscutível. Isso a ajudou demais em sua carreira, em que enfrentou sem temor o racismo sistêmico na educação. Mas aquilo pelo qual mais vou me lembrar de Khalilah não é seu trabalho na comunidade. Não! Aquilo de que mais vou me lembrar é seu coração.

Khalilah me ensinou a lição mais importante do floral Quince: como ser uma mulher que assume seu próprio poder e ainda assim está aberta para o amor. Costumávamos conversar sobre como, sendo mulheres negras, às vezes sentimos não ter o direito, o privilégio ou os meios para equilibrar todo nosso poder no mundo exterior com a vulnerabilidade em nossos espaços mais íntimos. Espaços onde não temos controle. Espaços onde não temos as respostas. Espaços onde precisamos de uma ajuda que não sabemos nem pedir, quanto mais receber. Estou totalmente convencida de que Khalilah entrou em minha vida para me ensinar a ser, como ela definiu:

> Suave e saudável
>
> Acolhedora e animada
>
> Vulnerável e ingênua

Foi no sofá de Khalilah que dormi por sete dias seguidos, durante a pior fase de meu divórcio. E foi para Khalilah que liguei, à beira do pânico, antes de meu primeiro encontro pós-divórcio. Ela me aconselhou a "ser pontual e arrasar no batom!". O que continua sendo até hoje o melhor conselho que já recebi com relação a encontros.

TUNDRA ROSE (FLOR ORIGINÁRIA DO ALASCA): COMPROMISSO ALEGRE – Para comemorar meus 40 anos, completei um desafio de quarenta dias de Hot Yoga. Ao final, eu me sentia uma supermulher. Minhas costas estavam alongadas e eretas. Em vez de curvar os ombros, como de costume, eu caminhava projetando o coração para a frente – vulnerável, exposto e destemido. Sentia a energia em partes do corpo que antes estavam entorpecidas e esquecidas. Até meus ovários estavam falando. Comecei o desafio com uma declaração grandiosa: "Estou farta de me sentir lerda e de depender de café. Vou transformar minha saúde!". Meu Eu Espiritual disse: "Então, por que você não faz um desafio de quarenta dias de yoga?". "Sim!", meu Eu Terreno respondeu. Então, todos juntos ficamos empolgados. Imaginei-me forte e flexível depois do desafio. Podia me ver em lindas roupas coloridas de yoga. Podia ouvir meus amigos me perguntando como tinha conseguido. Podia até me ver comemorando o sucesso com uma festa. Uma grande festa para mim! Viva eu!

A visão e o entusiasmo (obrigada, Madeira e Fogo!) são suficientes para nos deixar motivados, às vezes até o suficiente para nos fazer entrar em ação. Mas eles não nos dão sustentação durante todo o processo. Chega uma hora em que o entusiasmo esfria e a visão se torna embaçada, à medida que aceitamos e lidamos com o compromisso monótono e mundano que requer o cuidar de um bebê, um projeto ou uma ideia brilhante. Como um desafio de quarenta dias de yoga.

O floral Tundra Rose nos ajuda a dar valor às escolhas entediantes, pouco glamorosas e muitas vezes indesejáveis, que devemos fazer todos os dias para que uma visão se torne realidade, e a persistir nelas. Em relação a meu desafio de yoga, isso incluía aceitar:

- Acordar às 5 da manhã quando a aula das 6 era a única que se encaixava em minha agenda.
- beber o que parecia ser um zilhão de litros de água, para não desmaiar no tapete de yoga (na verdade, eram só três litros e meio, mas mesmo assim).
- Arrastar uma criança sonolenta, ainda de pijamas, para a aula de yoga numa manhã de sábado (pré-Covid-19).
- *Leggings* velhas e regatas furadas (em vez das roupas sensuais que tinha em mente).
- Roupa para lavar... muita roupa para lavar.

O floral Tundra Rose nos fortalece durante a monotonia de tarefas complicadas, esgotantes e nunca reconhecidas que são executadas nos bastidores. Para cada jovem que vemos agradecendo à mãe na formatura do Ensino Médio, sabemos que houve cerca de seis mil, quinhentos e setenta dias – alguns bons, outros terríveis – até chegar àquele momento. Para cada livro que lemos, milhares de horas foram gastas na escrita, em sonhos, em planos, na digitação e na correção de cada erro e vírgula que faltava (um salve para a Copy Qween, Logan Gamble e toda minha equipe na Llewellyn Worldwide!). Esse floral foi um enorme aliado para minha paciente que tinha um peso no coração por conta da responsabilidade incessante de cozinhar, limpar e passar horas ao telefone com a companhia de seguros depois que seu parceiro sofreu uma lesão traumática.

Na versão da Disney do conto de fadas "Branca de Neve", os sete anões mantinham o alto astral e o bom humor assobiando enquanto trabalhavam. Do mesmo modo, a bela cor amarela da flor Tundra Rose traz alegria ao coração enquanto assumimos nossas responsabilidades e lidamos com nossas tarefas. Tal sentimento é a essência da devoção, e esse floral dá amparo ao ato de servir, alegre, comprometido e oferecido com amor.

Elm (Olmo): sistemas de apoio – Visualize um belo e vigoroso olmo, mantendo-se de pé sozinho. Quando contemplamos a força individual do olmo, estamos na verdade testemunhando a força que é alimentada por uma comunidade. Em *The Hidden Life of Trees*, Peter Wohlleben descreve os sistemas intrincados e invisíveis de conexão e comunicação entre as árvores em uma floresta. Cada árvore tem suas próprias exigências em termos de solo, luz, água e assim por diante, e, no entanto, as árvores ajudam umas às outras, equilibrando a distribuição dos nutrientes de modo que todas elas possam prosperar.

> A taxa de fotossíntese é a mesma para todas as árvores. Ao que parece, as árvores estão equalizando as diferenças entre as fortes e as fracas. Essa equalização está acontecendo debaixo da terra, por meio das raízes. Fica evidente que há um animado intercâmbio acontecendo lá embaixo. Quem tiver abundância de açúcar passa adiante, quem tem falta recebe ajuda [...]. "Uma corrente só é tão forte quanto seu elo mais fraco." Por saberem intuitivamente disso, as árvores não hesitam em ajudar umas às outras.*

Wohlleben apresenta as várias maneiras pelas quais as árvores se comunicam entre si, por meio de uma ciência que está além de nossa percepção

---

* Peter Wohlleben. *The Hidden Life of Trees: What They Feel, How They Communicate: Discoveries from a Secret World*. Nova York: HarperCollins, 2020, pp. 25-7.

comum. Por exemplo, quando uma girafa começa a comer as folhas de uma árvore de acácia, a planta emite uma mensagem para suas vizinhas através das raízes. As outras árvores respondem liberando um composto tóxico nas folhas, que a girafa consegue sentir, afastando-se e indo continuar sua refeição a uma centena de metros de distância. Uma árvore que perde a capacidade de comunicar-se com suas companheiras, em decorrência de doença ou trauma, é a primeira a sofrer infestação de insetos. Dos fungos às raízes, o mundo natural tem meios verdadeiramente mágicos de comunicar-se, de depender uns dos outros e de se ajudar. O floral Elm nos ensina o que essas árvores sabem desde sempre: somos melhores juntos.

O floral Elm nos torna receptivos à ajuda, de modo que também possamos ser nutridos por nossa comunidade. Ele ressoa de modo íntimo com o arquétipo do Herói, que é ativado em pessoas que sentem uma forte compulsão a dar um jeito em tudo. Elas serão as primeiras a se oferecerem para uma tarefa que precisa ser feita e, com frequência, terão êxito em realizar sozinhas as muitas tarefas que mantêm um lar, uma empresa ou um projeto funcionando sem problemas. A pessoa a quem o floral Elm pode beneficiar acredita, de maneira consciente ou inconsciente, que não precisa ou não merece ser ajudada. Esse floral nos permite aliviar a pressão das expectativas internas e externas. Ele nos ajuda a sermos realistas e sensíveis às demandas que estão diante de nós e a termos clareza quanto ao que de fato temos condição de assumir.

Esse floral nos ajuda a reorganizar aquilo que temos diante de nós, fazer uma avaliação e dizer "Certo, eu na verdade não tenho que fazer *isto*; posso abrir mão do controle e permitir que, neste caso, outra pessoa assuma". Ou nos ajuda a dizer "Ah, você sabe que *há* alguém a quem posso pedir ajuda. Não preciso fazer isso sozinha". Considero o floral Elm um aliado que fortalece aquilo que Caroline Myss identifica como sendo a vocação do arquétipo do Cuidador:

- Decidir conscientemente quando e como cuidar de alguém.
- Cuidar dos outros por compaixão, nunca por culpa ou obrigação.

- Cuidar de si mesmo, para poder ter as forças física, emocional e espiritual necessárias para cuidar dos outros.
- Ser totalmente dono de seu destino para poder ajudar os outros[*]

Uma pessoa que precisa do floral Elm irá começar a refletir sobre os modos compulsivos com os quais assume novas tarefas e projetos bem como sobre aquilo que pode ser tirado de sua reponsabilidade. Esse floral nos dá permissão para aceitar ajuda e promove a percepção das crenças limitantes que constituem obstáculos para que recebamos ajuda. Talvez acreditemos que seria necessária energia ou tempo demais para ensinar a uma pessoa como ajudar, ou talvez exista o medo de nos decepcionarmos com os outros se dependermos deles. Ou, nosso ego – acostumado a ser o Curador ou Salvador – nos leve a crer que somos a única ou a melhor pessoa para fazer o trabalho. O floral Elm ajuda a desfazer o mito de que devemos resolver tudo sozinhos e nos permite receber ajuda de onde quer que ela possa estar vindo. Geralmente, a ajuda de que necessitamos já está à nossa volta – só precisamos pedi-la.

Prática Corporal: Malasana (Postura do Agachamento)

Afirmação: Dou à luz, amparo, dou permissão.

Comece ficando em pé, com os pés separados por uma distância levemente maior que a largura dos quadris, os dedos apontando para fora. Flexione lentamente os joelhos, aproximando os quadris do chão. Se quiser, coloque almofadas, cobertores ou blocos sob o cóccix, de modo a conseguir manter a postura confortável. Junte as mãos na posição de prece, pousando suavemente os cotovelos nos joelhos, ou usando-os para aumentar o agachamento. Abaixe os calcanhares até o chão, se puder fazer isso sem esforço excessivo. Alongue a coluna enquanto ergue o alto da cabeça na direção do céu e afunda os quadris na direção da terra.

---

[*] Myss, *Archetypes*, p. 101.

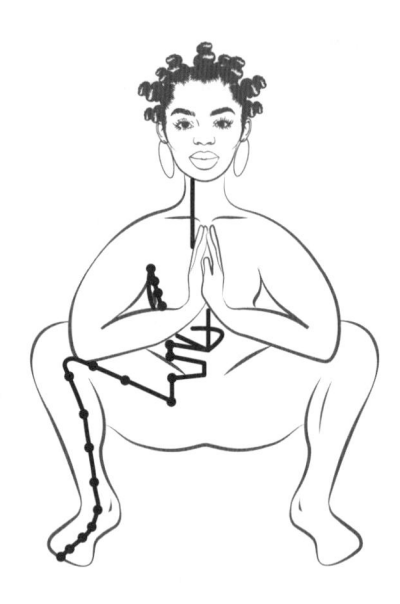

Representação com o Meridiano do Baço.

Ao assumir a posição das grandes mães cósmicas da criação, traga à mente algo que deseja tornar realidade. Visualize a si mesma dando à luz a esse algo e trazendo-o ao Universo.

Repita a afirmação: *Dou à luz, amparo, dou permissão.*

Por um instante, honre as mães, que são as forças criativas do mundo manifestado.

Lição para a Alma 2: Encontre seu Centro

> Quando você diz sim para alguém,
> você está dizendo "não" para você mesmo.
> – Paulo Coelho

Muitas vezes, pensamos no fogo e na água como opostos. No entanto, o elemento Madeira e o elemento Terra formam uma polaridade igualmente dinâmica. O elemento Madeira exclama "Faça o *seu*, meu amor!" enquanto o elemento Terra pergunta "E quanto a *nós*?". A Madeira nos impele a nos mantermos firmes em nossa visão e perspectiva pessoais, já a Terra nos ensina a nos comprometermos e a levarmos em conta a perspectiva dos outros. A Madeira celebra o individualismo e a autoatualização, ao passo que a Terra celebra a família e a coletividade. Ambas as abordagens são polarizadas assim como capitalismo e comunismo.

A polaridade Terra-Madeira aparece de inúmeras maneiras. Como mãe, eu luto para equilibrar minhas necessidades pessoais e as necessidades de minha família. Outras pessoas lutam com escolhas do tipo entrar no negócio familiar ou seguir seus próprios sonhos. E em nossas interações diárias, podemos ter de enfrentar o desafio de precisar atender às nossas próprias necessidades e ao mesmo tempo atender às necessidades do grupo. Se eu não respeitar minha individualidade, vou sacrificar minha integridade. Mas, se não respeitar minha comunidade, vou perder meu senso de conexão. O que fazemos com a dúvida, a culpa, o medo ou a preocupação que nos invadem quando decidimos nos colocar em primeiro lugar? O que fazemos com o ressentimento que borbulha quando aceitamos nos colocar em último lugar? Esses dois aspectos de nossa psique estão em constante negociação, tentando equilibrar um ao outro. O elemento Terra nos ampara enquanto mantemos um equilíbrio bem-sucedido entre você, eu e nós.

Um dos provérbios africanos mais conhecidos é *Ubuntu*, traduzido com frequência como "eu sou porque nós somos, e nós somos porque eu sou". É uma palavra dos povos ngúni, do sul da África. No idioma xhosa, o provérbio é expresso como "*Ubuntu ungamntu ngabanya abantu*" e, em zulu, "*Umuntu ngumuntu ngabanye*". Ele significa "minha humanidade está unida e inextrincavelmente ligada à humanidade dos outros", ou "uma pessoa é uma pessoa por intermédio de outras pessoas".* Na visão de mundo tradicional africana, não existe sucesso individual se o coletivo sofre. E a saúde da coletividade depende do sucesso de cada um de seus indivíduos. Estamos

---

* Chioma Ohajunwa e Gubela Mji. "The African Indigenous Lens of Understanding Spirituality: Reflection on Key Emerging Concepts from a Reviewed Literature". *Journal of Religion and Health* 57, nº 6 (2018): pp. 2523-537.

interconectados. Isso significa que sim, eu sou um indivíduo. Minha individualidade – meu propósito e meus dons únicos – contribuem para a plenitude de minha família e de minha comunidade. Mas eu não teria meu propósito único ou meus dons individuais se não fosse pelo apoio de minha comunidade. O individual e a coletividade são dois lados da mesma moeda. Você não pode ter um sem o outro.

Sinédoque é uma figura de linguagem na qual a parte representa o todo e vice-versa: mencionamos o "ABC" para nos referir ao alfabeto inteiro; contamos "cabeças" quando totalizando um número de pessoas; e quando falamos sobre nossas "rodas", estamos falando do carro inteiro. Da mesma maneira, quando você me vê como um indivíduo, eu represento um coletivo. Quando você vê um coletivo, ele também deveria me representar. Mais do que opostos de fato, Madeira e Terra complementam um ao outro.

Os textos de Acupuntura Clássica nos ensinam que a empatia e o pensamento excessivo estão associados com o elemento Terra. Em minha experiência, uma descrição melhor seria ressonância simpática. Vemos a ressonância simpática em ação quando um cantor de ópera estilhaça uma taça de vinho, o que acontece é que o tom e a frequência da voz da pessoa é ressonante com a frequência da taça. Do mesmo modo, quando duas guitarras estão perfeitamente afinadas, uma corda Dó dedilhada em uma guitarra fará a corda Dó da outra vibrar. Esse tipo de ressonância simpática também acontece em conexões diretas entre corações. Quando algo toca uma corda no coração de uma pessoa, a corda do coração de outra pessoa vibra em ressonância. Por exemplo, se estamos perto de alguém que chora, isso ressoa em nosso coração e sentimos empatia.

O elemento Terra nos permite sentir, vibrar e sintonizar as emoções das pessoas de quem gostamos, como parte de um campo de energia interconectado. Com compaixão e empatia, sentimos os sentimentos uns dos outros. Quando eu vejo dor no mundo, essa dor toca uma corda dentro de mim. E quando vejo alegria no mundo, essa alegria toca uma corda dentro de mim. Alguns de nós têm demasiada sensibilidade às cordas de outras pessoas e outros não têm sensibilidade suficiente.

Em *The Art of Empathy, a Complete Guide to Life's Most Essential Skill*, a especialista em emoções Karla McLaren descreve a hiperempatia e seus seis aspectos essenciais, todos os quais podem ser favorecidos quando nutrimos o elemento Terra:

1. Contágio emocional: a capacidade de detectar, reconhecer e sentir emoções em um ambiente. Nos hiperempatas, às vezes o contágio emocional leva a pessoa a confundir o sentimento de outra pessoa com o seu próprio.
2. Precisão empática: a capacidade de identificar com precisão e compreender os estados emocionais, os pensamentos e as intenções, em você mesmo e nos outros.
3. Regulação emocional: autoconsciência e a capacidade de trabalhar com seus próprios estados emocionais, bem como de agir de maneira hábil na presença de fortes emoções.
4. Tomada de perspectiva: a capacidade de colocar-se no lugar dos outros, de entender o que eles querem ou do que precisam.
5. Preocupação pelos outros: a capacidade de envolver-se com os outros de um modo que demonstra cuidado e compaixão.
6. Envolvimento perceptivo: a capacidade de agir ou de responder às necessidades dos outros.[*]

Os florais e as práticas de medicina da alma apresentados nesta seção irão ajudá-la a reconhecer quando o contágio emocional está acontecendo e a cultivar as habilidades necessárias para relacionar-se com os outros de maneira bem-sucedida, a partir de seu próprio centro. Somos seres físicos separados, mas energeticamente conectados. O elemento Terra nos ampara quando sentimos o que o outro sente e respondemos com amor, cuidados e

---

[*] Karla McLaren. *The Art of Empathy: A Complete Guide to Life's Most Essential Skill*. Louisville, Colorado: Sounds True, 2013, pp. 26-7.

limites energéticos claros. É desse modo que respeitamos a conexão da experiência humana compartilhada.

Questões para reflexão

Você é centrada em si mesma? Reserve alguns momentos para refletir sobre as seguintes questões em seu diário:

- Como você equilibra os cuidados consigo mesma e os cuidados com os outros?
- Com que facilidade você sente os sentimentos de outra pessoa? É algo saudável ou desequilibrado?
- Como você cria limites amorosos?
- Como você demonstra carinho e preocupação por aqueles à sua volta? Você tem uma presença sensível*?
- Que dons você traz para sua família ou comunidade? Que dons sua família ou comunidade lhe trazem?

Florais para encontrar seu centro

Os florais apresentados nesta seção são meus favoritos para fortalecer nossa capacidade de empatia saudável, de uma maneira que respeita o individual e o coletivo:

- Pink Yarrow para construir um campo de força emocional.
- Yellow Star Tulip para cultivar uma conexão compassiva.
- Indian Pink para trazer calma em meio ao caos.
- Red Chestnut para acalmar um coração preocupado.

Pink Yarrow (Milefólio-cor-de-rosa): Construir um campo de força emocional – O milefólio é uma planta robusta, conhecida por

---

* Conceito emprestado da psicanálise, que se refere ao comportamento acolhedor diante de outra pessoa que necessita de ajuda. [N. da T.]

sua natureza protetora. Suas florezinhas formam um buquê de pequeninos guarda-chuvas, que nos resguardam da turbulência dos elementos. O nome científico da planta é *Achillea millefolium*, numa referência ao nome de Aquiles, o herói da Guerra de Troia, da mitologia grega. Conta a lenda que Aquiles foi mergulhado em um banho de milefólio para ter proteção durante as batalhas e também usou essa planta para tratar os ferimentos de um soldado. O milefólio nos ajuda a formar um campo de força energético à nossa volta, permitindo-nos estar centrados, aterrados e lúcidos.

As três variedades mais comuns de milefólio são a cor-de-rosa, a branca e a dourada. O floral Pink Yarrow cria um limite emocional ao redor do coração, permitindo-nos separar claramente os nossos sentimentos dos sentimentos dos outros. Ele nos ajuda a cultivar a precisão e a regulação emocionais, em especial quando emoções demais turvam os limites energéticos entre o eu e o outro. É meu floral preferido para *hiperempatas*, que se sentem afetados pelas emoções fortes dos outros e, muitas vezes, confundem as emoções dos outros com as suas próprias. Na infância, essas pessoas desenvolvem uma percepção extraordinária do clima emocional de quem está à sua volta, possivelmente como forma de prepararem-se para intimidações, violências ou outros comportamentos negativos que sobrecarregam sua sensibilidade inata. Os *hiperempatas* podem também ter problemas para estabelecer limites, pois intuitivamente se retraem ante uma reação aguardada ou percebida.

O que esse floral tem de belo é que, em vez de calar ou entorpecer nossa sensibilidade, ele nos ajuda a maximizar o dom da sensibilidade etérica. Quando desconfio que a ansiedade de um paciente pode ser aliviada com o floral Pink Yarrow, geralmente pergunto sobre a relação da pessoa com animais de estimação ou com plantas. Assim como tais pessoas têm facilidade de sentir as emoções de outros seres humanos, elas se acalmam e se sentem reconfortadas por aliados do mundo natural – vegetais, animais e minerais. A sensibilidade delas a influências energéticas sutis deixa-as abertas a sentirem, sem qualquer esforço, as qualidades energéticas de pedras, óleos essenciais e paisagens naturais.

Como *hiperempata* habitual, um de meus exercícios favoritos quando preciso da ajuda do floral Pink Yarrow é uma prática que chamo de *Bolha de Chiclete Hubba Bubba* (não me julguem!). Essa visualização interior rápida me ajuda a perceber de imediato qualquer contágio emocional em meus relacionamentos. Começo com uma respiração profunda, para me estabilizar. Fecho os olhos e visualizo uma bolha com o colorido vivo do milefólio-cor-de-rosa envolvendo-me. Como o chiclete (daí o nome), a parede da bolha é espessa o suficiente para me manter nutrida e segura, mas transparente o bastante para me permitir ver tudo e todos a meu redor.

A seguir, penso na pessoa com quem estou me relacionando. Se essa pessoa aparece, em minha mente, *dentro* da bolha junto comigo, sei que existe um limite energético que precisa ser reforçado. Isso sinaliza que estou confundindo os desejos, as expectativas, as necessidades ou a dor da pessoa com os meus próprios. Em minha visualização, coloco suavemente a pessoa do lado de fora da bolha, onde ainda posso vê-la e interagir com ela de maneira amorosa. Uma vez que essa imagem esteja nítida (às vezes, demora um pouco para mover alguém para fora de minha bolha!), posso diferenciar mais claramente as necessidades alheias da minha própria. Frequentemente, essa meditação trará à tona alguma revelação sobre como responder de maneira efetiva à situação em questão.

O floral Pink Yarrow nos ajuda a construir uma suave bolha energética translúcida ao redor do coração, para nos proteger de algum enredamento emocional ou de um contágio. Uma vez instalada essa proteção, podemos ter contato com uma pessoa sem assumirmos suas experiências. Seremos capazes de distinguir claramente nossos próprios sentimentos e ainda continuar presentes para os sentimentos dos outros. Além disso, esse floral fortalece nossa capacidade de nos indagarmos o que estamos sentindo sobre os outros, para termos, antes de mais nada, a certeza de termos uma percepção apurada dos sentimentos alheios. Tendo tal clareza e discernimento, podemos nos relacionar com os outros a partir de nosso próprio centro emocional e energético.

Yellow Star Tulip: conexão compassiva [em português significa tulipa-estrela amarela e é originária das Montanhas de Sierra Nevada nos EUA] – Se Pink Yarrow é o floral ao qual recorremos em casos de hiperempatia e contágio emocional, o floral Yellow Star Tulip é indicado para o extremo oposto do espectro da empatia – Este floral nos recorda que existe uma diferença entre centrar o seu eu e ser autocentrado. Ele refina nossa capacidade de nos colocarmos no lugar da outra pessoa e de responder com preocupação. A pessoa que necessita deste floral muitas vezes está tão centrada na energia de seu próprio plexo solar que falta sensibilidade ao ambiente à sua volta. Isso inclui os sentimentos e emoções dos outros, bem como as pistas sociais não verbais. Essa pessoa pode ser vista como fria ou indiferente, demonstrando pouca ou nenhuma compaixão. Em outros casos, a pessoa que necessita deste floral tentará ter empatia com a experiência de outra pessoa, mas vai acabar falando sobre si mesma. Sua frase "Sei exatamente como você se sente..." torna-se uma maneira de dirigir a conversa para sua própria experiência, em vez de constituir uma expressão de compaixão. Parece uma pessoa desagradável, não é? Errado! Às vezes, a alma Yellow Star Tulip pode ser adorável.

Abed Nadir, personagem interpretada por Danny Pudi na série cômica de televisão *Community*, é extraordinariamente perceptivo e sintonizado com o mundo concreto e prático. Contudo, ele demonstra uma profunda incapacidade de captar as pistas sociais e de estabelecer conexões emocionais. Ele tende a ver o mundo apenas através de seus olhos, o que é típico de alguém que se beneficiaria com o floral Yellow Star Tulip. Jeff Winger, o narcisista egocêntrico da série, interpretado por Joel McHale, também deveria usar esse floral. A personagem dele exemplifica como a personalidade agitada e carismática de uma pessoa que precisa desse floral muitas vezes a leva a brilhar naturalmente como um líder ou como o centro das atenções. Ao longo das seis temporadas (e um filme!) de *Community*, Abed e Jeff tornam-se cada vez mais sensíveis, gentis e abertos às necessidades emocionais de seus colegas. O floral Yellow Star Tulip ficaria orgulhoso!

Como muitas flores de colorido amarelo vivo que iluminam nossas partes sombrias, as tendências negativas, sobre as quais o floral Yellow Star

Tulip age, são mais fáceis de ver nos outros do que em nós mesmos. Se estamos envolvidos em conflitos nos quais, com frequência, somos acusados de não compreendermos o ponto de vista dos outros, pode ser que seja necessário esse floral. Se por acaso perceber que as pessoas se calam quando você começa a falar, ou que menos amigos lhe fazem confidências, você pode usar esse floral e observar as mudanças em seus relacionamentos. Ele também é uma opção a ser considerada se nos sentimos estranhamente insensíveis à dor e sofrimento alheios. Revirar os olhos ou pensar "lá vamos nós de novo" quando aquele amigo liga para você em sua milésima crise pode ser um sinal de que sua sensibilidade emocional se esgotou.

Yellow Star Tulip é o principal floral ao qual recorro para tratar terapeutas e agentes de cura que estão passando por fadiga emocional e esgotamento que levam à apatia em seus consultórios. Também o recomendo a pais que, talvez por sobrecarga ou exaustão, precisam de ajuda para sintonizarem-se com as necessidades de seus filhos. O floral Yellow Star Tulip nos ajuda a nos reconectarmos com a presença emocional, sem perder nosso próprio centro. Em ambientes que exigem colaboração e trabalho em equipe, ele pode aumentar nossa sensibilidade às necessidades do grupo, expressas ou não. Quando expandimos a percepção para além de nossas necessidades e perspectivas pessoais, assumimos uma posição melhor para discutirmos resoluções que são boas para todos.

Na maioria dos casos, não é por sermos inerentemente egoístas que precisamos do floral Yellow Star Tulip. De fato, ele pode nos auxiliar quando somos, como descreve McLaren, hiperempatas que simplesmente estão esgotados por não terem sido, no passado, capazes de lidar com uma sensibilidade emocional exacerbada.* Neste caso, esse floral revive de maneira suave a sensibilidade de nossa alma. À medida que essa sensibilidade desperta, nós nos sentimos mais sintonizados com as necessidades dos outros e também mais conectados, como parte da família humana.

---

* McLaren. *The Art of Empathy*, pp. 36-8.

Indian Pink (*Spigelia marilandica* da Califórnia): calma em meio ao caos – Relembre um momento em que você estava rodeada por um milhão de coisas a fazer, todas pedindo sua atenção urgente. Há prazos estourados e contas vencidas. Há projetos encostados e que necessitam de uma finalização. A cozinha está uma bagunça, com louça suja e embalagens de comida para viagem porque você não tem tido tempo para cozinhar. Você finalmente consegue abrir algum espaço para trabalhar um pouco... e então o telefone toca. Um familiar está em crise, e você precisa largar tudo para ir ajudá-lo. Este é um clássico cenário Indian Pink.

O floral Indian Pink nos ajuda a encontrar o centro dessa tormenta que é o caos de nossa vida. A partir do olho desse furacão, podemos ver claramente todas as coisas rodopiando à nossa volta, estabelecer prioridades e organizar um plano para trazer alguma calma ao caos. Esse floral fortalece a capacidade empática da regulação emocional, por meio da qual somos capazes de funcionar de maneira hábil em nossos melhores interesses mesmo enquanto sentimos emoções fortes. Quando o floral Indian Pink é um aliado, essas emoções fortes podem incluir entusiasmo, compaixão, luto, sobrecarga, preocupação ou medo – qualquer coisa que cause turbulências ou abale nosso mundo.

Em termos do dia a dia, o floral Indian Pink nos ajuda a organizar nossa vida. Em vez de vermos um monte confuso de tarefas, ele nos auxilia com uma clara ideia de como devemos nos organizar. Nós vislumbramos como exatamente ordenar nossos passos: "Vou fazer primeiro isto. Vou fazer aquilo em seguida. Então, vou fazer isto. Não vou fazer aquilo. Isto não é importante. Aquilo é uma distração". Ele nos ajuda a ver padrões e prioridades. Dessa maneira, tira-nos da paralisia induzida pelo caos e nos leva a ações definidas e planejadas.

Em um nível espiritual, o floral Indian Pink é um aliado quando tudo parece estar desmoronando ao mesmo tempo. São períodos de transformação, quando tudo aquilo que nos dá sustentação de repente começa a ruir. Um desastre leva a outro e, antes que a gente perceba, tudo foge do controle. Nossa vida parece um caos absoluto e é como se não conseguíssemos firmar os pés. O floral Indian Pink nos ajuda a retornar a um centro estável. Ele também tem um efeito muito calmante e de fixação sobre o espírito. Se antes talvez nos sentíssemos sobrecarregados, passamos a estar centrados e serenos, como o olho do tornado.

RED CHESTNUT (CASTANHEIRA VERMELHA): UM CORAÇÃO TRANQUILO – Do mesmo modo que o floral White Chestnut (veja o capítulo sobre Metal), o Red Chestnut acalma a mente e aquieta o coração. É o floral ao qual recorremos quando estamos cheios de preocupação quanto ao bem-estar, segurança ou felicidade de outra pessoa. A preocupação nos leva a fazer absolutamente o máximo que podemos, o que – apesar da boa intenção – é muito irritante para quem é objeto de nossas ações. O estado Red Chestnut pode manifestar-se como superproteção, manipulação ou o comportamento de pai/mãe-helicóptero*.

Imagine uma mãe de primeira viagem preocupando-se com seu bebê: "Será que está usando agasalhos suficientes? Está aquecido o bastante? Está fresco o bastante? Está deitado de costas? Está deitado de barriga para baixo?" Quando eu era uma mãe novata, acordava no meio da noite para ter certeza de que minha filha estava respirando e cobria o nariz dela até que ela se mexesse. O impulso extremo de proteger a vulnerabilidade de uma criança é natural. Mas, às vezes, essa capacidade natural do elemento Terra fica de cabeça para baixo e torna-se exagerada. Pense na mãe que ainda trata um filho de 30 anos como se fosse uma criancinha, tentando controlar os detalhes da vida dele, ou ficando obcecada com preocupações quanto à segurança dele. Essa dinâmica pode surgir em qualquer relação em que nos sentimos responsáveis pelo bem-estar de alguém que amamos.

O floral Red Chestnut entra em cena quando estamos, consciente ou inconscientemente, brincando de Deus, enquanto tentamos manipular experiências para a pessoa com quem nos importamos. Isso inclui a tentativa de

---

* "Pais/Mães helicópteros" são aqueles que não permitem que seus filhos façam nada sozinhos, são superprotetores e tentam controlar todos os aspectos da vida da criança – como se as sobrevoassem com um helicóptero, vigiando-a o tempo todo. [N. da T.]

evitar que ela sinta dor, desconforto ou contrariedades. Neste estado, assumimos atitudes extraordinárias para que o ente querido possa sentir-se a salvo e tenha tudo aquilo de que necessita. Como resultado, sentimos ansiedade, às vezes no lugar dele.

Eis um exemplo: minha mãe sofreu um acidente de carro em agosto de 2021 e precisou de várias cirurgias durante sua recuperação. Separadas pela Covid-19 e por 320 quilômetros, eu estava superpreocupada! Ligava para ela a cada 5 minutos, enchendo-a de perguntas: "Você foi ao médico? O que ele disse? Você fez isto? Você fez aquilo?". Por fim, minha mãe exclamou: "Você pode, por favor, parar de se preocupar comigo!? Sou uma mulher adulta. Eu posso cuidar de mim mesma!". Quando o floral Red Chestnut é necessário, nossa preocupação nos faz desrespeitar os limites, a determinação e o poder pessoal do outro. Se você está fazendo tudo o que pode por alguém, e essa pessoa responde com irritação, em vez de gratidão, controle-se antes de acabar com você mesma! A frustração (elemento Madeira) da pessoa pode ser um sinal de que seu elemento Terra está em desequilíbrio. O floral Red Chestnut nos orienta com suavidade e nos recorda: "Sabe... na verdade não creio que isso seja da sua competência. Dê uma folga e deixe que essa pessoa siga seu próprio caminho. O poder espiritual dela e seu próprio amparo espiritual são parte da equação". Preocupação e ansiedade podem dar lugar a uma profunda confiança na liberdade e na determinação da outra pessoa.

A terapia de constelações familiares – um sistema desenvolvido por Bert Hellinger depois de estudar as filosofias da nação Zulu – ilustra esse princípio. Nela, uma técnica consiste em guiar os pacientes durante uma visualização de seu ente querido rodeado por uma rede visível de apoio constituída pela família e pela comunidade bem como por aliados invisíveis do mundo espiritual. De maneira semelhante, o floral Red Chestnut desperta a compreensão de que nossos entes queridos têm um sistema de apoio que se estende para além de nossa capacidade de fazermos tudo por eles. Essa compreensão dá uma sensação de alívio e nos leva a oferecer nossos cuidados e nossa preocupação de maneira mais equilibrada.

Uso muito esse floral com pacientes que são cuidadores, uma função que muitas vezes está repleta de preocupação e ansiedade. O medo também pode estar associado a ela. O floral Red Chestnut ajuda a acalmar o coração, de modo a haver uma distância serena entre nossa preocupação e nossa ansiedade. Com ele, a preocupação é substituída pela confiança e pela fé de que a pessoa está amparada e dispõe dos recursos físicos e/ou espirituais de que necessita. É um ótimo recurso para pais, especialmente nas fases em que os filhos estão começando a estabelecer sua independência e autonomia. Em relacionamentos românticos, ele é útil para quem se preocupa com seu parceiro. Pode ajudar qualquer pessoa que se preocupa obsessivamente com a maneira com que algum ente querido vai seguir sua vida e o que ele pode vir a enfrentar ao longo do caminho.

O floral Red Chestnut não nos isenta de nossas responsabilidades como cuidadores, mas ajuda a dissipar a ansiedade e o medo que acompanham esse papel. Ele ajuda a assumir uma perspectiva saudável, habilidade que requer empatia emocional. Ao adquirirmos uma perspectiva saudável, nossa empatia e nossas ações podem advir da compaixão e da sabedoria, não do medo. Por meio desse discernimento, encontramos o modo de atender de maneira apropriada às necessidades daqueles que amamos.

Prática Corporal: Ardha Matsyendrasana
(Meia Postura do Senhor dos Peixes)

Afirmação: Conecto-me com os outros a partir de meu próprio centro.

Comece sentando-se com as pernas estendidas à sua frente. Flexione suavemente o joelho esquerdo, dando a si mesma carinho e amor enquanto abraça o joelho flexionado contra o peito. Erga devagar o pé esquerdo, passando-o sobre a perna direita e pousando-o no chão, ao lado do joelho direito. Apoie a mão esquerda no chão ao lado do quadril para equilibrar-se, enquanto torce o corpo na cintura, para a esquerda. Pressione o cotovelo direito de encontro à face externa do joelho para aumentar a torção.

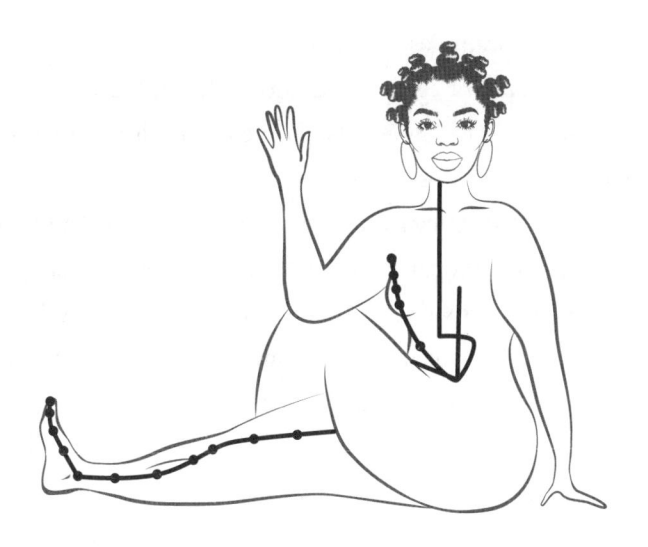

Representação com o Meridiano do Baço.

Visualize-se interagindo de maneira amorosa com outras pessoas enquanto se sente centrada e amparada. Feche os olhos e repita a afirmação: *Conecto-me com os outros a partir de meu próprio centro.*

Inverta as pernas e reproduza a torção do lado oposto.

Lição para a Alma 3: Seu Corpo é um Templo

> Não somos seres humanos passando por uma experiência espiritual; somos seres espirituais passando por uma experiência humana.
>
> – Pierre Teilhard de Chardin

A medicina ocidental, como a conhecemos hoje, está baseada no modelo da biomedicina ocidental, segundo o qual somente o que pode ser medido tem importância. Uma vez que *a matéria importa*, se podemos encontrar uma causa observável para os males e doenças (como um vírus, infecção ou disfunção orgânica), podemos encontrar uma cura ao erradicar a fonte. Tecnologias médicas avançadas foram desenvolvidas para aumentar nossa capacidade de ver e objetivamente medir agentes causadores de doenças no corpo humano. O objetivo científico é descobrir, dar nome e, em última análise, controlar cada vez mais o universo observável.

A biomedicina emprega métodos diagnósticos que ampliam nossos cinco sentidos para descobrir a causa da dor ou doença, seja por meio da visão (incluindo imagens de ressonância magnética, raios X, análises de sangue e outros exames por imagem), som (incluindo sonogramas, estetoscópios etc.), toque (tensão muscular ou lesões na pele) e assim por diante. Vamos em busca de fenômenos materializados que podem ser identificados como causa de doenças.

Há um volume tremendo de conhecimento na medicina convencional destinado aos cuidados do corpo físico. A tecnologia é incrível, e sou totalmente a favor de se pesquisar tudo que há para sabermos sobre cura. Mas e no caso de pacientes cuja doença não pode ser diagnosticada? O que a medicina do corpo físico sabe sobre a mágoa, o luto ou o poder de cura do riso? A biomedicina afirma que o mundo que podemos perceber por meio de nossos cinco sentidos é mais real e válido do que aquilo que percebemos através da intuição, da sensação e do espírito. Além disso, a biomedicina ocidental tem sido historicamente hostil a corpos não brancos, desde o tratamento dado a Sarah Baartman até os experimentos de Tuskegee.* O livro *Medical Apartheid: The Dark History of Medical Experimentation on Black Americans from Colonial Times to Present* documenta as

---

* Sarah Baartman foi uma sul-africana da etnia khoikhoi exibida como "curiosidade" na Europa no início do século XIX, em razão de sua esteatopigia acentuada (hipertrofia das nádegas por acúmulo natural de gordura). Submetida a condições degradantes, morreu em 1815, aos 25-26 anos, e seu corpo foi objeto de estudos e exibições também humilhantes. Foi repatriada à sua terra natal em 2002. Os experimentos de Tuskeegee consistiram em estudo de sífilis não tratada em homens negros, conduzido pelo serviço de saúde pública dos Estados Unidos entre 1932 e 1972, ao longo do qual mais de 100 pessoas morreram. [N. da T.]

muitas formas pelas quais corpos não brancos têm sido traumatizados pelos assim chamados avanços científicos.*

A indústria da saúde está baseada em um padrão da fisiologia do homem branco e, embora isso esteja mudando, a velocidade da mudança não é nem de perto rápida o bastante. Até algo tão comum e atual quanto o IMC (Índice de Massa Corporal) tem implicações perigosas. Você faz ideia de quantas mulheres negras são informadas de que são obesas, quando na verdade são garotas robustas muito saudáveis? Pior ainda, quantas mulheres não brancas são mandadas de volta para casa com nossa depressão e ganho de peso, dispensadas porque nossos níveis tireoidianos estão dentro dos níveis considerados normais... para um homem branco de 70 quilos? Ou pense na história angustiante do parto de Serena Williams,** que ilustra a necessidade de que, nós, mulheres não brancas, sejamos as maiores defensoras de nossa própria saúde e conheçamos intimamente nosso corpo e alma. Como resultado, muitas de nós encaram as recomendações dos médicos com um sério e merecido olhar de desconfiança ao estilo Michelle Obama (pesquise no Google "Michelle Obama na posse de Trump" e verá exatamente o tipo de olhar feroz de soslaio a que me refiro).

Fui diagnosticada com menopausa prematura aos vinte e poucos anos. Isto significava que eu não poderia ter filhos naturalmente – nunca, jamais, amém. Meus exames de sangue mostraram tudo aquilo que você absolutamente não quer ver quando está tentando engravidar: esse nível hormonal está alto demais, esse nível hormonal está baixo demais. Consultei um médico atrás do outro, procurando alguém que afirmasse que seria possível que eu

---

* Harriet A. Washington. *Medical Apartheid: The Dark History of Medical Experimentation on Black Americans from Colonial Times to the Present*. Nova York: Anchor Books, 2008.

** A tenista Serena Williams teve complicações pós-parto e precisou insistir para que a equipe médica as levassem a sério e adotassem os procedimentos apropriados. Mais tarde, ela se indagou como o episódio poderia ter terminado caso ela não fosse uma celebridade, ressaltando que, nos Estados Unidos, mulheres negras têm probabilidade três vezes maior de morrer durante o parto do que mulheres brancas. [N. da T.]

desafiasse as chances de 1% de concepção natural. Por fim, encontrei uma ginecologista holística e lhe mostrei os níveis absurdamente elevados de FSH (hormônio folículo estimulante) nos meus exames de sangue mais recentes. Ela sorriu e disse "Sim, mas seu corpo é diferente a cada dia". Ela me recordou que aquele resultado era apenas um instantâneo de como meu corpo estava no momento em que o sangue foi colhido.

Aquela conversa transformou por completo minha perspectiva e dei início a uma jornada para aprender, estudar, acolher e celebrar uma verdade simples: *tudo muda*. Quando o filósofo grego Heráclito declarou que a única constante é a mudança, ele não estava brincando. Ele estava também reafirmando um princípio que é central às filosofias indígenas de cura que constituem a espinha dorsal da medicina complementar e alternativa. Povos indígenas "viam o mundo físico como reflexo de uma entidade complexa, sutil e mais duradoura, e ainda assim invisível, chamada energia".* Esse princípio, o dinamismo, significa que tudo é energia – e quando eu digo tudo, quero dizer *tudo*. Até a rocha mais densa está lentamente movendo energia. O dinamismo explica que há uma parte de nosso corpo fora do espectro daquilo que nossos cinco sentidos podem detectar e que é conhecida como corpo sutil. O corpo sutil é um contínuo que vai do aspecto mais denso de nosso corpo – nossos ossos, carne e sangue – até o aspecto mais efêmero de nós mesmos, que é o nosso espírito. Tudo é frequência. Tudo é vibração, o que em parte podemos perceber, mas em sua maioria não podemos. Quando acolhemos o espírito do dinamismo, toda e qualquer coisa pode mudar, não importa o quão rígido, permanente ou impossível possa parecer.

Mente e corpo não estão separados: eles formam um tal contínuo que nossa doença pode ser física, mental, emocional ou circunstancial. Se seu relacionamento não está funcionando, suas finanças não estão bem ou se sua casa tem uma goteira – todos esses eventos são reflexos de doença para o modo indígena de pensar. A saúde não diz respeito apenas ao que está

---

* Malidoma Patrice Some. *The Healing Wisdom of Africa: Finding Life Purpose Through Nature, Ritual, and Community*. Londres: Thorsons, 1999, p. 23.

acontecendo com nosso corpo: podemos ter pensamentos tóxicos; esta é uma doença. Se não conhecemos nossa grandeza, esta também é uma doença. O espírito toca todos os aspectos de nosso ser, e a natureza é uma aliada nesse trabalho.

O corpo sutil inclui o corpo físico, permitindo-nos aceitar todos os miraculosos avanços tecnológicos da biomedicina. Além disso, a compreensão do corpo sutil permite uma facilitação de nossa cura e nosso bem-estar nos níveis mental, emocional e espiritual. O dinamismo nos faz recordar que nosso corpo pode mudar, nossas circunstâncias podem mudar e nossos relacionamentos podem mudar. É tudo energia, e *tudo* isso pode mudar. Como? Adivinhou! Com a paciência, a dedicação, a devoção e o compromisso prático do elemento Terra. E como podemos compreender o processo de mudança? Acertou de novo! Por meio da observação dos ritmos e ciclos da natureza.

Embora diferentes na prática, as as tradições dagara, lucumi e ifá da Diáspora Africana; o xamanismo dos nativos estadunidenses; a medicina do leste asiático; os rituais celtas e o sistema ayurvédico da Índia são apenas alguns exemplos de sistemas de cura baseados na natureza que ainda prosperam nos dias de hoje. Cada um deles é um sistema pelo qual testemunhamos o reflexo do Divino que se expressa por meio da natureza. Nosso corpo é uma extensão da natureza e um reflexo do Divino.

O dr. Na'im Akbar, pioneiro em psicologia africana, escreveu extensamente sobre o entendimento africano da relação entre psique e natureza. Ele explica que nossos ancestrais reverenciavam a natureza porque os ciclos de crescimento, maturação e transformação são metáforas simbólicas para nosso desenvolvimento espiritual.* O mundo visível é sempre um reflexo do invisível, e a natureza reflete as leis divinas que governam o Universo. Assim na Terra, como no Céu.

Em 2016, fui convidada para criar um programa de bem-estar para jovens de escolas públicas da cidade de Nova York. O programa apresentava os

---

* Na'im Akbar. *Know Thyself*. Tallahassee, Flórida: Mind Productions & Associates, 1999, pp. 46-8.

cinco elementos aos alunos do Ensino Médio, como um modelo para desenvolvimento pessoal. Este trabalho me deu a garantia de que, embora ancestrais, os elementos estavam vivos e estavam bem! De fato, muitas das músicas das *playlists* deste livro são recomendações de meus alunos. Terminávamos cada aula com mantras honrando a transformação orgânica da natureza. Adaptei esses movimentos e mantras a partir dos ensinamentos de minha professora, mentora e amiga Lorie Dechar:

> Eu sou (Água)
>
> Eu me torno (Madeira)
>
> Eu amo (Fogo)
>
> Eu nutro (Terra)
>
> Eu importo (Metal)*

O elemento Terra nos lembra de cultivar nosso corpo como um jardim. As flores respondem ao sol, à água, ao ar e ao amor da mesma maneira como nosso corpo é recarregado com sol, água, ar e amor. Somos natureza. Cultivar um relacionamento com a natureza é cultivar um relacionamento com nosso eu mais interior. O elemento Terra nos convida a honrar nosso corpo físico como templo sagrado para nosso espírito e nossa alma.

Questões para reflexão

Pare um momento para fazer uma checagem de seu corpo antes de refletir sobre as seguintes questões em seu diário:

- Quais alimentos são reparadores para você? Quais criam desconforto ou desequilíbrio?
- Que tipo de exercício faz você se sentir forte e vibrante?

---

* Lorie Dechar. Mentoria de Cura Alquímica, 2012-2018. Usado com permissão.

- Que partes de seu corpo parecem estar ignoradas, sem sensibilidade ou esquecidas?
- Como você se conecta com a natureza?
- Como você atende às necessidades de seu corpo?

Florais para honrar seu corpo

Os seguintes florais ajudam na cura de nosso corpo físico e nos recordam de que o corpo é um templo para o espírito:

- Self-Heal para despertar sua inteligência de cura.
- Nicotiana para abrandar a blindagem emocional e física.
- Manzanita para firmar-se em seu corpo.

SELF-HEAL (*PRUNELLA VULGARIS* DA CALIFÓRNIA): DESPERTA SUA INTELIGÊNCIA DE CURA – Imagine que você sofreu um corte sério no dedo. Você limpa o ferimento e então coloca um curativo para impedir que alguma coisa chegue até ele. Ele arde um pouco antes de fechar e formar uma casca. Quando você olha o dedo, algumas semanas depois, mal vê vestígios do corte. Foi o curativo que curou seu dedo? Claro que não! Seu corpo tem um projeto de como deve ser o dedo saudável, e cada célula epitelial do dedo está codificada nesse projeto. O curativo apenas criou uma barreira protetora, de modo que seu corpo pudesse fazer com segurança o que ele já sabe fazer – o que significa proceder à cura.

De modo semelhante, o floral Self-Heal nos ajuda a criar condições ótimas para que nosso corpo realize a cura nos planos físico, emocional, mental e espiritual. O corpo já sabe como curar, e este floral desperta tal conhecimento em cada uma de nossas células. Os corpos trazem codificada uma inteligência inata de cura, e somos convidados a criar conscientemente as condições que encorajam, ajudam e protegem a cura. A cura é um processo interior. Mas como podemos acessar a inteligência de um corpo que já sabe o que necessita para ser feliz, saudável e completo? O floral Self-Heal toma a frente do processo.

Ele nos ensina a fazer o que é necessário para nos curarmos, além de nos dar inspiração. Você sabe muito bem que laticínios lhe provocam desconforto abdominal, mas, mesmo assim, come uma tigela de macarrão com queijo. Ou que o café a deixa agitada, mas, ainda assim, toma uma xícara todo dia pela manhã. Sabe que cinco horas de sono não são suficientes, mas são duas da manhã e você está maratonando uma série que já viu mil vezes. Você quer começar suas manhãs meditando, mas aí está você, rolando pelos *feeds* das redes sociais assim que acorda.

O floral Self-Heal entra em cena para mudar sua relação com os hábitos saudáveis, de modo que você passa a ter não apenas a percepção da necessidade de mudar, mas também a motivação. Ele também pode liberar emoções ou recordações que seu corpo está retendo e permitir uma exploração suave dos agentes causadores de estresse que resultam em seus sintomas, incluindo pessoas, hábitos ou situações os quais têm um impacto negativo sobre seu bem-estar.

O terapeuta ou o médico não curam você, eles ajudam a criar as condições para que seu corpo cure a si mesmo. Isso não quer dizer que, quando trabalhamos com o floral Self-Heal, podemos parar de nos consultar com os profissionais de saúde e continuar por conta própria (por favor, não faça isso!). Graças à sincronicidade, esse floral muitas vezes nos leva até o profissional certo para nos acompanhar em nossa jornada de cura. O aconselhamento deles pode vir na forma de medicação, terapia, sugestões de dieta, mudanças no estilo de vida ou práticas energéticas. Esse floral nos ajuda a nos sentirmos alinhados com os cuidados e o tratamento adequados – em vez de ter medo ou resistir a ele.

Além do mais, o floral Self-Heal nos auxilia na obtenção de uma percepção do que exatamente está acontecendo nesse nosso corpo maluco. Eu o chamo de "medicamento do mistério". Muitas vezes, enquanto meus pacientes o usam, eles *finalmente* recebem um diagnóstico que faz sentido. Eles podem estar apresentando sintomas intrigantes há meses, ou até anos; já consultaram especialistas e pesquisaram na internet; tentaram todos os remédios e suplementos possíveis, e, contudo, os sintomas persistem. Com a ajuda do floral Self-Heal, de repente surge uma solução obscura, ou até mesmo óbvia, que abre o caminho para a cura.

Solucionar mistérios médicos constitui grande parte da magia do floral Self-Heal. Quando planejamos nosso regime pessoal de bem-estar, ele pode assumir o papel de solucionador de problemas. Talvez você queira meditar, mas não sabe como. Quer fazer aulas de yoga, mas não sabe onde. Está confusa quanto a quais orientações alimentares seguir (há tantas por aí!), ou não consegue organizar sua rotina para estar na cama às onze da noite. O floral Self-Heal chega e ajuda você a colocar toda sua vida em ordem. De repente, você encontra o horário exato em que pode encaixar a academia em sua vida atribulada, ou quais amigos convidar para as caminhadas matinais. Ele dissipa as desculpas e as crenças limitantes que criamos e que nos impedem de adotar um estilo de vida mais saudável.

O floral Self-Heal é um aliado para pessoas que querem ser mais saudáveis, mas não sabem o que fazer. Ele é bom tanto para quem quer melhorar seu regime de saúde, como para quem está lidando com uma doença debilitante. Em circunstâncias nas quais a mudança física não é possível, esse floral nos recorda que podemos ser saudáveis e inteiros a despeito de nossas limitações físicas. Ele nos empodera com a percepção de nossa determinação pessoal e desperta em nós a inteligência de cura e a resiliência.

NICOTIANA: ABRANDAR A BLINDAGEM – Em 2009, viajei para Nevada City, na Califórnia, para estudar terapias florais com Patricia Kaminski e Richard Katz, fundadores da Flower Essence Society. Patricia e Richard são seres humanos extraordinários. O amor, carinho e dedicação com que cultivam e cuidam de seu jardim botânico de 70 mil metros quadrados, bem como os inúmeros projetos filantrópicos que fundaram pelo mundo todo, demonstram as características arquetípicas do elemento Terra. Quando eu estava em Terra Flora, todo meu corpo se abriu para receber a sabedoria da natureza.* Os momentos que passei conversando e convivendo com aquelas flores foram transformadores. Então, chegou a hora de voltar para Nova York.

---

* "Terra Flora" é o nome do jardim biodinâmico cultivado pela Flower Essence Society.

Enquanto o avião sobrevoava as nuvens e começava a descida em direção ao aeroporto de LaGuardia, já podia sentir que a abertura bizarra que eu havia vivenciado no norte da Califórnia já tinha começado a se solidificar na armadura que eu precisava para enfrentar as ruas do Brooklyn. Preparei-me para as sirenes, o concreto, o barulho, a poluição, o lixo e as multidões, com uma profunda tristeza no coração. O ativista ambiental Carl Anthony descreve essa minha experiência como a sensação de perda sentida por muitos habitantes da cidade que estão traumatizados por carecerem de uma relação funcional com a natureza.* Chorei diante do isolamento e da falta de conexão, sentindo dentro de mim estar me separando do paraíso.

Nicotiana é o floral indicado quando protegemos nossa sensibilidade emocional por meio do entorpecimento e da blindagem. Trata-se de uma espécie de tabaco nativo da América do Norte e é o floral ao qual recorro quando alguma parte do corpo dá a sensação de estar vazia ou entorpecida, incluindo, especialmente, o coração. Nosso corpo de maneira generosa afasta e mantém trancadas as emoções que não estamos prontos para encarar, mas, ao longo do tempo, essa blindagem resulta em uma *persona* dura e impenetrável, impermeável à essência da vida.

A imagem arquetípica de alguém que precisa do floral Nicotiana é de uma pessoa encostada em um muro, fumando um cigarro, usando óculos escuros com um ar que diz "Ninguém se mete comigo". Esse floral ajuda a dissolver o mecanismo de defesa exterior, empedernido e rígido, que protege nossa vulnerabilidade. Ele fortalece a capacidade de sentirmos as emoções de maneira autêntica e de nos expressarmos com integridade. Passamos a ter mais contato com nossos sentimentos, em vez de dependermos de um exterior rijo e sólido para manter os outros afastados.

Quer tenhamos adotado uma couraça exterior ou endurecido nossa alma por dentro, é ao floral Nicotiana que recorro quando apelamos a alguma substância para ajudar a evitar sentimentos desconfortáveis ou acalmar a

---

* Andy Fisher. *Radical Ecopsychology: Psychology in the Service of Life.* Nova York: State University of New York Press, 2013, p. 20.

intensidade deles. O comer emocional é algo real, e o floral Nicotiana é nosso aliado quando recorremos ao álcool, açúcar ou a alimentos pesados como anestésicos para nosso estresse. O reconforto que sentimos é temporário, e a longo prazo irá privar ainda mais nosso corpo de sua vitalidade. O corpo é traiçoeiro – ele sabe que, quanto menos vivos nos sentimos, *menos precisamos sentir*. O mesmo mecanismo de entorpecimento atua quando fumamos, em especial o tabaco. Em vez de fustigar meus pacientes com as consequências negativas do hábito de fumar sobre a saúde (que eles já conhecem), considero que fumar é a maneira pela qual eles se automedicam, na tentativa de atenuar a intensidade de seus sentimentos. Indico-lhes o floral Nicotiana para fortalecer de maneira suave a capacidade de enfrentarem causas e gatilhos do estresse, sem terem que depender do cigarro como anestésico. Em vez de focar no hábito do fumo, eles conseguem se sintonizar naquilo que sua alma está evitando. Quando começam a cuidar do estresse que está na origem do hábito do cigarro, esse se torna menos atraente.

Vivo em um ambiente urbano há mais de vinte anos e não teria conseguido isso sem a ajuda desse floral emotivo. A aridez dos prédios industriais de concreto da cidade de Nova York exala a mesma *vibe* dura e distante de "ninguém se mete comigo". Green Nicotiana é uma variedade do floral Nicotiana que nos ajuda especificamente quando desenvolvemos uma relação com a natureza em um ambiente urbano e tecnológico. Ele também é apropriado para suavizar o entorpecimento e o exterior durão de que necessitamos para encarar a vida na cidade. Foi um amigo generoso para mim enquanto eu voltava a me aclimatar a Nova York depois de uma semana de abertura espiritual e é meu floral favorito sempre que me sinto desconectada das bênçãos do mundo natural.

O floral Green Nicotiana [em português, nicotiana verde] nos ajuda a apreciar a grama que abre à força um caminho através do concreto e os singelos sussurros das árvores urbanas, que resistem e executam o trabalho de Deus. Percebemos que o terreno baldio vizinho a um edifício abandonado em frente ao qual passamos está cheio de vida, com montes de plantas cuidando de suas próprias vidas e fazendo o que sabem. Esse floral nos ajuda a descobrir como estabelecer uma relação funcional e amorosa com a natureza. Também nos ajuda a vivenciar e observar a resiliência da natureza, enquanto nosso coração bate com essa pulsação da vida. O floral Nicotiana oferece suavidade de alma enquanto inspiramos as energias etéricas da Terra. Isso nos ajuda a aliviar a tensão da maneira mais bondosa possível.

Manzanita (*Arctotaphylos*): estabelecer-se com firmeza – Chegamos, então, ao floral Manzanita, cujo nome significa, em português, "maçãzinha". A flor de manzanita tem formato de sino, o que significa, no mundo dos florais, uma relação estreita com a Terra.* Manzanita é o floral que nos ajuda a reconhecer nosso corpo como um templo sagrado do espírito.

O alimento é uma das principais maneiras pelas quais nos nutrimos. Os meridianos do elemento Terra estão conectados ao baço e ao estômago. Nossas escolhas alimentares refletem como nutrimos a nós mesmos, bem como nossa capacidade de sermos nutridos por aquilo que consumimos. Com frequência, a pessoa que usa o floral Manzanita vai promover espontaneamente mudanças alimentares que são boas para ela. Tenho tido pacientes que sempre quiseram ser vegetarianos. Enquanto trabalhamos com esse floral, a mudança alimentar acontece sem esforços, pois eles adquirem a intuição e a percepção de como fazer isso acontecer. Na outra ponta do espectro, meus pacientes veganos podem perceber, sob inspiração desse floral, que precisam incorporar carne à sua dieta. Os florais não estão interessados nos dogmas culturais, políticos ou sociais que nós, humanos, temos – eles só se preocupam com aquilo que nos trará completude e equilíbrio. O floral Manzanita nos ajuda a alinhar nosso estilo de vida com os ciclos e ritmos da Terra, incluindo nossos hábitos de sono e de atividade física. Ele desperta um desejo por ar puro e nos ajuda a regular nosso ritmo circadiano, de modo que possamos nos levantar e repousar com o sol. Por meio desse floral, passamos a venerar nosso corpo como um templo para a alma.

---

* "Twelve Windows of Plant Perception", *website* da Flower Society, flowersociety.org/twelve.htm.

Em minha prática clínica, percebi que o floral Manzanita também tende a abrir oportunidades financeiras. O elemento Terra diz respeito ao mundo físico, manifestado, e nossos recursos financeiros certamente são parte disso. À medida que harmonizamos nossa relação com o plano físico, adquirimos uma capacidade expandida de atrair e administrar os recursos físicos.

O floral Manzanita nos ajuda a nos estabelecermos plenamente em nosso corpo físico. Quando nosso trabalho ou estilo de vida exige que sejamos essencialmente dependentes de nosso intelecto, esse floral nos lembra de levarmos nossa percepção até a ponta dos dedos dos pés, e até o chão sob eles. Se seu estilo de vida é muito cerebral, ou se você passou por um trauma que torna doloroso estar presente em diferentes partes de seu corpo, esse é o floral que vai fortalecer a presença plena e consciente em seu corpo. O floral Manzanita é um aliado para qualquer pessoa que se sinta não aterrada ou desconectada, ou que deseje reconectar-se às forças vitais da Terra.

Prática Corporal: Parivrtta Anjaneyasana
(Postura Baixa com o Joelho no Chão)

Afirmação: Meu corpo é o templo de minha alma.

Assuma a posição do corredor na linha de largada, com o pé esquerdo posicionado à frente, entre as mãos. Encoste o joelho direito no chão. Se esta posição causa desconforto, coloque um cobertor dobrado ou almofada sob o joelho. Alinhe o joelho esquerdo com o tornozelo esquerdo. Baixe os quadris na direção do chão a fim de aumentar o alongamento.

Enquanto mantém a mão direita no chão, ao lado do pé esquerdo, torça suavemente o corpo na cintura para erguer a mão esquerda na direção do céu. Por meio da respiração, expanda o peito enquanto forma com os braços uma haste vertical que vai do céu à terra. Visualize um fluxo de luz brilhante descendo dos céus e chegando ao chão.

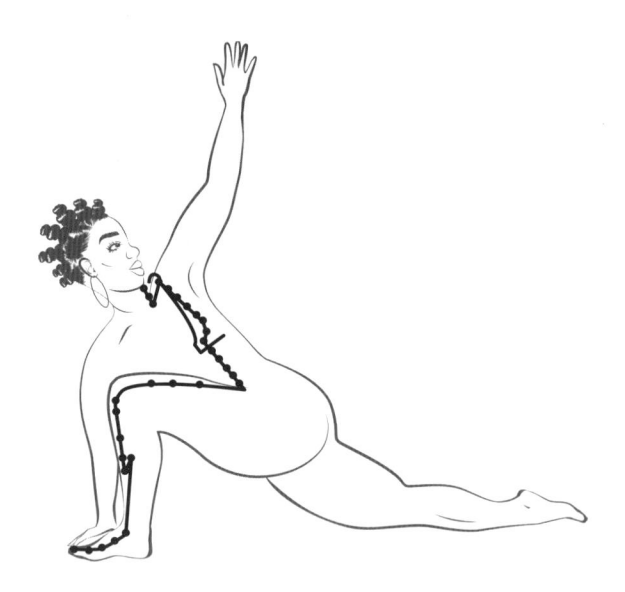

Representação com o Meridiano do Estômago.

Leve o olhar na direção da mão esquerda para receber inspiração, ou baixe-o para sua mão direita para fixar a visão. Recite a afirmação: *Meu corpo é o templo de minha alma.*

Repita do lado oposto.

A música é Medicinal:
Playlist para o Elemento Terra

A música do elemento Terra nos ajuda a sentir gratidão e um sentimento de coletividade dentro da família humana. A seguir, estão algumas de minhas músicas favoritas, e todas elas expressam características e sons arquetípicos do elemento Terra.

"I Am Grateful" – Greg Stamper and Soul 21
Escrita/composta por Greg Stamper © Soul21 Music (ASCAP), 2016

O Celebration Spiritual Center (CSC – "Centro Espiritual Celebração"), situado no Brooklyn, Nova York, exemplifica o espírito do elemento Terra. Nessa igreja não denominacional, os sermões incluem trechos de escrituras antigas e modernas de todas as culturas. Os improvisos do Pastor Greg nos recordam que, quando "a gratidão se eleva, os milagres descem, quando a gratidão se eleva, as bençãos se espalham".* "I Am Grateful" ("Sou Grato") agita o coração com uma gratidão que ressoa com tanta força que seu coração não consegue evitar o sentimento de abundância comunitária do elemento Terra.

Harvest for the World" – the Isley Brothers
Álbum: The Record Plant, T-Neck Records, 1976

A colheita do fim do verão é a estação do elemento Terra. *Harvest for the World* ("Colheita para o Mundo") nos recorda de que partilhamos as lutas humanas, não só os triunfos, e que coletivamente colhemos o que semeamos. O elemento Terra também nos ensina que riqueza, abundância e prosperidade não são para poucos privilegiados, mas para todos nós.

"Kind & Generous" – Natalie Merchant
Álbum: Ophelia, Elektra Records 1998

A voz de canção de ninar de Natalie Merchant faz esta música ressoar muito com o elemento Terra. Além da qualidade musical única da voz dela, a música evoca o arquétipo do Cuidador. O elemento Terra nos ensina a estender nossa bondade e generosidade àqueles que amamos e com quem nos importamos, e também a nós mesmos.

"Lean on Me", com Jussie Smollett e Yazz
Álbum: Empire Season Five, Hollywood Records, 2020

"Lean on Me" ("Conte Comigo") é um *remake* de uma música originalmente cantada por Club Nouveau. Cresci assistindo ao filme de mesmo nome (no

---

* Letra de Greg Stamper, usada com permissão do artista.

Brasil, *Meu Mestre, Minha Vida*), sobre uma comunidade de jovens que se unem sob a liderança do lendário diretor escolar Joe Clark. Nesta trilha sonora atualizada, o elenco da série *Empire* reúne-se para lembrar uns aos outros que não estamos sozinhos neste mundo. O elemento Terra nos ensina a depender uns dos outros para obtermos apoio e solidariedade.

"Mi Gente" – J. Balvin e Willy William, com Beyoncé
Álbum: Vibras, Scorpio/Universal Latin, 2017

"Mi Gente" é um chamado para que as pessoas do mundo todo se juntem, unificadas pelo ritmo da música e do aceno das cabeças. O elemento Terra unifica as pessoas, assim como este hino dançante trilíngue. Quando Beyoncé se juntou ao remix, ela anunciou que a renda da música seria destinada à ajuda humanitária no México, em Porto Rico e em ilhas do Caribe.* Essa compaixão e disposição em ajudar nossa família humana deixariam orgulhoso o elemento Terra!

"Madness" – Alannis Morissette
Álbum: Flavors of Entanglement, Maverick/Warner Brothers, 2008

Esta música tem uma estranheza perturbadora, mas ainda é uma de minhas prediletas como um tributo à ressonância simpática. O elemento Terra nos recorda de que, quando uma corda do coração é tocada, outra corda vibra também no coração de outra pessoa. Em "Madness" ("Loucura"), vemos como podemos ser um gatilho para as feridas uns dos outros, tão facilmente quanto para a alegria. O elemento Terra não discrimina. Podemos ressoar com qualquer sentimento, pensamento ou vibração no campo humano que partilhamos.

---

* Susan Cheng. "Apparently, Beyonce Did the 'Mi Gente' Remix Because of Blue Ivy", BuzzFeed News, 10 de outubro, 2017, https://www.buzzfeednews.com/article/susan-cheng/beyonce-mi-gente-remix.

"We Got Love" – Teyana Taylor, com Ms. Lauryn Hill
Álbum: The Album, GOOD/Def Jam Recordings, 2020

Este hino à família celebra os laços que nos conectam e o amor que flui através do coração de todos nós. O elemento Terra nos ajuda a cultivar gratidão por nossa família e nossa comunidade bem como imagina o amor como a moeda corrente para a abundância.

"Sing a Song" – Earth, Wind & Fire
Álbum: Gratitude, Columbia Records, 1975

Se minha vida fosse um filme, "Sing a Song" seria a música de fundo da montagem de abertura comigo em minha labuta diária, com percalços ocasionais e abundantes bênçãos. Considero-a uma nova versão contemporânea da música dos sete anões "Assobie enquanto trabalha". O elemento Terra nos lembra de nos mantermos no curso e de nos comprometermos com o caminho. Quando as coisas ficam difíceis, podemos cantar para levantar nosso astral e nos recordarmos do bem que está por vir.

"Will You Be There?" – Michael Jackson
Álbum: Dangerous, Epic Records, 1993

O refrão e a melodia circulares desta música nos levam sempre de volta a questões centrais: como contamos uns com os outros, como dependemos uns dos outros, e como amparamos uns aos outros como uma família humana? A compaixão do elemento Terra nos inspira a pôr de lado nossas diferenças e a nos apoiarmos uns aos outros nos momentos de necessidade.

"My Love" – Wale, com Major Lazer, Wizkid e Dua Lipa
Álbum: Shine, Every Blue Moon/Maybach Music/Atlantic, 2017

O ritmo e a melodia desta canção canalizam as vibrações do elemento Terra. Esse elemento também tem a ver com devoção e com nossa capacidade de estarmos ali presentes até o fim. Essa música exalta o tipo de compromisso leal que o elemento Terra inspira.

"Waiting on the World to Change" – John Mayer
Álbum: Continuum, Aware/Sony/Columbia Records, 2006

Quando estamos presos nas voltas que o elemento Terra dá, também ficamos presos na procrastinação que nos impede de fazermos uso de nosso poder e de nossa determinação. Essa música descreve o moroso elemento Terra de uma geração que está no banco de reserva, esperando por sua chance de mudar o mundo.

"Hopelessly Devoted to You" – Olivia Newton John
Álbum: Grease: The Original Soundtrack from the Motion Picture, RSO records, 1978

Essa canção melosa pode ser descrita de maneira precisa como doce e pegajosa, assim como o elemento Terra. A devoção é necessária para fazer os relacionamentos funcionarem, mas ser totalmente devotado é algo totalmente diferente. Quando nos vemos apegados à dinâmica de um relacionamento disfuncional, o elemento Terra nos ajuda a nos reconectarmos com nosso próprio centro energético.

"Step by Step" – Whitney Houston
Álbum: The Preacher's Wife: Original Motion Picture Soundtrack, Arista/BMG Entertainment, 1996

O elemento Terra nos lembra de sermos práticos. Afinal de contas, Roma não foi construída em um dia – alguém teve de carregar todos aqueles tijolos, um de cada vez. Existe um provérbio na língua iorubá que diz "Pouco a pouco, comemos a cabeça do peixe", um lembrete de que cada sucesso acontece aos poucos. Por meio do elemento Terra, retomamos o compromisso do esforço a longo prazo. Aprendemos que até mesmo grandes trabalhos começam com um único passo.

"Devotion" – Earth, Wind & Fire
Álbum: Open Our Eyes, Columbia Records, 1974

Essa música evoca os arquétipos do elemento Terra como uma saudação às mães, aos educadores e aos cuidadores do mundo todo. A música louva a devoção que abençoa as crianças e traz luz durante tempos difíceis. Do mesmo modo, o elemento Terra nos ensina que, com o passar do tempo, por meio da devoção nós colheremos os frutos de nossos esforços.

"Mama's Hand" – Queen Naija
Self-titled EP, Capitol Records, 2018

Essa música doce, acolhedora, faz meus ovários cantarem! Na música, Queen Naija recorda a seu filhinho de que não importa por quais situações ele possa passar, ela estará sempre ao seu lado, com amor e dedicação. Quando ouço essa jovem mãe falar a seu garotinho angelical com tanta ternura e amor, isso evoca a bondade, a compaixão e o acolhimento do elemento Terra.

A Terra na Prática: Crie um Plano de Bem-estar

Hoje em dia, existem cada vez mais recursos disponíveis – orientais, africanos e ocidentais – que nos ensinam como sermos fisicamente saudáveis. Sabemos tudo que há para saber, e o que não sabemos pode ser encontrado *on-line* com facilidade. Temos um volume infinito de informações sobre nosso tipo corporal e os diferentes tipos de dieta. Há *websites* que nos permitem associar nossos sintomas a doenças, de modo que chegamos ao consultório médico já plenamente informados. Nossos *smartwatches* nos reportam quanto exercício estamos fazendo e quanto sono necessitamos. No entanto, em meio a essa aparente saúde, nossa alma dói.

Sabemos que a saúde não é apenas física – ela é também emocional, mental e espiritual. Acreditamos que a vida é mais do que o sucesso financeiro. Nossa definição de saúde inclui relacionamentos saudáveis, sentir-se criativo, viver com propósito e com um senso de pertencimento.

Use seu entendimento do corpo sutil e da alma para criar um regime holístico de bem-estar mental, emocional e espiritual. Abaixo estão algumas modalidades sugeridas; assegure-se de incluir ao menos um recurso de cura para cada nível de seu corpo sutil.

O corpo físico: a matéria importa

O corpo físico é percebido por nosso estado beta de consciência, que é desperto, responsivo e lógico. Escolha uma das modalidades abaixo para dar suporte a seu corpo físico (e não se esqueça de marcar suas consultas!).

- Dieta/nutrição
- Higiene do sono (estabelecer uma rotina e um ambiente que lhe permitam ter as horas de sono apropriadas para sua idade)
- Exercício
- Fisioterapia
- Massagem
- *Coaching* de finanças ou investimentos (lembre-se: o corpo físico inclui abundância e prosperidade)
- *Coaching* de vida orientado para objetivos
- Consultas com profissionais de saúde (clínico geral, ginecologista etc.)
- Medicamentos receitados

O corpo etérico: tudo é energia

O corpo etérico é acessado por nosso estado alfa de consciência, que é contemplativo, energético e emocional. Escolha uma das modalidades abaixo para mover seu *qi* e dar suporte a seu corpo etérico:

- Passar algum tempo na natureza
- Acupuntura
- Dança/yoga/movimento criativo
- Exercícios de respiração
- Música
- Arte
- Suplementos à base de plantas, como óleos essenciais, suplementos herbais e medicamentos homeopáticos
- Terapia com pedras ou cristais
- Reiki

O corpo astral: mude a narrativa

O corpo astral é acessado pelo nosso estado theta de consciência, que é associativo, onírico e simbólico. Escolha uma das modalidades para ajudar você a ganhar percepção, alterar sua perspectiva e mudar a narrativa de sua experiência.

- Florais
- Manter um diário
- Trabalho com sonhos
- Terapia individual ou de grupo
- Conversar com um amigo de confiança
- Limpeza das redes sociais (estabelecer limites adequados para seu acesso aos pensamentos e perspectivas alheios)
- Astrologia
- Adivinhação ou uma leitura psíquica
- Trabalho com afirmações
- Círculo de cura de constelação familiar

O corpo espiritual: tudo é um

O corpo espiritual é acessado pelo nosso estado delta de consciência, além de quaisquer ferramentas de nossa prática espiritual que nos conectem com o Divino. Abaixo estão algumas sugestões. É claro, por favor escolha qualquer elemento de sua prática espiritual ou religiosa que ajude você a se conectar com sua fonte.

- Leitura e estudo de textos sagrados
- Prece
- Meditação
- Recitação
- Ritual
- Trabalho com energias arquetípicas
- Confecção de um altar
- Reverência aos antepassados

Capítulo 7

Metal Precioso

Através da história, a espiritualidade tem sido dedicada ao mistério do elemento Metal. O que acontece, entre uma experiência, uma realidade e uma existência e a próxima, que nos transforma? O Metal nos ajuda a responder a essa pergunta e está presente em qualquer experiência que nos faça reconhecer os mecanismos de um poder superior. O Metal é a ponte entre a experiência temporal e o retorno ao Divino.

Características do Elemento Metal

Reconhecemos as qualidades arquetípicas do elemento Metal por meio das seguintes características:

- Estação: outono
- Fase: conclusão e retorno
- Cor: branco
- Energética: dissipa/dissolve o *qi*
- Emoção central: Luto
- Som: suspiro/choro
- Meridianos: Pulmão e Intestino Grosso

Estação: outono

O outono é minha estação favorita, e não apenas porque nasci em novembro (outono no hemisfério norte)! Essa estação traz um ar frio e revigorante bem como límpidos céus azuis. No noroeste dos Estados Unidos, a umidade do fim de verão se dissipa, permitindo-nos a alegria preciosa de respirar fundo. Há um aroma no ar que me faz lembrar de *latte* de abóbora, passeios em carroças de feno, futebol americano, asas de frango e vinho quente. As folhas nas árvores adquirem tons dourados, alaranjados e vermelhos de tirar o fôlego – um esplendor final de glória antes da morte e de sua descida à terra. Em uma estação que, no hemisfério norte, está repleta de festividades de diversas tradições espirituais que reconhecem os mortos e o fino véu entre os mundos físico e espiritual, o elemento Metal também evoca nostalgia e saudades de pessoas e experiências do passado.

Fase: conclusão e retorno

Observamos, ao longo das estações na natureza, uma jornada que passa por todos os elementos. No inverno, a Água nos dá a semente, com o destino compactado dentro de uma promissora semente de vida; a bolota de carvalho que contém o pleno potencial da árvore que se tornará. Na primavera, o elemento Madeira emerge quando a semente germina e se transforma em um broto. No verão, vemos o Fogo desabrochar, florindo nossa paisagem. No fim do verão, o elemento Terra proporciona abundância, por meio das frutas e da colheita. Os frutos não colhidos caem à terra em preparação para o outono. Mas e aí? O que acontece que transforma uma maçã podre caída ao chão no broto que surge na primavera?

    O elemento Metal governa o processo invisível de conclusão e retorno, também conhecido como morte. Para mim, o Metal é a Alta Sacerdotisa da alquimia: ele transforma em nova vida tudo o que morre. Ele define o que vai virar composto e o que será cultivado como uma semente de novo potencial energético. O Metal tem a mesma função em nossa vida e nossa psique, convidando-nos a refletir: isto aqui é de fato sucata ou só precisa de um polimento para voltar a brilhar de novo? Essa é uma questão tão válida para um relacionamento decepcionante quanto para os talheres velhos que você encontrou no porão.

Pense na última grande dificuldade ou adversidade que você precisou enfrentar. Boa parte do processo pode ter sido interno. Assim como a maçã podre enterrada, você e os outros não puderam ver a transformação que acontecia, até que um novo broto emergiu das profundezas. O Metal é o elemento da transformação alquímica – ele transforma o chumbo em ouro, faz o lótus crescer na lama e dá à luz o magnífico escaravelho a partir de uma bola de estrume.

O Metal também está presente sempre que precisamos nos livrar de algo em nossa vida. O processo às vezes é intencional – recorremos ao Metal quando nos abstemos de alimentos, hábitos, pensamentos e pessoas não saudáveis. Às vezes, o Metal nos pega de surpresa, quando algo ou alguém nos é tirado por forças que estão além de nosso controle. O Metal nos permite reverenciar tudo que é temporário e tudo que é eterno. Ele nos recorda da preciosidade inerente de nossa vida.

Cor: branco

A cor associada com o Metal é o branco. É a cor natural do giz usado para delinear um templo dedicado aos ancestrais na cultura ifá, dos ossos de nosso corpo e das cinzas que restam depois que um fogo se apagou. Tais aspectos do branco ecoam a associação do elemento Metal com a morte, mas também um espírito desprovido da "cor" de nossas experiências.

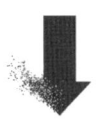

Energética: dissolução/dissipação

Recorde a última vez em que você teve uma boa choradeira, daquelas de ficar toda congestionada. É assim que se movimenta o *qi* do Metal. Ele suaviza coisas duras, tornando-as menos... materiais, menos desse mundo físico, por assim dizer. Lembra aquela maçã que caiu ao chão e começou a apodrecer? Se pudéssemos assistir ao elemento Metal em ação, veríamos aquela maçã tornar-se cada vez menos uma maçã, amolecendo e dissipando-se até virar parte do solo do qual veio. Das cinzas às cinzas, do pó ao pó.

Emoção central: luto

Não é coincidência que o luto seja a emoção associada com o elemento Metal. O luto é a emoção que sentimos quando temos de deixar ir algo que teve significado e valor em nossa vida. O elemento Metal abrange todo o espectro do luto, da perda profunda a um vago senso de decepção.

Como a raiva, o luto é uma daquelas emoções que pode ser difícil de reconhecer ou processar. Desde pequenos aprendemos que a coisa mais importante a fazer com nossa tristeza é conversar para que ela passe. Quando vemos alguém chorando, quase por impulso tentamos dizer algo para que a pessoa se sinta melhor. Isso inclui mostrar o lado bom e tentar mostrar que as coisas "não são tão ruins", ou entrar com explicações do porquê as coisas terem que ser do jeito que são. Quando essas opções não funcionam, dizemos algo como "tente não ficar triste", que é como dizer a um *tsunami* que volte bem-comportado para o oceano. Recorremos a todo tipo de comportamento duvidoso para evitar nosso sentimento de luto e proteger aqueles à nossa volta que ficarão tristes se nos virem enlutados. Abrimos um sorriso valente para disfarçar nossa dor e impedir que nossa tristeza contagie os outros. O luto pode também disfarçar-se como raiva, amargura, apatia e hiper-racionalização, enquanto lutamos para não sermos engolidos pelas poderosas ondas do luto.

Em geral, associamos o luto com morte ou perda extrema, mas ele pode surgir de muitas maneiras e ser tão frequente quanto qualquer outra emoção. O elemento Metal nos lembra que o luto é a emoção adequada em qualquer ocasião em que perdemos algo precioso. Podemos sentir luto não só pela perda de pessoas, como também pela perda de elementos intangíveis como fé, confiança, esperança ou tempo. Podemos ter luto por coisas que estão bem à nossa frente. Podemos ter luto por mudanças em relacionamentos, identidade, rotina ou estilo de vida – mesmo quando a mudança é para melhor.

Às vezes, tememos que nossa expressão de luto torne inválida a gratidão que sentimos pelas bênçãos que recebemos. Sim, pessoal – podemos vivenciar o luto mesmo quando as coisas são boas.

Comecei a seguir o programa contido no *Grief Recovery Handbook* ["Manual de Superação do Luto"] ao enfrentar luto e sentimentos conflitantes durante a transição de minha filha para a adolescência. Eu adorava a pessoa que ela estava se tornando, mas meu coração ansiava pela garotinha que me recebia com abraços apertados e que confiava em minha opinião. Fiquei aliviada por encontrar no manual uma lista de experiências, além de morte e divórcio – muitas das quais são eventos positivos em nossa vida – que são fontes de luto:

- Mudança de casa
- Início das aulas
- Casamento
- Formatura
- Fim de vícios
- Grandes mudanças de saúde
- Aposentadoria
- Mudanças financeiras (positivas ou negativas)
- Férias
- Problemas legais*

Durante a pandemia de Covid-19, tive a incrível bênção de poder migrar meu trabalho para mais aulas, composições literárias e preparação de medicamentos. Ao mesmo tempo, ter de fechar minha clínica de acupuntura, não poder mais abraçar as pessoas ao encontrá-las e nem visitar minha família quando quisesse, trouxeram-me um luto profundo. Eram todas coisas que

---

* James John W. e Friedman Russell. *The Grief Recovery Handbook: 20th Anniversary Edition: The Action Program for Moving Beyond Death, Divorce, and Other Losses*. Nova York: HarperCollins, 2009, p. 4.

sempre tive como certas. Os especialistas em luto James e Friedman tratam detalhadamente a dificuldade de lidar com essa emoção. Eles nos lembram: "o luto é normal e natural, mas estamos mal preparados para lidar com ele. *O luto tem a ver com um coração partido, não com um cérebro partido.*"* O elemento Metal nos ensina que, sem a perda ou o luto, nunca teríamos aprendido a honrar aquilo que é precioso, valioso e sagrado. O Metal nos permite usar o luto como uma ponte entre aquilo que morreu, e o que vive para sempre na forma de lembranças, amor e espírito.

Apresento a seguir uma lista de emoções comuns que nos direcionam à medicina da alma para o elemento Metal:

Reverência	Luto
Tristeza	Decepção
Desespero	Nostalgia
Saudades	Saudades do lar
Culpa	Vergonha
Não merecimento	

Som: suspiro/choro

O som do elemento Metal na voz de uma pessoa é o "suspirar" ou "chorar", dois sons que carregam uma sensação de saudades, sussurros e amplitude. Podemos ouvir uma qualidade de Metal em nossa voz quando recordamos de uma lembrança favorita, inspiramos profundamente e sussurramos "Tenho saudades daquela época", enquanto exalamos. Na música, o elemento Metal está presente em qualquer canção que evoque uma sensação de encantamento, imponência e reverência. Independentemente de afiliação religiosa, a reverência do Metal pode, da mesma maneira, ser sentida com a música *gospel* e com recitação do *Ohm*. Músicas com flautas e outros instrumentos

---

* Friedman Russel. *Grief Recovery Handbook*, p. 5.

de sopro têm uma natureza Metal, assim como músicas cujas letras transmitem uma profunda saudade ou luto.

Meridianos: Pulmão e Intestino Grosso

Na teoria dos Cinco Elementos, os Pulmões e o Intestino Grosso são os sistemas de órgãos do elemento Metal, e há um motivo para formarem um par. Os pulmões nos sustentam enquanto inalamos vida, energia e inspiração. E por meio do intestino grosso, deixamos ir embora aquilo que não precisamos mais. A pele, o maior órgão do corpo, está também associada com o elemento Metal. A pele é a fronteira entre nós mesmos e o ambiente.

O Meridiano do Pulmão [**Figura 7.1**] inicia-se no baixo-ventre, ergue-se pelo peito, penetra nos pulmões e desce pelo braço para terminar na ponta do dedo indicador. O Meridiano do Intestino Grosso [**Figura 7.2**] começa na ponta do dedo indicador, corre ao longo do braço e cruza o ombro para a parte de trás do pescoço. A seguir ele continua pela lateral do pescoço e da mandíbula para cruzar os lábios e terminar logo abaixo do nariz.

Quando os meridianos do elemento Metal estão comprometidos, alguns sintomas físicos que sentimos incluem:

- Erupções cutâneas
- Alergias sazonais (em especial aquelas que explodem no outono ou na primavera)

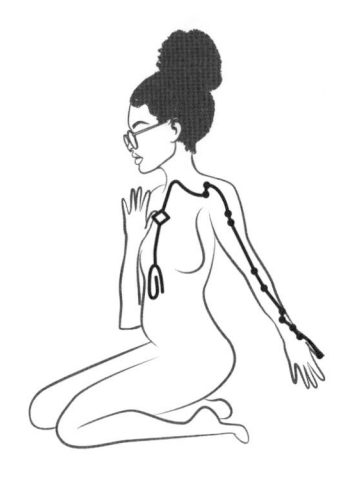

7.1 Meridiano do Pulmão.

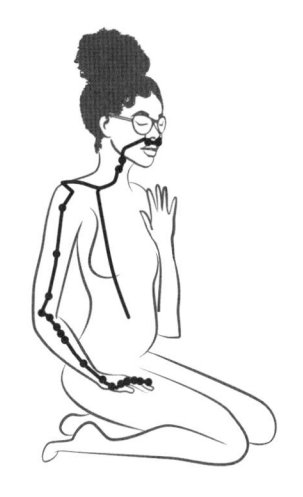

7.2 Meridiano do Intestino Grosso.

- Sintomas de resfriado (tosse, espirros, congestão nasal)
- Muco
- Asma
- Bronquite
- Fadiga
- Constipação
- Fôlego curto
- Vontade de fumar

Exercemos o elemento Metal com qualquer atividade que nos permita focar na respiração. Como os pulmões são vizinhos do coração, o elemento Metal também se beneficia de qualquer exercício cardiovascular que movimenta o *qi* no peito. Nadar, correr e caminhadas vigorosas são ótimas opções. Saunas úmidas ou secas também são ótimas maneiras de ajudar o corpo na liberação de toxinas pela pele. Quando fazemos uma desintoxicação ou jejum, o Metal pode nos ajudar a processar os pensamentos e emoções que se tornam agitados ao ocorrer a liberação física.

Lição para a Alma 1: Esteja Presente

> Acorde para o mistério de estar aqui e entre na silenciosa imensidão de sua própria presença.
>
> – John O'Donohue

Há vários anos, completei o último retiro de fim de semana de minha formação em Cura Alquímica. Esse fim de semana teve um significado especial para mim – eu havia começado o curso um ano antes, no fim de semana de meu aniversário, de modo que aquilo marcava a conclusão de um ciclo, um ano inteiro de estudo profundo dos cinco elementos, da psique, da espiritualidade e do desdobrar do Tao em minha vida. Um ano inteiro de crescimento, mudança e vínculos com meus companheiros alquimistas.

Eu receava aquele fim de semana porque em geral não sou boa em despedidas; na verdade, eu as evito. Além do mais, eu não estava muito pronta para abrir mão da magia daquela experiência e queria que aqueles finais de semana da imersão espiritual continuassem para sempre. Preparei-me para o que achava que seria um fim de semana de lágrimas. Como o curso estava centrado no elemento Metal, eu estava totalmente preparada para sentir meu luto em sua plenitude.

Durante o retiro, fomos apresentados à prática da reverência *gassho rei*. Essa prática envolve olhar nos olhos da outra pessoa, dar um abraço e então fazer uma reverência um ao outro. Nós circulamos pela sala, curvando-nos diante de cada um dos vinte membros do grupo. Meus olhos se encheram de lágrimas enquanto afloravam as lembranças do tempo que passamos juntos. No entanto, em vez de sentir tristeza e luto, senti-me profundamente inspirada. Tive a oportunidade de agradecer a cada uma daquelas pessoas por seu impacto em minha vida, e por compartilhar sua luz preciosa comigo. Tive uma sensação de completude. Fiquei surpresa por descobrir que, em vez do luto do Metal, o que senti foi a reverência e a honra do Metal.

O Metal nos ensina como honrar todas nossas experiências em tempo real. Descobrimos que, mesmo este momento – em que eu estou escrevendo ou você está lendo – tem sua beleza e sua maravilha.

Questões para reflexão

Você está no aqui e agora? Reserve alguns momentos para refletir sobre as seguintes questões em seu diário:

- O que você faz para encontrar tranquilidade? Que obstáculos encontra?
- Que recursos espirituais ajudam você?
- Quais preocupações do passado, ou medos quanto ao futuro, estão perturbando sua paz interior?
- O que em sua vida está se movendo devagar demais, ou depressa demais?
- O que inspira você?

Florais para a presença no momento presente

Os seguintes florais promovem a capacidade de manter nossa atenção plena no presente:

- Star Tulip para cultivar uma presença meditativa.
- California Valerian para reduzir a ansiedade.
- White Chestnut para aquietar a mente.
- Impatiens para fortalecer a paciência com o processo.

STAR TULIP (*CALOCHORTUS TOLMIEI*): PRESENÇA MEDITATIVA – O floral Star Tulip nos ajuda a abrir um lado nosso mais suave, mais sutil e espiritual. Como uma árvore preparando-se para o inverno, esse floral volta nossa atenção para dentro. Ele nos conecta com os segredos do Universo e nos inspira a abrir espaço para o desdobrar do grande mistério.

A flor Star Tulip é um tipo de Mariposa Lily, parecida com uma orelha de gato por conta de suas pétalas macias, triangulares e felpudas. São antenas pequeninas que permitem que nos tornemos receptivos a experiências que estão além de nossos sentidos físicos. As capacidades de recordar sonhos, ouvir a sabedoria interior, emocionar-se profundamente e ser intensamente introspectivo fazem parte da sabedoria do floral Star Tulip.

Em um contexto moderno, esse floral nos ajuda a "parar para cheirar as rosas". Em nossas vidas agitadas e ocupadas, caminhamos pela rua com os olhos no celular e a cabeça na lista de coisas a fazer. O floral Star Tulip nos desacelera, abrindo-nos para as energias sutis à nossa volta. De repente, a monotonia de nossa rotina diária se enche de espiritualidade. Com esse floral, eu paro de escrever para apreciar como a luz do sol cria padrões interessantes no piso de meu apartamento. Pego o brilho nos olhos de minha filha um momento antes que ela solte a frase de efeito de uma de suas piadas esquisitas. Deixo o celular de lado por um momento para sentir a brisa. Perceber coisas assim requer que desaceleremos, que deixemos de lado tudo o que ocupa nossa mente, e vejamos o mundo à nossa volta através dos olhos do coração.

O floral Star Tulip nos inspira a construir um altar ancestral, a começar um diário ou a meditar, ou a buscar uma prática ou comunidade religiosa. Quando meus pacientes estão trabalhando com ele, é frequente que criem um espaço sereno em casa ou no local de trabalho, dedicado a seu trabalho interior e espiritualidade. Esse floral nos ajuda a cuidar de nosso mundo interior e a viver nossa vida com admiração e reverência. Com ele, recordamos que somos na verdade seres espirituais que vivem uma experiência humana.

Esse floral é um remédio da alma para cultivar uma presença meditativa ao longo do dia. Ele permite que nos conectemos com nossa vida espiritual, dando-lhe prioridade. Ele promove o elemento Metal ao nos ajudar a interiorizar, por meio da respiração, a sacralidade de cada momento e a honrar os momentos que nos inspiram reverência.

CALIFORNIA VALERIAN (*VALERIANA CALIFORNICA*) E WHITE CHESTNUT (CASTANHEIRO-DA-ÍNDIA BRANCO): AQUIETAR A MENTE E REDUZIR A ANSIEDADE – As duas espécies, California Valerian e White Chestnut, florescem com buquês de pequeninas flores brancas. Quando olho imagens delas, visualizo cada flor como um novo pensamento ou ideia. E, uau – haja barulho na mente! Essa atividade mental excessiva se transforma com muita facilidade em ansiedade e preocupação. São exatamente essas as condições que ambos os florais ajudam a aliviar.

Chamo o floral White Chestnut afetuosamente de "floral da mente-macaco", pois ele ajuda nossa mente a deixar ir os pensamentos que se repetem de maneira incessante, como um disco riscado. Podemos recorrer a esse floral quando temos pensamentos que ficam dando voltas na cabeça sem parar, sem qualquer resolução ou ação. Repassamos mentalmente eventos ou conversas, de novo e de novo. Nós nos pegamos pensando: "Eu devia ter dito isto...", "Se eu tivesse feito aquilo..." ou "O que será que a pessoa quis dizer quando disse____" e assim por diante (e por aí vai).

Na maior parte do tempo, sequer percebemos como nossa mente é hiperativa e ocupada. A tagarelice mental é um ruído branco, como uma estática constante ao fundo de qualquer coisa que estejamos tentando fazer. Esses pensamentos agitados nos mantêm acordados de noite enquanto ficamos olhando para o teto, imaginando se vamos conseguir dormir.

O floral White Chestnut também nos ajuda quando estamos tentando entender algo de forma bem linear e lógica. Você já sentiu como se sua cabeça fosse explodir tentando encontrar uma solução? Já teve dor de cabeça por pensar demais? Já contraiu todo o rosto, como se tocar a testa com a ponta do nariz pudesse produzir uma resposta? O floral White Chestnut é seu amigo. Ele acalma a mente e acolhe um espaço interior em nossos processos de pensamentos. Pode trazer uma nova percepção aos problemas recorrentes em nossa cabeça, de modo que possamos agir ou fazer as mudanças necessárias em nossa vida para silenciá-los. Esse floral pode também nos ajudar a dar valor ao não saber ou não ter uma resposta, bem como a permanecer no momento presente, de modo que possamos ouvir nossa intuição com mais clareza.

Assim como o White Chestnut, o floral California Valerian também ajuda a acalmar uma mente hiperativa. Na fitoterapia, a raiz de valeriana é popular como calmante e sedativo para o sistema nervoso. Como floral, California Valerian tem um efeito calmante similar – ele acalma os pensamentos negativos excessivos e as preocupações quanto ao futuro. Podemos recorrer a ele quando criamos os piores cenários possíveis na mente. Nossa estática mental está repleta de pensamentos como *Se eu fizer isso, então xyz vai acontecer* ou *Se eu não fizer xyz, então abc não vai acontecer.* É uma armadilha mental que nos tira do agora e ofusca nossa apreciação do momento presente.

Eis uma transcrição de um monólogo interior comum:

Eu não ganho dinheiro suficiente. Se eu não ganhar dinheiro suficiente... então não vou conseguir pagar o aluguel. Se não pagar o aluguel... vamos ser despejadas. Se formos despejadas... então minha filha e eu não vamos ter onde morar. Se minha filha e eu não tivermos onde morar... vou ser um fracasso como mãe.

Tudo bem, talvez não seja uma linha de pensamento comum; talvez seja apenas *meu* diálogo interior. E enquanto eu o escrevo, vejo como é ridículo. Posso perceber que, quando estou presa em um turbilhão de ansiedade em relação a minhas finanças, ignoro meus instintos financeiros criativos. Ignoro que tenho toneladas de amigos e parentes que me acolheriam se eu estivesse na pior. Ignoro que são meu amor, meu tempo e minha presença emocional que causam maior impacto no modo como crio minha filha. Sou incapaz de ver que a abundância está por toda parte e que, na verdade, sou abençoada por ter uma profissão que adoro. A questão é que minha mente-macaco está totalmente desconectada de meu eu superior, a parte de mim que vê tudo com clareza e intui soluções.

Os florais White Chestnut e California Valerian com frequência são os primeiros em que penso para pacientes que têm dificuldade em acalmar a mente para a meditação ou em esquecer de sua lista de coisas a fazer enquanto estão na mesa de acupuntura. Tal qual um globo de neve, essas flores irmãs "decantam" a agitação de nossos pensamentos, de modo que podemos perceber com calma o momento presente, sem preocupação ou ansiedade. Adoro ouvir meus pacientes dizerem: "Agora que não estou sempre pensando tenho muito mais tempo do que antes!"

IMPATIENS: PACIÊNCIA COM O PROCESSO – Assim como o floral California Valerian, quando precisamos do floral Impatiens, com frequência estamos vivendo dois ou três passos adiante no futuro! Essa flor recebe seu nome pela forma com que seu fruto maduro explode ao ser tocado, lançando as sementes a vários metros de distância. Do mesmo modo, a pessoa que precisa de Impatiens pode explodir quando provocada. Irritação no trânsito, reuniões na segunda-feira de manhã sem café, crianças que não respeitam a hora de ir dormir e pessoas que de modo geral fazem coisas idiotas são exemplos de situações em que esse floral com certeza poderia fazer um pouco de mágica. Talvez um dia ele caia do céu como chuva e torne Nova York um lugar melhor.

O floral Impatiens é um dos indicados para a irritação, sobre a qual ele com certeza atua. Mas, em um nível mais profundo, esse floral age sobre a agitação da alma que surge por querer que as coisas sejam diferentes do que de fato são. Quando estamos em um estado Impatiens, queremos que as pessoas que estão à nossa volta mudem; queremos que os outros se apressem e se mexam mais rápido; ou queremos que algo em nossa vida desapareça já! Não importa se é uma discussão, um problema financeiro, uma batalha legal, ou a fila do correio.

Nossa impaciência pode até ser dirigida para nosso crescimento ou nossa cura, e para períodos que exigem o processo lento e deliberado de transformação interior. Tenho dado o floral Impatiens a pacientes que já estavam prontos para desistir de namorar e para outros que estavam a ponto de mandar os filhos rebeldes para um internato. Esse floral ajudou uma paciente durante a recuperação de uma cirurgia abdominal, equilibrando sua vontade de voltar às atividades físicas ao tempo que seu corpo necessitava para se curar. Ele também pode ser um aliado durante o trabalho de parto para mulheres que têm dificuldade em permanecer presentes no processo.*

O floral Impatiens é o remédio para a alma ao qual recorrer quando nossa agitação resulta especificamente do ritmo de uma pessoa ou de um processo. É indicado tanto para aquela pessoa que está frustrada com o *timing* de sua carreira, quanto para quem gostaria que o filho se aprontasse mais depressa para a escola pela manhã. Ele é útil em relacionamentos em que existe conflito, em especial quando uma pessoa quer que a outra faça mudanças imediatas. Esse floral pode levar consciência a um diálogo interior inconsciente, no qual estamos constantemente perguntando: "*Por que você não faz tudo mais depressa?*", "*Por que as coisas não estão mudando rápido o bastante?*", "*Por que as coisas não são do jeito que são em minha mente?*" O floral Impatiens nos proporciona o milagre de ter paciência com o processo, fazendo-nos ter a percepção de que só podemos estar no aqui e no agora. Ele nos ensina que este exato momento merece nossa atenção plena e total.

---

* Por favor, consulte um terapeuta floral experiente ou uma doula antes de usar florais no período de gravidez ou durante o parto.

Prática Corporal: Tadasana
(Postura da Montanha)

Afirmação: Eu estou aqui, agora.

Fique em pé, com os pés firmemente enraizados no chão. Junte as mãos em posição de prece. Leve os ombros para trás e para baixo, e imagine o alto de sua cabeça tentando alcançar o céu, tracionando as costas e o pescoço. Respire profundamente várias vezes, em seu próprio ritmo, para firmar-se no momento presente.

Com um olhar relaxado, leve sua atenção para a primeira cor que vir. Então, lentamente, olhe ao redor da sala, mentalmente citando o nome de tudo que puder ver que tenha essa cor. Repita várias vezes, usando cores diferentes como ponto de partida, até alcançar uma calma consciência do ambiente à sua volta.

Termine com a afirmação: *Eu estou aqui, agora.*

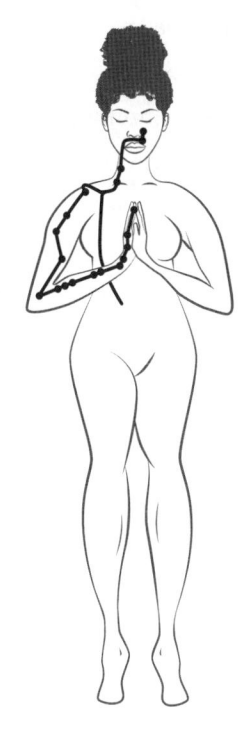

Representação com o Meridiano do Intestino Grosso.

Lição para a Alma 2: Você é Preciosa

> Nós nos perguntamos: quem sou eu para ser brilhante, lindo, talentoso, fabuloso?
>
> Na verdade, quem é você para não ser?
>
> – Marianne Williamson

O elemento Metal nos ensina como distinguir o extraordinário do comum. Ele revela o divino no interior do mundano. A metáfora para esse mistério oculto está descrita em muitas tradições espirituais: na espiritualidade do Leste Asiático, quando a bela flor de lótus emerge da lama. Na tradição kemética, o belo besouro Khepri nasce de uma bola de estrume. Na tradição cristã, a água é transformada em vinho. O Metal governa a alquimia, a ciência da transformação. A alquimia da alma transforma o chumbo de nossa vida – os aspectos difíceis, conturbados ou estagnados – em ouro: as qualidades iluminadas da consciência, do amor e da alegria. O Metal nos ensina que o espírito do divino está dentro de cada aspecto da substância terrena e da experiência terrena.

Imagine que você é um garimpeiro, nos Estados Unidos do século XIX. Afundado na lama até os joelhos, você usa sua bateia para examinar todo o lodo. Se tiver sorte, vislumbra um brilho por baixo de alguma rocha coberta de lama. Em muitos casos, você não percebe o metal precioso, jogando-o fora junto com as pedras. E, assim como os garimpeiros do início do século XIX, podemos ficar obcecados por descobrir algo precioso e valioso – como o ouro – em nós mesmos e nos outros. Sabemos que está lá, em algum lugar, de modo que continuamos cavando, e procurando, ao exigir perfeição ou estabelecer padrões impossivelmente elevados. Enquanto buscamos em meio à lama e à terra, jogamos fora o ouro que está bem diante de nós.

O elemento Metal nos ajuda a ver a preciosidade, primeiro em nós mesmos e depois naqueles que nos rodeiam. Ele restaura a integridade de nossa radiante divindade interior e nos convida a sentir um amor radical por nós próprios. O Metal nos confere a capacidade de perceber, reconhecer e honrar nossa luz interior. Curvamo-nos um para o outro no espírito da saudação hindu *namastê*, que se traduz como "o divino que existe em mim saúda e honra o divino que existe em você".

Quando estamos desconectados do dom do Metal de autoestima positiva, temos uma sensação de inadequação.* Podemos buscar aplausos e validação dos outros para superar nossa baixa autoestima interior. Podemos trabalhar demais ou nos ampararmos em símbolos materiais de *status* e de sucesso. Quando o elemento Metal está em desequilíbrio, as coisas nunca são suficientes: nossa casa nunca está limpa o suficiente, nosso trabalho nunca está bom o suficiente, nossos relacionamentos nunca são amorosos o

---

* Angela Hicks, John Hicks e Peter Mole. *Five Element Constitutional Acupuncture*. Edimburgo, Reino Unido: Churchill Livingstone, 2011, pp. 143-49.

suficiente. Podemos tentar controlar os outros, acreditando erroneamente que a ordem perfeita reflete nosso eu perfeito. O Metal então se torna quebradiço e frio, e pode nos tornar distantes, indiferentes, hipercríticos ou ácidos. Essa atitude diante do mundo pode nos proteger de sentimentos de vulnerabilidade e vergonha, mas também nos desconecta de nosso resplendor espiritual. O elemento Metal ajuda a cultivar um senso interior de preciosidade, para contrapor-se a tais defesas.

A perda de conexão com nosso ouro interior pode também fazer com que nos desculpemos o tempo todo e nos tornemos apagados. Podemos não ter a confiança para negociar nosso valor no mundo. Podemos nos sentir inferiores a nossos pares e colegas. Em um nível espiritual, o elemento Metal é capaz de nos ajudar a sentir nossa própria grandeza, conferindo-nos a coragem de assumirmos uma posição em prol daquilo que merecemos.

Por fim, o elemento Metal nos ajuda a encontrar perdão por nossas falhas e a aceitação de nossas imperfeições. Com o Metal, superamos a vergonha, a insegurança e as críticas que fazemos a nós mesmos. Encontramos a qualidade de um elemento Metal saudável em uma pessoa cujo poder parece vir além do mundo físico. Na presença do Metal saudável, sentamo-nos um pouco mais eretos. Um ar de realeza evoca respeito, estima e honra. O elemento Metal nos ajuda a nos sentirmos em toda a nossa realeza e divindade.

Questões para reflexão

Reserve alguns momentos para ponderar a respeito de sua grandeza e, então, reflita sobre as seguintes questões em seu diário:

- O que você ama em seu corpo, sua mente e seu coração?
- Em que circunstância você está mais confortável consigo mesma?
- Do que você se orgulha?
- O que torna você única?
- Quem são as pessoas em sua vida que a encorajam, motivam e celebram?
- Quais influências enviam a mensagem de que você não é boa o bastante?

Florais para aumentar nosso amor-próprio

Os seguintes florais nos ajudam a cultivar um amor radical por nós mesmos e uma autoestima positiva.

- Essência Gold para saber nosso valor.
- Buttercup para uma radiância humilde.
- Pink Monkeyflower para uma vulnerabilidade confiante.
- Pine para autoaceitação.

GOLD (COLÔ/COLOMBIAN GOLD): SAIBA SEU VALOR – No livro *Money Is Love: Connecting to the Sacred Origins of Money*, Barbara Wilder discute as primeiras moedas que surgiram durante a Idade do Ferro, ouro e prata, como sendo representativas das energias sagradas do sol e da lua. Ela escreve:

> Para compreender esse conceito, imagine-se como morador de uma vila do neolítico. Tudo em sua vida depende de você fazer uma boa colheita. O sol deve brilhar sobre a plantação durante todo o verão para garantir a boa colheita. O deus que é o sol deve ser venerado e reverenciado, para garantir que a colheita seja boa. Faz pouco tempo, o ouro foi descoberto e você, sabendo que todas as coisas nos Céus ou na Terra fazem uma grande dança cósmica, agora tem uma peça de ouro nas mãos. Para você, ela não é um objeto inanimado que reluz e reflete a luz do sol. É um pedaço do divino sol por si só. E o fato de ter nas mãos um pedaço de Deus significa que você tem uma responsabilidade sagrada.*

Na tabela periódica de elementos, o símbolo do ouro é (Au), o qual está na raiz de palavras como *aurora* e *aura*, todas referentes a luz e esplendor. A essência Gold nos conecta a essa luz sagrada que está dentro de nossa alma e a essa responsabilidade divina. Ela desperta a capacidade de saber que, no âmago de nosso ser, somos valiosos. Esse valor não vem do que *fazemos*, mas de quem

---

* Barbara Wilder. *Money Is Love: Reconnecting to the Sacred Origins of Money*. Londres: Cygnus Books, 2010, p. 27.

somos. Essa essência afirma que somos de fato dignos de todo o bem que nos acontece. Ela desperta o "ouro" valioso que existe no âmago de nosso ser e nos ajuda a irradiar para o mundo tal valor. Ela nos recorda de que nosso verdadeiro valor vem da conexão com essa parte divina e nobre de nós mesmos.

Quase sempre ofereço a essência Gold a meus pacientes quando estão entrando em negociações salariais para novos cargos ou por bônus anuais. Uma de minhas pacientes era uma executiva de nível médio em uma organização artística, onde estavam ocorrendo demissões em massa. Ela havia desempenhado um papel crítico, mas pouco valorizado, para que a organização se mantivesse à tona durante um ano fiscal muito difícil. Ao trabalharmos com a essência Gold, pedi-lhe que fizesse uma lista de todas suas contribuições para a empresa no ano anterior. Enquanto examinávamos a lista, a postura dela ficou muito mais ereta, com a presença orgulhosa que é uma característica do elemento Metal. Sugeri que ela pedisse uma promoção para um cargo de diretoria, com um aumento salarial anual de 25 mil dólares. Ela arregalou os olhos, sem acreditar na audácia do pedido, mas arregalou-os ainda mais quando conseguiu a promoção *e* o aumento!

Há muitas pesquisas sobre as desigualdades de gênero e raça no mercado de trabalho. Um de meus recursos favoritos é *Nice Girls* Still *Don't Get the Corner Office*, de Lois Frankel. Nesse livro, a autora descreve quatro motivos para a desigualdade de gênero nos salários.[*]

1. Merecimento: as mulheres não sentiam merecer ganhar mais que seus colegas.
2. Valor: as mulheres não se sentiam à vontade para mensurar seu valor.
3. Provar seu mérito: as mulheres eram menos propensas a usar suas experiências passadas como justificativa para ganharem mais.
4. Consequências: as mulheres temiam ser vistas de maneira negativa se pedissem um aumento.

---

[*] Lois Frankel, *Nice Girls Don't Get the Corner Office: Unconscious Mistakes Women Make That Sabotage Their Careers* (Nova York: Grand Central Publishing, 2014), 254-256.

Em minha prática, percebi que a essência Gold ajuda a combater todos esses problemas – às vezes, mesmo sem que compreendamos como ou o porquê. Também descobri que essa essência é particularmente útil para empreendedores que cobram pouco pelos serviços que prestam, por subestimarem seu próprio valor!

É importante recordar que esse floral não tem a ver apenas com abundância financeira. Ele nos ajuda a reconhecer que somos dignos de abundância na forma de amor, tempo, família, coletividade, riso, alegria e segurança.

BUTTERCUP (*RANUNCULUS FASCICULARIS*): RADIÂNCIA HUMILDE – O floral Buttercup lembra-me da tradicional música *gospel* "This Little Light of Mine" ["Esta Minha Luzinha"]. Gravada originalmente em 1939 por John Lomax, essa música é ensinada às crianças em todas as escolas bíblicas batistas que conheço. A letra nos recorda repetidamente de que não devemos ter medo de deixar brilhar a luzinha de nossa divindade. Só de cantar mentalmente essa música, um sorriso suave aquece meu coração. O floral Buttercup nos ajuda a deixar brilhar nossa luz no mundo, não importando o quão pequena ela possa ser. Até a menor luzinha pode atravessar a escuridão.

O floral Buttercup é usado quando nos sentimos inadequados. A expressão-chave que indica a necessidade desse floral é "não o suficiente". Às vezes, dizemos a nós mesmos (de maneira inconsciente, claro) que não somos inteligentes o suficiente, não somos treinados o suficiente, altos o suficiente, magros o suficiente, bonitos o suficiente, amados o suficiente. Não somos _____ o suficiente (preencha a lacuna). Você já entendeu! A lista de coisas negativas que dizemos para e sobre nós pode ser interminável.

Esse floral nos ajuda a nos sentirmos confortáveis conosco mesmos e a reconhecer nossos sucessos e nossa contribuição, por menores que sejam. É um ótimo floral para crianças, pois com frequência elas dizem para si mesmas coisas como:

- "Sou pequeno demais para ter importância."
- "Sou pequena demais para fazer qualquer coisa."
- "Não sou grande o bastante para fazer diferença."
- "Não sou inteligente o bastante para passar nesse exame."

O floral Buttercup tem também uma forte ressonância com a criança interior de todos nós, que procura provas de que, na verdade, somos o suficiente. Já usei esse floral com cônjuges que sentem não contribuírem o suficiente para a renda familiar, ou amigos que não se sentem confiantes o suficiente para postar em redes sociais.

O hexagrama 62 do *I Ching* faz referência à humildade e ao poder dessa luzinha.* Em uma das traduções mais populares desse texto atualmente em uso, Richard Wilheim dá ao hexagrama 62 o nome de "Preponderância do Pequeno".** Esse hexagrama descreve situações em que é importante não executar ações grandiosas. Ao contrário, o sucesso e o poder são resultado direto dos atos contínuos de ser humilde, modesto e diligente ao realizar suas tarefas. O floral Buttercup nos ajuda a reconhecer o poder de nossa luz interior, em vez de fazer grandes gestos exteriores em um esforço para ganhar reconhecimento ou elogios.

Ele nos convida ao milagre de descobrir que "nós somos o suficiente" e que somos preciosos exatamente do jeito que somos. Não precisamos de elogios ou de validação externa para que nossas luzinhas brilhem.

PINK MONKEYFLOWER (*MIMULUS LEWISII* DA CALIFÓRNIA): VULNERABILIDADE CONFIANTE – Imagine que você está no centro do palco, preparando-se para cantar um solo. Para alguns de nós, essa imagem já basta para desencadear um sentimento de vergonha. Agora imagine que, enquanto a cortina sobe diante da plateia formada por seus amigos mais próximos e seus maiores críticos, você olha para baixo e percebe que esqueceu de se vestir. O que você faz? Permanece lá, desafiadora em sua nudez, completamente exposta? Ou corre para os bastidores e se esconde?

Cada um de nós responde a essa pergunta de maneira diferente, pois cada pessoa tem um certo limite até o qual se sente confortável sendo vista. O floral Pink Monkeyflower atua sobre o desejo de correr para se esconder, de

---

* Também chamado de *O Livro das Mutações*, o *I Ching* é um sistema divinatório surgido na China antiga. Ele consiste em oito trigramas simbólicos e 64 hexagramas que descrevem as relações alternantes ente yin e yang.

** Wilheim e Baynes, *The I Ching*, 127.

nos ocultarmos em vez de nos permitirmos brilhar. Esse floral nos ajuda a cultivar nossa capacidade de exposição emocional.

Quer nos esquivemos de compartilhar emoções em um relacionamento íntimo, quer ocultemos o quanto somos brilhantes em uma reunião da diretoria, o floral Pink Monkeyflower age sobre nossa capacidade de nos revelarmos aos outros. Compartilhar a nossa essência – nosso trabalho, nossas ideias, nossa criatividade e nossos sentimentos – implica riscos. E se os outros não nos amarem nem gostarem de nós? E se formos criticados? Tais medos podem nos paralisar e criar um bloqueio energético que impede que nossa vida seja plena. Esse floral nos fortalece para que partilhemos sem temor nossa luz, e para que sejamos vulneráveis o suficiente a ponto de nos revelarmos. Como nos permitimos ser vistos? Que partes nossas escondemos e por quê? O floral Pink Monkeyflower nos leva a explorar nossas respostas a essas perguntas.

Em seu livro *Daring Greatly*, a escritora e pesquisadora da vergonha, Brené Brown, explora em detalhes a relação entre vergonha e vulnerabilidade. Seus escritos dão um contexto contemporâneo e profundidade à antiga relação entre o Fogo e o Metal:

> Vergonha é o medo da desconexão – é o medo de que algo que fizemos ou deixamos de fazer, um ideal que não conseguimos alcançar ou uma meta que deixamos de cumprir nos torne indignos de nos relacionarmos com outras pessoas. Eu não sou digna ou boa o bastante para amar, ser aceita ou manter um vínculo com alguém. Não é possível que alguém me ame. Eu não me encaixo. Eis uma definição de vergonha que surgiu em minhas pesquisas: vergonha é o sentimento intensamente doloroso de que somos falhos, ou a experiência de acreditar nisso, e, portanto, somos indignos de amor e aceitação.*

---

* Brené Brown. *Daring Greatly: How the Courage to Be Vulnerable Transforms the Way We Live, Love, Parent, and Lead*. Nova York: Penguin Random House Audio Publishing Group, 2017, pp. 68-71.

Durante a infância talvez tenhamos recebido mensagens que nos incutiram um senso de vergonha, possivelmente em razão de uma criação rígida ou de padrões impossíveis de atingir (o elemento Metal no seu pior). Trabalhar com esse floral leva com frequência nossa consciência a momentos no passado em que sentíamos que não estávamos à altura do que nos era exigido. Qualquer que seja a causa, o medo de críticas ou de rejeição pode tornar difícil à pessoa que precisa desse floral abrir-se para os outros. Esse desafio de estar vulnerável ou exposto, afeta diretamente o sucesso de nossos relacionamentos mais importantes – pessoais e profissionais. O floral Pink Monkeyflower nos ajuda a irradiar *Aqui estou. Você pode me ver e não tenho medo de brilhar.*

Esse floral confere o dom de nos sentirmos seguros ao sermos vistos. Quer estejamos compartilhando nossos sentimentos com a pessoa amada, expondo nossa arte ao público, ou assumindo o comando de uma empresa, aprendemos que podemos continuar a brilhar e irradiar enquanto somos observados pelo mundo. Com esse brilho instalado em nosso interior, sentimo-nos confiantes enquanto estamos vulneráveis ou expostos.

PINE (PINHO): AUTOACEITAÇÃO – Há um ditado antigo que diz, "Seja humilde, pois você é feito de terra. Seja nobre, pois você é feito de estrelas." O floral Pine é um aliado quando nosso vínculo com a Terra, com nosso lado humano e falível, impede-nos de reconhecer a essência divina de nosso ser. Ele nos auxilia quando estamos presos a nossas transgressões passadas, e andamos por aí carregando uma lista interna com todas as razões pelas quais deveríamos ser considerados indignos. O floral Pine nos ajuda a perceber que, mesmo cometendo erros, somos perfeitamente imperfeitos. Nossas escolhas ruins, momentos em que metemos os pés pelas mãos e as oportunidades que podemos ter perdido, não nos tira nosso valor fundamental. Esse floral ajuda a silenciar pensamentos derrotistas, especialmente se estão relacionados com alguma ação ou incidente específicos.

Assim como o floral Pink Monkeyflower, o floral Pine nos dá suporte quando lidamos com a vergonha internalizada. Algumas vezes, a vergonha decorre de hábitos atuais e, em outras, ela tem sua origem em feridas da infância. Quando crianças, temos a tendência de nos culparmos por tudo. Nossa criança interior organiza o mundo com uma lógica falha, criando narrativas como "Meus pais se divorciaram porque eu não ia dormir na hora certa". Depois de adultos, podemos continuar criando narrativas e jogando a culpa sobre nós mesmos em circunstâncias que estão além de nosso controle.

O floral Pine facilita uma percepção de nossas fontes de culpa ou vergonha, de modo que possamos encará-las de frente. Se somos culpados, aceitamos assumir nossos erros, nos desculpamos e tomamos as medidas necessárias para corrigir tudo. Podemos tocar em frente sabendo que demos o melhor de nós para consertar nossos erros, libertando-nos dos pensamentos negativos que nos perseguem. Se a vergonha ou culpa que sentimos tem sua origem em algo que está além de nosso poder, somos capazes de adquirir uma perspectiva saudável e, até mesmo, reconhecer a humanidade daqueles que nos trataram de maneira injusta. Desse modo, recuperamos nosso poder pessoal e nossa autoestima. Outras vezes, esse floral nos ajuda a encontrar bondade e autoaceitação quando não conseguimos atingir altos padrões e expectativas, criados tanto por outros quanto por nós mesmos.

Quando em desequilíbrio, o elemento Metal tem uma tendência a cristalizar nossas falhas, mantendo-nos presos aos erros do passado. O floral Pine nos ajuda a aceitar essas falhas como parte do que nos torna humanos. À medida que nos livramos da culpa e da vergonha, encontramos a aceitação que nos permite seguir em frente em direção ao nosso eu mais pleno.

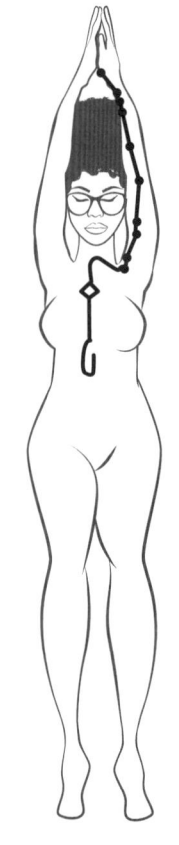

Representação com o Meridiano do Pulmão.

Prática Corporal: Urdhva Hastasana
(Postura dos Braços para Cima)

Afirmação: Eu sou preciosa.

Comece em tadasana, com as mãos em posição de prece, enquanto fixa os pés no chão. A seguir, estenda as mãos para o céu, como se fizesse uma prece ao sol. Visualize um raio de sol fluindo através de seus braços, e se derramando no centro do seu coração. Erga o peito e curve levemente o corpo para trás. Agora, visualize essa luz dourada irradiando de seu centro para o mundo.

Feche os olhos e repita a afirmação: *Eu sou preciosa*.

Lição para a Alma 3: Deixar Ir

> Quando abro mão do que sou, torno-me o que poderia ser.
> – Lao Tzu

Deixar ir, abrir mão, é uma parte natural do ciclo da vida. Você consegue imaginar o que aconteceria se apenas inspirássemos, mas nunca exalássemos? Explodiríamos! Ou se apenas comêssemos, mas nunca defecássemos, também passaríamos muito mal. Na natureza, há um equilíbrio natural entre receber e liberar, inalar e exalar. Há um tempo para dar as boas-vindas a uma nova oportunidade e um tempo para deixar ir. A capacidade de assimilar nossas experiências e de formar relacionamentos permite-nos participar plenamente da vida, enquanto a capacidade de abrir mão de nossas experiências nos possibilita amadurecer com sabedoria.

Quando algo ou alguém completou seu tempo em nossa vida, o Metal nos impele a deixá-lo ir. A emoção associada com esse processo é o luto. O luto nos coloca para baixo, com o sentimento de "foi cedo demais" e de saudade pelo que já não pode ser. O luto também nos permite honrar de fato a sacralidade do que perdemos. E, com frequência, honrar – por meio de prece, rituais, arte, comunhão ou tudo ao mesmo tempo – é a única coisa que pode nos fazer atravessar o luto. É por isso que o Metal nos confere as práticas espirituais que nos enchem de reverência por nossas experiências neste mundo, e reverência pelo que está mais além.

Podemos aprender com a natureza a delicada arte de deixar ir, durante o outono – a estação do elemento Metal. No nordeste dos Estados Unidos, vemos as folhas mudarem dos vermelhos e amarelos intensos para marrons acastanhados. Costumo ficar olhando como elas dançam alegremente no vento antes de encontrarem um lugar de repouso sobre a terra. Sua liberação acontece sem esforço, cheia de leveza e graça. A árvore não está forçando as folhas a irem embora. De fato, a árvore está apenas fazendo o que deve fazer nessa época do ano: interiorizar sua energia, atenção e força vital enquanto se prepara para o inverno. É o gesto máximo de autocuidado e autopreservação. A árvore não diz "Folhas, saiam daqui!". Em vez disso, por ela não estar mais tentando segurar essas folhas, elas ficam livres para voar com o vento. Fácil, leve, *ahhh*.

Por algum motivo, meu "deixar ir" é sempre o oposto – cheio de dificuldade, cheio de resistência, cheio de angústia e mágoa, cheio de longos lamentos e choradeira para minhas melhores amigas: "Mas *por quêêê?*". Então, aparecem os sintomas de abstinência: pensamentos obsessivos, irritação, tristeza e negação. Que dor no coração! (Uma expressão bem Metal).

Contudo, na natureza, as folhas *dançam*. Imagino o espírito da árvore fazendo uma prece rouca de gratidão às folhas enquanto o vento as carrega:

> Amadas folhas: muita gratidão por terem trazido o sol para dentro pelos últimos seis meses. Gratidão por oferecerem sombra àqueles que descansavam junto a mim. Gratidão pela força vital que no passado foi parte de vocês, e agora é parte de mim. Nosso tempo juntas chegou ao fim, e eu amo vocês pelo que compartilhamos. Agora que me recolho e me volto para dentro, vocês estão livres para voar.

Então, eu me imagino fazendo a mesma prece de gratidão às coisas que me esforço para liberar de minha vida:

> *Querido Latte Caramelo: muita gratidão por me saudar todas as manhãs. Mas, como estou dormindo e me exercitando mais agora, já não preciso de você para me sentir acordada e bem. Eu amo você, mas renuncio-o e liberto-o de minha vida. Além do mais, você me faz ficar inchada.*

Querido açúcar: muita gratidão por ser tão delicioso. Decidi focar em novas maneiras de encher minha vida de doçura. Eu amo você, e provavelmente sempre o amarei, mas vou me abster de você e liberá-lo de minha vida.

(Nota para o eu: só porque você vai sentir a falta de alguma coisa *não* significa que ela é boa para você. Ou que você deva tê-la. Repita três vezes e bata os calcanhares). O que me leva a...

Querida pessoa amada: Gratidão por seu toque suave e por curar partes de mim que eu não sabia estarem precisando de cura. Mas meu foco agora é diferente. Enquanto me recolho, voltando-me para dentro, você está livre para voar.

Faço essa prece silenciosa para todos meus maus hábitos e vícios: meu vício no trabalho, meu comportamento de mãe-helicóptero, meu curioso vício em *pretzels* de caramelo cobertos com chocolate (não julgue). Reconheço o propósito ao qual cada um serviu e realinho-me com a integridade que está no âmago de meu ser. Desafio-me a deixar ir sem resistência, com esforço para atingir aquele sentimento despreocupado das folhas outonais.

Questões para reflexão

Faça uma respiração profunda e, então, reflita a sobre as seguintes questões em seu diário:

- Que pensamentos, sentimentos ou hábitos você está pronta para deixar ir?
- Que apego aos outros está impedindo você de seguir em frente?
- Do que você pode abrir mão em seu ambiente que está tomando muito espaço?
- O que, em sua dieta ou regime de saúde, não lhe serve mais?
- Que elemento do passado você está trazendo para o momento presente? Como você pode honrá-lo, deixá-lo ir ou ambos?
- O que tem se mostrado a você nos espaços vagos deixados por tudo de que abriu mão? Ao que você está dando as boas-vindas?

Florais para dar suporte a uma liberação energética

Os seguintes florais nos ajudam a abrir mão com graça e tranquilidade:

- Rock Water para eliminar a rigidez e encontrar a fluidez.
- Sagebrush para limpar a bagunça.
- Bleeding Heart para deixar ir de forma amorosa.

ROCK WATER (ÁGUA DE ROCHA): DEIXAR IR E DEIXAR FLUIR – Nossa experiência com o Metal é que ele é sólido e inflexível. Metais, pedras preciosas, diamantes e cristais são todos formas naturais do elemento Metal. Contudo, também sabemos que, com o tempo, a água tem o poder de erodir com suavidade até a rocha mais dura. O floral Rock Water funciona de modo semelhante, erodindo suavemente as rotinas consolidadas e os hábitos cristalizados para criar flexibilidade e fluxo. O Rock Water leva nossa atenção para nossas partes que estão rígidas. Ele confere suavidade, aceitação e entrega, de modo que possa haver mais fluidez em nossa vida.

O floral Rock Water age para dissipar ideais dogmáticos. Ele suaviza as duras arestas de nossas expectativas quanto a nós mesmos e quanto aos outros. Um de meus pacientes prediletos expressou perfeitamente a energética do Rock Water quando me disse "Detesto banhos frios. Mas tomo uma ducha fria todas as manhãs por exatamente 30 segundos, porque sei que é boa para minha circulação". Compromisso saudável e disciplina à parte, uma pessoa que necessita do Rock Water pode sentir culpa ou vergonha quando não consegue atingir os padrões impossíveis, altos ou rigorosos que estabelece para si mesma.

Em minha prática, sei que preciso recorrer ao Rock Water sempre que um paciente meu usa muito a palavra "devia". É incrível como essa palavra de cinco letras tem o poder de nos fazer ignorar nossos desejos, nossa vontade pessoal e nossa intuição. No livro *SHOULD: How the Habits of Language Shape Our Lives*, Rebecca Smith nos alerta sobre como o uso dessa palavra cria um senso de obrigação para com o que ela chama de "opressor invisível".* Esse olho

---

* Rebecca Smith e Marie Manthey. *Should: How Habits of Language Shape Our Lives*. Minneapolis, Minnesota: Creative Health Care Management, 2016, p. 28.

sempre vigilante monta guarda sobre nós, garantindo que estejamos à altura dos padrões que a sociedade estabeleceu para nós. O floral nos ajuda a encarar esse opressor internalizado e a viver nossa vida de maneira mais autêntica.

O Rock Water também nos ajuda a nos libertarmos da nossa necessidade de controle. Ele ameniza ideias intransigentes sobre como queremos que nós, nossa vida e os outros sejam. A pessoa que trabalha com esse floral pode começar a reconhecer os pontos em que está tentando ter controle demais e os medos que podem estar sendo sufocados. Um exemplo é ter uma dieta rigorosa demais por conta do medo de ganhar peso. O medo não trabalhado de ser abandonado ou traído pode resultar em exigências rigorosas demais em nossos relacionamentos. Ou podemos ser rigorosos demais com os filhos, por medo de sermos "maus pais".

O Rock Water nos convida a deixar ir e deixar fluir para que possamos viver com menos tensão e mais tranquilidade.

SAGEBRUSH (ARTEMÍSIA): LIMPAR A BAGUNÇA – Eu chamo o floral Sagebrush de Marie Kondo do mundo das essências florais. Seu livro, *The Life-Changing Magic of Tidying Up*, inspirou milhões de pessoas a se livrarem de montes e montes de tralhas. Ela nos desafiou a examinar o que e por que temos o que temos bem como a manter apenas as coisas que são significativas e cumprem um propósito. E isso é exatamente o que o floral Sagebrush [cujo nome em português é artemísia] nos ajuda a fazer.

Visualizo as folhas secas e alongadas desse arbusto aromático como uma vassoura psíquica que pode ser usada para nos livrarmos de qualquer coisa que desejamos. A artemísia leva a nossa consciência a pessoas, locais, situações e perspectivas indesejadas que já estão no momento de serem descartados. Assim como a sálvia, com a qual tem parentesco botânico, a artemísia pode ser queimada para purificar nosso espaço físico e afastar dele qualquer energia negativa. O floral Sagebrush tem ação semelhante em nosso espaço mental e emocional.

Muita gente conhece a história do macaco e da banana na armadilha. Se você nunca ouviu, eis uma versão breve: Os caçadores estão tentando encontrar uma maneira de capturar macacos. Assim, eles fazem uma caixa especial com uma banana dentro. Como os macacos adoram bananas, eles não resistem e enfiam a mão no buraco estreito que há na tampa da caixa para pegar a iguaria. O problema é que, segurando a banana com firmeza no punho cerrado, eles não conseguem tirar a mão e a banana de dentro da caixa. Eles estão presos... mas, se pudessem simplesmente abrir mão, estariam livres.

Pare de ler por um instante e complete as lacunas desta afirmação: se eu pudesse abrir mão de _____, então eu poderia ser/ter _____.

O problema na história da armadilha de macaco é que, como a maioria de nós, o macaco simplesmente não quer abrir mão. E por que deveria? Claro, ele poderia conquistar a liberdade, mas esse é um conceito bem abstrato pelo qual trocar a banana madurinha e saborosa que tem diante de si. E, se você olhar para sua afirmação acima, o que quer que você coloque na segunda lacuna pode ser igualmente abstrato... porque é algo que ainda não está presente. É aí que muitos de nós ficamos presos. Às vezes, sabemos exatamente o que devemos deixar ir. Sabemos até mesmo o motivo para fazê-lo. Mas a ideia de abrir mão de algo pela promessa de alguma outra coisa intangível, muitas vezes, nos faz nos apegarmos com mais firmeza ainda. Claro, essa raiva, essa relação, essa bagunça etc. talvez precise ir embora, mas sem ela que garantias temos? É um grande mistério que nossa mente-macaco deve entender, e isso requer que tenhamos confiança no Grande Mistério.

Uma vez, enquanto trabalhava com o floral Sagebrush, coloquei no lixo doze – sim, *doze* – sacos não sei do quê. Eu estava obcecada, limpando os armários e debaixo da cama. Ainda mais incrível, peguei-me reavaliando meus relacionamentos. Explorei amizades nas quais eu precisava investir mais tempo, bem como aquelas que precisavam de um tempo. Toda minha vida ficou mais leve, mais livre e mais espaçosa por dentro e por fora.

Perceber que algo não nos serve mais pode ser doloroso, mas é o primeiro passo para tirar isso de nossa vida. Tive uma paciente cujo trabalho com o floral Sagebrush fez com que percebesse que seu casamento emocionalmente abusivo estava arruinado e sem salvação. Outra percebeu que era hora de começar a procurar um novo emprego, que valorizasse suas capacidades de criatividade e liderança. Nesse caso, isso ocorreu depois de quase três meses de frustração, raiva e de tentar fazer com que a coisa funcionasse.

Quando tentamos ativamente afastar alguém ou algo, terminamos nos apegando com ainda mais força. Ficamos presos na metafórica armadilha da banana. Esse floral nos oferece o milagre da liberação sem esforço, ao redirecionar nossa atenção e energia para aquilo que é central, a que damos valor e que é essencial para nós. Ele nos ajuda a focar no que de fato necessitamos, em vez de nos apegarmos ao que não precisamos.

BLEEDING HEART (CORAÇÃO SANGRENTO): DEIXAR IR DE MANEIRA AMOROSA – Em nosso peito, os pulmões do elemento Metal e o coração do elemento Fogo estão lado a lado. Quando estamos tirando qualquer coisa de nossa vida, também temos que deixá-la ir do coração. O luto surge durante divórcios, mortes e conflitos que nos forçam a nos separarmos de alguém que amamos. Até mudanças empolgantes – como a mudança para outra cidade ou ter um bebê – podem provocar sentimentos de tristeza, quando nos vemos sem algo que era familiar e confortável.

Bleeding Heart é um dos florais mais populares que uso em meu consultório. Você já viu algum desenho animado de um coração cheio de furos, com sangue vazando por todo lado? É o tipo de situação que requer o floral Bleeding Heart. A flor Coração Sangrento é composta por pequenos bulbos de cor rosa-choque na forma de corações, pendendo de um raminho parecido com uma trepadeira. Essa flor atua como um curativo emocional para o coração que vaza, sem ser reabastecido. Com frequência, a dor e o vazio, de deixar algo ir, faz nos apegarmos ainda mais a esse algo.

O floral Bleeding Heart nos ajuda a consolidar essas forças do amor. Quando estamos em um relacionamento, partilhamos um pedaço de nós; há uma fusão e uma combinação das forças do coração, como duas velas cujo brilho se intensifica quando elas se juntam. É um floral que atua sobre a dor da separação, quando as duas velas se afastam e ainda brilham de maneira independente. Essa separação pode se dar de muitas formas: a pessoa amada morre, uma separação dolorosa, um amigo muda-se para outro estado e já não vai mais passar as sextas-feiras no sofá com você. Fiquei em um estado Bleeding Heart quando minha filha de repente se tornou adolescente, e eu sentia tanta falta de nossa conexão que meu coração chegou a doer.

Não importa a causa, o floral Bleeding Heart, de nome tão apropriado, é uma essência floral de ampla aplicação para que tenhamos autocontrole durante a separação. Ele nos ajuda quando tornamos indistintos os limites de onde nós começamos e onde os outros terminam. Ele equilibra nossa capacidade de amar plenamente e, ao mesmo tempo, conecta-nos a um amor divino que está dentro de nós mesmos. Esse autocontrole emocional e essa liberdade nos permitem de fato escolher o modo como nos relacionamos com os outros. Esse floral nos leva além do apego compulsivo, do enredamento inadequado e do desespero possessivo. É o medicamento da alma para o luto de um coração partido.

O floral Bleeding Heart possibilita-nos deixar ir de maneira amorosa. Ele exige que fechemos aqueles furos no coração e reservemos parte de nosso amor divino interior para nós mesmos. Assim que isso acontecer, podemos enviar nosso amor através de qualquer distância emocional, física ou espiritual.

Prática Corporal: Uttanasana
(Postura da Flexão para a Frente)

Afirmação: Eu deixo ir, eu libero, eu me entrego.

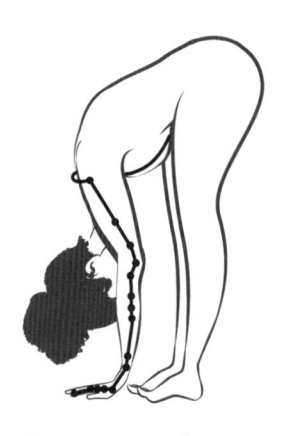

Representação com o Meridiano do Intestino Grosso.

Comece em urdhva hastasana com as mãos em prece estendidas para o céu. Traga à mente algo que você está pronta para deixar ir. Com uma saudação profunda, flexione o corpo nos quadris, curvando-se para a frente sobre as pernas. Pouse as mãos no chão ou nas canelas, ou segure os cotovelos opostos. Se estiver desconfortável, flexione levemente os joelhos até estar mais à vontade.

Visualize tudo aquilo que você gostaria de deixar ir fluindo pelos braços e sendo jogado para dentro da terra. Permita que a natureza receba essa oferenda bem como transmute sua experiência em sabedoria e intuição.

Nessa saudação profunda, repita a afirmação: *Eu deixo ir, eu libero, eu me entrego.*

A Música é Medicinal:
Playlist para o Elemento Metal

Uma *playlist* do elemento Metal é perfeita para quando você quiser sentir-se conectada ao Espírito, ou ainda a alguém ou algo que não esteja mais em sua vida. Às vezes, as músicas do elemento Metal liberam nossas lágrimas para que possamos processar nosso luto e tristeza. Músicas de Metal também infundem uma profunda reverência pelo poder do sagrado. As músicas abaixo expressam os sons e características arquetípicos desse elemento.

"Sueño con Ella (I Dream of Her)" – Buika
Álbum: La noche más larga, Warner Music Spain, 2013

O lamento doloroso, angustiante de Buika dá voz ao profundo luto e nostalgia do elemento Metal. Seja em razão da morte, seja do divórcio ou da boa e velha experiência universal, a dor de perder alguém que estimamos é inegável. Em "Sueño con Ella" ("Sonho com Ela"), a cantora sonha com sua amada – revivendo as experiências de ambas por meio das imagens efêmeras guardadas em seu coração. Do mesmo modo, o Metal nos ajuda a nos conectarmos no nível da alma com aqueles que não mais estão conosco, afirmando que nossos laços com aqueles que no passado amamos e perdemos nunca se rompem de fato.

Growing Old/13th Floor" – OutKast
Álbum: ATLiens, LaFace Records, 1996

No estilo típico do elemento Metal, o álbum *ATLiens* conjura ondas de nostalgia pelos dias que se foram. A sombria tonalidade de "Growing Old" ("Envelhecendo") e a letra do refrão evocam a quietude tranquila e inspirada do Metal. Isso nos lembra de que, para que a mudança aconteça, devemos primeiro deixar ir, e esse elemento nos ajuda a fazer exatamente isso. O Metal nos auxilia a libertar aquilo que já não serve para nós – emoções negativas, maus hábitos e até mesmo a bagunça acumulada em casa – a fim de que nos tornemos tudo o que podemos ser.

"Say Something" – A Great Big World, com Christina Aguilera

Álbum: Is There Anybody Out There?, Epic Records, 2014

A execução dessa música no *The Voice*, com a maravilhosa cantora Christina Aguilera, levou o A Great Big World aos palcos mundiais. Essa é uma das músicas mais comoventes que já ouvi! Ela começa com acordes de piano que me fazem recordar das folhas de outono suavemente entregando-se à terra, da mesma maneira como a letra representa aquele momento final de deixar ir.

"Slowly, Surely" – Jill Scott

Álbum: Who is Jill Scott?: Words and Sounds Vol. 1, Hidden Beach, 2000

A introdução chorosa e melódica dessa música antes do início da batida soa exatamente como a tenuidade do elemento Metal na voz de uma pessoa. Quando nosso Metal está saudável, somos capazes de assumir nosso próprio valor e nos afastarmos de qualquer coisa que não faça jus à nossa honra. Mesmo que a mágoa possa tornar tentador o ato de apegar-se ao passado, o elemento Metal nos ajuda a seguir em frente com a graça e a autoconfiança da Rainha Jilly da Filadélfia.

"Lost Ones" – Jay-Z, com Chrissette Michelle

Álbum: Kingdom Come, Roc-A-Fella Records/Def Jam Recordings, 2006

Parceiros comerciais, amigos, amores, familiares – todo mundo está em nossa vida por uma razão, por uma estação ou uma vida inteira. E, seja por escolha ou pelas circunstâncias, pode chegar o momento em que os caminhos se separam. Vale notar que nem sempre o luto se manifesta como tristeza. Amo essa música porque a dança entre o luto do Metal e a raiva da Madeira em "Lost Ones" ("Os Perdidos") nos oferecem uma imagem diferente de como enfrentamos a perda.

"Higher" – DJ Khaled, Nipsey Hussle e John Legend

Álbum: Father of Asahd, We the Best/Epic/Roc Nation, 2019

Quando ouvi essa música pela primeira vez, comecei a chorar incontrolavelmente – em parte porque ela foi lançada em memória de seu intérprete, Nipsey Hussle, um jovem irmão que se foi cedo demais, e em outra porque a força incrível do elemento Metal faz com que caiamos de joelhos: para prantear, para orar ou ambos. Como o elemento Metal, essa música nos impele a elevar nossa alma mais alto – na vida e na morte.

"More to Life" – Fertile Ground

Álbum: Seasons Change, BlackOut Studios, 2000

O elemento Metal nos presenteia com inspiração, que é a capacidade de ver, para além do cotidiano, a divindade fundamental de toda a vida. Mas às vezes, na rotina diária, perdemos de vista essa inspiração, e ela dá lugar à fadiga e ao desânimo das manhãs de segunda-feira... todos os dias. Quando você sentir a melancolia do mundano ou uma falta total de inspiração, recorra ao elemento Metal (ou a essa música!) para inspirar e dar uma levantada em sua alma.

"Bigger" – Beyoncé

Álbum: The Lion King, Parkwood Columbia, 2019

Essa balada de Beyoncé nos recorda de que somos muito maiores do que podemos sequer imaginar. Essa música espiritual honra o Divino que se manifesta através de nós como a palavra viva. Quando nos sentimos pequenos, insignificantes ou indignos, o elemento Metal nos leva de volta à nossa essência divina – uma essência que está conectada a todo o Universo. Os sutis acordes de órgão ao fundo nos transportam para uma igreja, um dos locais onde o elemento Metal gosta de estar.

"Angel" – Sarah McLachlan

Álbum: Surfacing, Nettwerk (Canadá), Arista, 1997

A voz assombrosamente angelical e ofegante de Sarah McLachlan nessa música é muito Metal. Por meio do elemento Metal, encontramos redenção e libertação do sofrimento, enquanto nossas experiências são refinadas e transmutadas para o máximo bem da humanidade. Em nossos momentos mais profundos de solidão e desespero, o elemento Metal nos ajuda a lembrar de que nunca estamos realmente sozinhos. Nossos antepassados e guardiões estão sempre prontos para nos amparar – ou para nos conduzir – nos momentos difíceis.

"Star People" – Fertile Ground

Álbum: Seasons Change, BlackOut Studios, 2000

"Star People" ["Povo das Estrelas"] é um clássico do elemento Metal. Não apenas essa música honra os seres de luz que já se foram ou que estão se preparando para nascer, ela nos lembra de olhar para o céu e nos conectarmos com nosso verdadeiro propósito. O elemento Metal nos ajuda a ouvir o sutil sussurro de nossa alma, permitindo-nos reduzir nosso ritmo o suficiente para nos reconectarmos ao porquê de estarmos aqui e ao que realmente planejamos fazer.

"7 Years" – Lukas Graham

Álbum: Lukas Graham, Copenhagen Records, 2015

O elemento Metal evoca nostalgia, assim como o som do filme antigo ao fundo dessa bela música. Os membros da banda Lukas Graham relembram os mais preciosos momentos da vida deles como se assistissem a um filme. De modo semelhante, o elemento Metal nos oferece a capacidade de refletir sobre nossas experiências ao longo do tempo. Esse elemento nos lembra de usar nosso tempo criando lembranças belas, pois nossa passagem na Terra em algum momento chegará ao fim.

"As" – Stevie Wonder
Álbum: Songs in the Key of Life, Tamia Records, 1976

Há um lado de minha família que toca essa música alegre a cada celebração da vida. Em aniversários, graduações e até em funerais, já sabemos que vamos baixar a letra no celular e cantar junto. "As" ["Como"] nos recorda que nossa essência é amor, de todas as formas, sempre. É algo que transcende o espaço e o tempo – e nossa existência física. Assim como o coração e os pulmões vivem lado a lado em nosso peito, nosso luto pelo que perdemos, pode viver lado a lado com nossa alegria do que *está* presente. O elemento Metal nos ensina que nossa essência é eterna.

"Breathe" – Telepopmusik
Álbum: Genetic World, Catalogue/Chrysalis (Reino Unido), Capitol (EUA), 2002

A respiração é a única coisa que está acontecendo *neste exato momento*. O elemento Metal nos ensina que, quando focamos em nossa respiração, somos capazes de receber as dádivas e bênçãos oferecidas pelo momento presente. A voz sussurrante da cantora escocesa Angela McCluskey é uma clássica voz do Metal. Essa faixa alegre faz o coração bater mais forte para nos levantar e nos afastar do peso da tristeza bem como nos recorda de que a melhor maneira de permanecermos conectados à beleza à nossa volta é respirar... e acreditar.

"Give Thanks" – India Arie
Álbum: SongVersation: Medicine, BMG Rights Management, 2017

Essa música bela e solene evoca o poder de entregar nossa dor e dar graças a uma força superior pela dádiva da existência. Grandes músicas *gospel* como

"Amazing Grace" e "Peace Be Still", as recitações budistas, o Sri Lalita Sahasranama* e músicas espirituais de todas as culturas e tradições ao redor do mundo nos lembram da natureza transcendente de nossa alma. A essência do elemento Metal nos ajuda a reverenciar a vida em si – com toda sua dor e sofrimento – e penetrar na luz da gratidão divina. Aleluia. Amém. Om Shanti. Axé.

O Metal na Prática: Crie um Ritual de Liberação

A seguir, apresento um ritual breve que uso sempre que tenho que deixar ir alguém ou algo. Da mesma maneira que você não pode trazer de volta o ar que foi exalado,** tenho uma sensação de finalização e conclusão quando elevo essa prece ao Universo. Estabeleço a intenção de que seja o que for que eu inale a seguir – seja um *hobby*, hábito, amizade, amor ou uma oportunidade – será algo que me traz nova vida.

Quando o elemento Metal está envolvido, há um lado intelectual nosso que muitas vezes compreende o que e por que temos que deixar ir. Mas o coração tem uma experiência totalmente diferente do luto. Uso esse ritual para conciliar ambos. O elemento Metal é o último no ciclo e representa um estágio de conclusão. Como você verá, essa prece demonstra como esse elemento realiza uma dança dinâmica com os outros quatro elementos que exploramos em capítulos anteriores.

A forma da prece do ritual consiste em quatro sentimentos simples: Agradeço a você. Amo você. Sinto muito. *Axé*.

Etapa 1: reflexão (Metal)

O que você precisa deixar ir? Reflita por alguns momentos sobre sua situação e decida o que atingiu um estágio de conclusão e está pronto para ser exalado.

---

* Texto sagrado do hinduísmo, que traz os mil nomes da deusa mãe Lalita Devi, manifestação de Shakti, a Divina Mãe. Os nomes estão organizados em hinos e mantras. [N. da T.]
** Erwin Thomas, conversa com a autora, outubro de 2020.

Pode ser algo interno ou externo – libertar-se de hábitos ou padrões de pensamento negativos pode ser tão poderoso quanto oferecer esse ritual de liberação a um relacionamento, um emprego ou a uma experiência. Uma vez que decida *o que* vai liberar, determine *como* você vai simbolizar essa liberação. Eis algumas sugestões:

- Escreva essa prece em um caderno ou diário e, assim que terminar, rasgue ou queime o papel.
- Faça essa prece diante de uma vela. Depois de terminar, sopre a chama apagando-a e jogue a vela fora.
- Faça essa prece diante de um copo d'água e, depois, despeje a água em um ralo ou na natureza (descartar essa água no vaso do banheiro e apertar a descarga é uma opção satisfatória!).
- Compartilhe essa prece junto a uma foto sua, da infância ou da época em que sofreu a mágoa, concluindo-a com uma profunda reverência (ou dando uma pequena festa) para sua criança interior.
- Se apropriado, envie a prece por carta, mensagem de texto ou e-mail à pessoa com quem está buscando um término. Contudo, considere esperar alguns dias antes de enviá-la. Em muitos casos, o simples ato de escrever a carta pode facilitar uma mudança energética; você pode não sentir necessidade de compartilhar suas reflexões.

Etapa 2: agradeço a você (Metal e Terra)

O elemento Terra nos ensina como ter gratidão e nos guia enquanto assimilamos nossas experiências terrenas. A próxima etapa dessa prece a nós mesmos oferece gratidão. O elemento Metal nos ensina como valorizar a preciosidade de algo e fará com que nos apeguemos até ver seu valor. Embora possa parecer contraintuitivo, quanto mais gratos somos, mais fácil é deixar ir.

O que essa pessoa, experiência ou coisa trouxe a você? Como sua vida se enriqueceu? Essa é sua gratidão. É uma expressão do porquê você é grata, não importa o quão doloroso ou triste possa ser ou estar agora.

Etapa 3: eu amo você (Metal e Fogo)

O amor nos conecta à nossa essência. Mesmo quando pessoas, lugares ou experiências chegaram ao fim, o amor permanece eterno. Situações de raiva, angústia ou apatia vão continuar voltando para nós, no fundo desejando transformarem-se em amor. O que você ama naquilo que está deixando ir agora? Como pode encontrar o amor nessa situação ou circunstância?

Descobrir onde você pode dizer "Eu amo você" ativa o coração do elemento Fogo. Ele nos impede de nos fecharmos, em especial quando é hora de seguir em frente. Contudo, é importante encontrar amor em um lugar autêntico, e não se desviar espiritualmente de você mesma ao ignorar suas próprias feridas. Seu amor pode ser dirigido a si própria – o crescimento pelo qual passou e as qualidades que cultivou. O amor pode também se estender à sensação de expansão que você sente, agora que deixou ir. Por fim, oferecer amor à sua fonte espiritual pode fortalecer muito a relação entre Metal e Fogo.

Etapa 4: sinto muito (Metal e Madeira)

O estágio "Sinto Muito" da prece apresenta um momento de assumir responsabilidade e reconhecer nossa determinação pessoal que ativa o elemento Madeira. Mesmo quando nossa sensação é de que as circunstâncias estão fora de nosso controle, dizer "Sinto Muito" nos permite liberar a culpa e a vergonha bem como tomar ações corretivas no futuro. Por exemplo, quando uma amiga muito próxima fez a transição para o reino espiritual, bem no meio da estação do elemento Metal, o luto que senti foi imenso. Meu "Sinto muito" incluiu "Sinto muito por eu não ter ido ficar com você com mais frequência" e "Sinto muito por não ter conseguido ver você uma última vez". Em vez de ficar presa na vergonha e na autodepreciação, esse reconhecimento como parte de um ritual de liberação ajudou-me a dar valor e prioridade a minhas amizades vivas seguindo em frente.

Descobrir o "Sinto Muito" pode ser a parte mais difícil desse ritual. Seja bondosa consigo. E, desculpem-me, amigos, afirmações cínicas como "Sinto muito por você ser tão idiota" não funcionam bem (acreditem, eu tentei) e tendem a nos manter emperrados. Em vez disso, recorra ao apoio do elemento Metal quando refletir nos pontos em que você pode "ser melhor", interna ou externamente, sem permitir que isso a afaste de seu valor essencial.

Etapa 5: axé (Metal e Água)

A palavra *Axé* não tem um equivalente exato em inglês. Ela significa que tudo é exatamente como deveria ser. Ela afirma que tudo está bem e está como lhe foi destinado. Nessa prece, *Axé* é a liberação final e convoca o poder do elemento Água. Como você talvez se lembre, o elemento Água oferece sabedoria por meio da experiência e guarda a chave para nosso *timing* divino. A Água nos recorda de nosso destino. Quando dizemos *Axé*, aceitamos um poder superior, entregando-nos a ele. Acatamos que, mesmo que não tenhamos as respostas nem entendamos por completo, há uma ordem intrínseca para nossa vida.

Etapa 6: conclusão

Conclua o ritual com uma ação física: rasgue o papel, sopre a vela, despeje a água ou curve-se diante de sua criança interior. Como acontece com todas as práticas de medicina da alma, esse ritual de liberação pode se desenrolar ao longo de várias horas, ou tomar poucos minutos em sua mente. Confie em si mesma e use a sua intuição para determinar a melhor maneira de concluir e seguir em frente.

O elemento Metal nos ensina como nos entregarmos, liberarmos e deixarmos ir, de modo a podermos abrir espaço para algo novo. Esse elemento nos convida a nos livrarmos da bagunça de casa, de pensamentos negativos, de maus hábitos e de relacionamentos que não são saudáveis. O Metal é a morte que abre espaço para a vida.

■ ■ ■

Conheci Sheridan há mais de cinco anos. Ela chegou a meu consultório trazida por um vento de outono, poucos meses depois que seu marido se afogou em um acidente trágico durante as férias de verão. Sheridan retornou das férias em família com os dois filhos do casal, enlutados, mas sem o amor de sua vida.

O luto em meu consultório era palpável. Nas primeiras semanas, Sheridan não falou muito, mas simplesmente permitiu que as lágrimas fluíssem sobre a mesa de tratamento. Era um espaço seguro em que ela podia desabar e soltar-se de uma maneira que não poderia fazer na presença dos filhos. Ela estava segurando as pontas em todos os sentidos – administrando não apenas os filhos e sua carreira, mas também o conflito que surgiu vindo da família de seu falecido marido.

Mesmo através de sua profunda tristeza pela perda, pude perceber os dons do elemento Metal muito cedo em nosso processo. Sheridan buscava constantemente o significado mais profundo e o propósito de sua experiência. Indo para além de sua criação religiosa, ela começou a estudar a sério astrologia, numerologia e outras artes místicas que pudessem oferecer algum consolo e algum vislumbre do Grande Mistério.

A principal característica do elemento Metal que vivenciei com Sheridan foi o sentimento profundo de admiração, respeito e inspiração que me invadia em sua presença. Em muitos níveis, eu me sentia egoísta – ela vinha para ser tratada, mas era eu quem estava sendo curada! Em tudo que Sheridan dizia, ela transmitia seu profundo respeito e reverência pelo reino espiritual. Ela decidiu viver no momento presente, pois sua experiência lhe ensinara a não desvalorizar um segundo sequer. As palavras dela fluíam com a sabedoria de alguém que descobriu, nas provações do coração, o precioso dom da vida.

Sheridan compartilhou comigo um poema que havia escrito como parte de sua jornada de cura. Com permissão dela, compartilho com vocês uma adaptação de seu trabalho original, como um belo tributo ao elemento Metal:

> EU SEI que todos nós viemos aqui para evoluir mental, emocional, espiritual e fisicamente ao longo das estações e ciclos de nossas vidas.
>
> EU SEI que, para evoluir de fato, temos que nos esforçar, enquanto fielmente seguimos, em nossa própria Presença, sincronizando-nos com o Universo para receber orientação e inspiração sobrenaturais.

Eu sei que eventos transformadores TEM que e VÃO ocorrer na vida de todos nós para nos dar as oportunidades de nos realinharmos com nosso caminho e nosso propósito Divinos, de modo a sermos capazes de completar o que já foi escrito nas Estrelas.

Eu sei que todos viemos aqui para sermos a melhor versão possível de nós mesmos e que podemos evoluir por meio do poder do amor se tivermos coração, mente e espírito abertos bem como a disposição de realizar o trabalho necessário.

Eu sei que a transição de meu marido foi *a* oportunidade transformadora nesta vida, que agora está me dando a chance de realinhar-me com meu caminho e meu propósito Divinos. Ela me reconectou com minha Divindade Interior e com o Divino Feminino, durante toda minha jornada de luto.

Estou escolhendo permanecer no fluxo e viver fielmente no Agora porque Eu sei.

■ ■ ■

O elemento Metal é o último dos elementos e representa a conclusão. No entanto, assim como um círculo não tem começo nem fim, a jornada da alma tampouco é uma linha reta. Ela está repleta de altos e baixos, sucessos e retrocessos. Dá a sensação de ter uma natureza em espiral, pois, de repente e inesperadamente, encontramo-nos revisitando feridas que acreditávamos terem sido curadas e redescobrindo dons que pensávamos ter perdido. O Metal nos ensina que cada exalação é seguida por uma inalação e que cada fim é seguido por um novo começo. Nós plantamos uma nova semente espiritual.

Conclusão

"Uma pessoa não pode amar seu vizinho a menos que esteja ciente de sua existência. Temos a esperança de que, por meio da compreensão da cultura uns dos outros, a paz e a harmonia global virão para a humanidade; desse modo poderemos proteger o único lar que sempre conhecemos, o planeta Terra."

– Baba Kwame Ishangi

Oxum é uma deusa africana muitas vezes representada portando um espelho. Para aprofundar minha relação com essa deusa, como parte de minha cura, fui apresentada a Iya Omiyemi, um sacerdote da tradição Ifá, para começar um processo espiritual chamado Trabalho de Espelho. Sendo a aluna ambiciosa e superintelectual que sou, imediatamente entrei no Google para procurar tudo o que pudesse encontrar sobre Trabalho de Espelho e adicionei um elaborado espelho dourado a meu carrinho de compras na Amazon. Preparei-me por mais ou menos um mês, olhando-me no espelho enquanto recitava afirmações positivas na forma de letras de *hip-hop*, como Issa Dee na série *Insecure*, da HBO.

Iya Omiyemi me fez uma única pergunta que me deixou sem ação: *Onde vou para encontrar um reflexo meu na natureza?* A pergunta primeiro me fez querer chorar. Morando no Brooklyn, eu me sentia desconectada da natureza. Tinha sido um inverno longo e difícil. A pandemia de Covid-19 sacudiu o mundo e tornou o "lá fora" um dos lugares mais arriscados e perigosos para se estar. A tríade do aumento da criminalidade, o aumento da presença policial em minha vizinhança e o aumento da visibilidade da brutalidade policial na mídia deixavam-me tensa cada vez que eu saía de casa. Eu sentia em cada célula de meu ser a tensão do ambiente.

Também vi-me obrigada a rir da incrível ironia. Lá estava eu, escrevendo um livro sobre a natureza e como reconhecer sua pulsação no interior de nossa psique, sendo que, na verdade, eu não estava encontrando tempo algum para conectar-me com a natureza e mergulhar nela. Não era de admirar que estivesse me sentindo tão bloqueada!

Iya Omiyemi enviou-me em uma jornada para descobrir meu reflexo no mundo natural. Imediatamente ouvi uma voz interior dizendo-me para ir à floresta. Lembrei-me de minha aventura fazendo *rafting* em corredeiras, no verão de 2020. Durante o percurso de 27 quilômetros pelo rio Hudson abaixo, encontramos um trecho da floresta cujo único acesso era pelo rio. Não dava para chegar lá de carro, com certeza, e muito pouca gente iria se aventurar a acampar em uma área tão indomável e imprevisível. Vou dizer uma coisa, não há nada como sentir a natureza em toda sua força imperturbável. Eu podia sentir a majestade e a magia da natureza. Na presença daquela floresta, senti-me insignificante da maneira mais maravilhosa, estava plena da humildade que sentimos na presença do Divino.

Essa era a experiência da floresta que eu almejava quando decidi aventurar-me no Forest Park, no Queens. Em minhas idas e vindas, eu havia passado muitas vezes pelo parque por meio da Jackie Robinson Parkway e fazia algum tempo que planejava visitá-lo. Achei que a maneira como ele me viera à cabeça, de repente, era com certeza um sinal e, assim, inscrevi-me para uma caminhada em grupo no domingo seguinte. Infelizmente, a maior parte da caminhada aconteceu ao longo da estrada que percorria o parque, a mesma vista que eu tinha quando passava de carro, só que agora pelo lado de dentro. Em vez de sentir-me renovada e recarregada, eu estava... triste. Era o começo da primavera, e as folhas mal estavam começando a brotar. De vez em quando, um corredor cruzava por nós na trilha, xingando nosso grupo por estarmos em seu caminho. Além do mais, o ruído permanente dos carros ao fundo era um lembrete constante de que eu ainda estava na cidade. Essa não era a meditação na natureza pela qual ansiava.

Determinada, em seguida fui ao Jardim Botânico do Brooklyn. Agora sim, pensei, era essa a experiência que eu estava procurando! Pude sentir o amor e o cuidado colocados no cultivo daquele magnífico jardim. Sem falar que pude ver os voluntários com seus baldes de terra, adubo e tudo o mais, preparando amorosamente os canteiros para a nova estação. Havia muita gente passeando pelo jardim, curtindo e prestando atenção. As pessoas faziam *selfies* com as magnólias gloriosas em plena floração. Contemplavam as flores de lótus. Encostavam-se às grandes cerejeiras que margeavam o pavilhão. Eu podia sentir que as flores gostavam daquela atenção! O jardim transmitia uma sensação de estar vivo e vibrante, e senti-me em paz.

O fato é o seguinte: tanto o Jardim Botânico quanto o Forest Park são meus reflexos. Quando fui ao Forest Park, eu estava desvitalizada, assim como as árvores que suportavam a poluição do ar da rodovia vizinha. Também me sentia invisível e explorada em muitos de meus relacionamentos. Foi bem assim que imaginei que as árvores se sentiam quando os corredores vinham para o parque em busca de solidão e tranquilidade, mas nunca paravam para recolher o lixo que havia no caminho. E, assim como aquelas árvores no início da primavera, estava despertando em mim uma vida nova que ainda não era visível. O desequilíbrio que senti no Forest Park era um reflexo de meu próprio desequilíbrio. E no Jardim Botânico, o que vi foi a parte do meu eu que é bela e viceja com a atenção amorosa e o cuidado. Eu também sou um jardim bem cuidado e esplendoroso.

A natureza é sempre nosso espelho, e estamos em uma relação recíproca com o Universo inteiro. Um estudioso do Ifá é chamado de *aborisá*, aquele que estuda o eu e a natureza. Vemos que, para a mente africana, a realidade é fenomenológica. Isso significa que nossa experiência, nossa consciência e nossa interpretação da realidade são interdependentes. O que percebemos e o que entra em nossa consciência têm significado. O Universo, como natureza, está constantemente transmitindo mensagens para nós. É por isso que uma aranha-de-teia apareceu para minha paciente enquanto ela montava a estratégia para seu novo negócio, ensinando-lhe sobre o valor de um planejamento meticuloso com a expectativa de abundância. É por isso que o Forest Park me lembrou de desenvolver minha vitalidade e o Jardim Botânico lembrou-me de que sou amada.

Por meio do trabalho com os cinco elementos e a medicina da natureza apresentado neste livro, podemos aprender a ver a nós mesmos como parte dos grandes ciclos, padrões e mistérios da natureza. É uma forma pela qual podemos voltar a interagir com a sabedoria ancestral; uma época em que corpo humano, mente, natureza e espírito eram todos considerados um todo interconectado. O botânico africano Maurice M. Iwu explica que, na maioria das comunidades africanas:

> [...] viver é um ato religioso; a cura, portanto, inclui rituais, encantamentos e medicamentos que irão tratar tanto o corpo doente quanto o espírito enfermo [...]. É dever do agente de cura garantir uma relação simétrica entre seu paciente e o mundo natural.*

A natureza é nosso espelho. No Velho Mundo, cada objeto animado ou inanimado do mundo natural tem um espírito que representa sua essência – plantas, florestas, rochas, rios e, claro, as flores, todos têm inteligência e consciência.

Podemos voltar ao passado? Não! A maioria de nós – inclusive eu – desfruta de confortos demais da sociedade de alta tecnologia. Tento imaginar como seria minha vida se eu tivesse que me levantar e deitar com o sol, entalhar este livro em uma carapaça de tartaruga, fazer minha comida numa fogueira ou caminhar os 320 quilômetros entre o Brooklyn e meu parente mais próximo. Não, obrigada! Vivemos em um novo mundo, e ser membro dele

---

* Maurice M. Iwu. *Handbook of African Medicinal Plants*. Nova York: CRC Press, 2014, p. 367.

tem seus privilégios. Mas será que podemos integrar formas ancestrais de viver em harmonia com a natureza, para ter uma vida mais saudável e plena? Com certeza! Especialmente agora, em que os cientistas sociais estão começando a compreender como nosso afastamento da natureza está conectado com ansiedade, depressão e falta de propósito crescentes bem como com um menor senso do eu e da coletividade.*

Hoje, a Organização Mundial da Saúde estima que mais de 300 milhões de pessoas no mundo todo sofrem de depressão, o que faz com seja essa a principal causa de incapacidade.** De acordo com a Associação Americana de Ansiedade e Depressão, quase metade dos pacientes diagnosticados com depressão são também diagnosticados com distúrbio de ansiedade, que nos Estados Unidos afeta, a cada ano, 40 milhões de adultos com 18 anos ou mais.***

Como chegamos aqui?

Podemos traçar as origens da psicologia moderna ao filósofo do século XVII René Descartes, mais conhecido por sua teoria do dualismo, na qual ele declarou que a mente e o corpo são duas entidades separadas e distintas. O dualismo não apenas separa o corpo da mente, ele também separa os humanos da natureza, a natureza do espírito e, por extensão, os humanos do espírito da natureza. Não sei por que todo mundo aceitou o que Descartes disse, mas todos entraram em sua barca furada. A ideia dele de que a alma está separada do corpo lançou as bases para a medicina que conhecemos hoje, em que o corpo é visto como uma máquina com partes que podem ser estudadas e tratadas de forma independente. As especializações dentro da medicina

---

* Sofia Softas-Nall e William Douglas Woody. "The Loss of Human Connection to Nature: Revitalizing Selfhood and Meaning in Life through the Ideas of Rollo May". *Ecopsychology* 9, nº 4 (2017): pp. 241-52.

** Brandi Koskie. "Depression: Facts, Statistics, and You", Healthline. Healthline Media, 3 de junho, 2020, https://www.healthline.com/health/depression/facts-statistics-infographic.

*** "Facts & Statistics: Anxiety and Depression Association of America, ADAA." Facts & Statistics: Anxiety and Depression Association of America, ADAA. s.d., https://adaa.org/about-adaa/press-room/facts-statistics.

vieram logo a seguir, tais como obstetrícia e ginecologia para a saúde da mulher, cardiologia para o coração, pneumologia para a saúde respiratória, e assim por diante. Assuntos do espírito foram separados da medicina e firmemente colocados no reino da religião. Assuntos da mente, incluindo emoções e pensamentos, deveriam ser tratados pela psicologia.

Então, as coisas ficaram esquisitas de verdade. Cientistas como Francis Bacon, inventor do método científico, solidificaram ainda mais a visão de mundo de que a única realidade que existe é a que podemos observar e medir. Bacon entrou para os anais por ter dito: "É importante usar técnicas da Inquisição para extrair, sob tortura, os segredos da Mãe Natureza".* Quer dizer... caramba! Essa afirmação ressoa por todo meu sistema nervoso, que a reconhece como algo que causou muito mal à Terra e às pessoas. Tal perspectiva também inclui as crenças de que:

- a natureza é composta de elementos físicos, inertes;
- tais elementos físicos podem e devem ser controlados; e
- seres humanos individuais que buscam ganhos econômicos privados devem ter controle sobre eles.**

A psicologia surgiu como um campo formal da medicina no século XIX, durante a assim chamada Era do Iluminismo no mundo ocidental. Contudo, essa Era também representa um período de destruição e aniquilação de povos, culturas e terras. A natureza já não era percebida como dinâmica, viva ou sagrada, mas como outro recurso para ser manipulado como uma engrenagem na grande roda da civilização humana.

---

* Pam Montgomery. *Plant Spirit Healing: A Guide to Working with Plant Consciousness*. Rochester, Vermont: Bear & Co., 2008, p. 12.
** Susan M. Koger, Winter Deborah Du Nann e Winter Deborah Du Nann. *The Psychology of Environmental Problems: Psychology for Sustainability*. Nova York: Psychology Press, 2010, p. 38.

Com o florescimento da Revolução Industrial, os objetivos espirituais foram substituídos por objetivos materialistas, de modo que o bem-estar físico e as posses mundanas se tornaram o bem maior e os maiores valores na vida. A humanidade no mundo ocidental reconsiderou seu lugar e propósito. Em vez de buscar sua autodefinição nos céus, na natureza e na coletividade, as pessoas começaram a olhar para dentro de *si mesmas*. A Era Industrial tirou as pessoas de suas casas e famílias, colocando-as no mercado de trabalho.

Hoje, a cultura ocidental continua a celebrar o individualismo, e dá grande valor a autoatualização, à determinação pessoal e às realizações individuais. Há quem tema que o "indivíduo esteja em muitos aspectos substituindo a família como unidade básica da sociedade",* como é evidenciado pelos números mais elevados de casamentos tardios, casamentos terminando em divórcio, agregados familiares significativamente menores e pessoas se mudando para longe da família para explorar objetivos acadêmicos e profissionais.** Isso cria um mundo no qual é mais fácil aceitar a independência e lutar por ela bem como trilhar nossos próprios caminhos.*** Embora esteja mudando, a psicologia moderna foi pensada para ajudar uma pessoa a alcançar o sucesso pessoal (individual) e a explorar de maneira bem-sucedida os recursos que tem à sua disposição.

Infelizmente, é através dessa lente que muitos de nós passam a ter contato com a natureza e com a botânica médica. Aprendemos sobre as ervas em termos do que elas podem fazer por *nós*. As ervas apresentadas em estudos de casos clínicos e evidências empíricas são indicadas para nossos sintomas físicos – para eliminar a congestão, melhorar a imunidade ou reduzir a inflamação. A botânica médica e os rituais usados pelo impacto emocional e

---

* Marc Pilisuk e Susan Hillier Parks. *The Healing Web*. Hanover, New Hampshire: University Press of New England, 1986, citado por Keith J. Karren, N. Lee Smith e Kathryn J Gordon em *Mind/Body Health: The Effects of Attitudes, Emotions and, Relationships*. Boston: Pearson, 2014, p. 256.

** *Ibid.*

*** *Ibid.*

espiritual que apresentam (incluindo os florais) são amplamente desacreditados, sendo considerados placebos no melhor dos casos e tachados como perigosos no pior.

O que está faltando a esse modo de pensar sobre a mente e o corpo é a *magia*. Somos maiores que a soma de nossas partes, e nossos corpos não são máquinas. Nosso sucesso e nossas realizações pessoais significam pouco ou nada se estivermos isolados de tudo e de todos. Quer falemos sobre órgãos do corpo, pessoas em uma festa, comunidades solidárias ou as flores em uma fórmula herbal, quer não – a verdade é a mesma. A magia é o espírito. Somos melhores juntos.

Um Retorno: A Ecopsicologia e os "Neoantigos"

A psicologia ecológica é um ramo emergente da psicologia que revisita os princípios e filosofias de sabedorias indígenas e diaspóricas. A ecopsicologia busca criar uma sociedade que celebre a vida bem como na qual todas as vidas são valiosas, sagradas e têm o seu lugar. Ela nos lembra que cuidar uns dos outros – pessoas e planeta – é mais importante do que nossas realizações individuais. Ela convida a humanidade a reaprender como reverenciar a natureza e manter com ela uma relação de reciprocidade, em vez de uma relação de poder e dominação. Reaprendemos a nos ver como parte da teia interconectada da vida. Em outras palavras, a natureza é nosso espelho.

A ecopsicologia traz de volta o que os antigos sabiam. Em seu artigo *"Traditional African Environmental Ethics and Colonial Legacy"* [Ética Ambiental Tradicional Africana e o Legado Colonial], Polycarp A. Ikuenobe descreve como o colonialismo ocidental desrespeitou as relações espirituais e culturais africanas tradicionais com a natureza. Ele explica que, antes dessa ruptura, "as sociedades indígenas africanas viam montanhas, árvores, rios e diferentes animais como representações ou a corporificação de divindades e espíritos, e, como tais, eles são divinos, sagrados e merecem receber a devida reverência".* Agora, o movimento ambientalista aponta um dedo acusador, apresentando a Psicologia Ecológica como uma solução para os problemas ambientais. É mais ou menos como se alguém roubasse seu par de tênis do armário na academia, risse de você por andar por aí descalça e, então, lhe vendesse os mesmos tênis de volta a um preço que você não pudesse pagar.

Fora isso, adoro e curto a Psicologia Ecológica por ser diferente de outras formas de psicologia em aspectos fundamentais. Ela não diz respeito a uma conexão com a natureza puramente por um interesse próprio. Embora a natureza possa ajudar a aliviar a ansiedade e a depressão bem como aumentar a imunidade, o objetivo da Psicologia Ecológica é nos ajudar enquanto cultivamos uma relação harmoniosa e recíproca entre o eu, o mundo, e o Sagrado. Em sua essência, a Psicologia Ecológica é medicina da alma.

Além disso, a Psicologia Ecológica fornece um arcabouço filosófico para um esquadrão espiritual que gosto de chamar de "neoantigos" (em inglês, Neo-Ancients). Assim como o campo da psicologia em questão, os neoantigos vivem em uma intersecção entre o passado e o futuro. Respeitamos nossas experiências mágicas tanto quanto respeitamos nossa lógica. Também desfrutamos dos benefícios da tecnologia moderna tanto quanto desfrutamos da cura oferecida por tradições ancestrais. Os neoantigos desejam recuperar um pouco da conexão com a natureza – e a conexão com nós mesmos – que foi perdida. Voltamo-nos para o passado para acolher nossas crenças ancestrais sobre a teia da vida. E buscamos a cura na medicina da natureza.

Alguns neoantigos praticam yoga. Alguns utilizam a acupuntura. Alguns andam com óleos essenciais e *sprays* na bolsa para o caso de alguém nos irritar em uma reunião de trabalho. Alguns leem o horóscopo mensal em sites populares da internet, enquanto outros têm um astrólogo na discagem rápida do celular para momentos especialmente difíceis. Alguns de nós dedicam seriamente a vida a práticas tradicionais, enquanto usam aplicativos de celular que avisam quando a lua cheia e o Mercúrio retrógrado estão

---

* Polycarp A. Ikuenobe. "Traditional African Environmental Ethics and Colonial Legacy". *International Journal of Philosophy and Theology (IJPT)* 2, nº 4 (2014): p. 5.

chegando. Alguns de nós usam balas de goma ou outros produtos com CBD, sem nunca perceber que estão interagindo com a inteligência vegetal. Alguns exibem orgulhosos nossa excentricidade neoantiga, e alguns desfrutam de uma existência neoantiga bem mais discreta, simplesmente incorporando o *mindfulness* (atenção plena) no transporte pela manhã. Estamos por todos os lados. A nossa própria maneira, percebemos que o senso de bem-estar e contentamento é tão importante quanto a saúde física e o sucesso material. Buscamos o propósito e o significado mais profundos de nossas experiências. Os neoantigos também sabem intuitivamente que práticas ancestrais – quer as reconheçamos como tais ou não – são parte integral do futuro que estamos criando juntos.

Anima Mundi: A Alma do Mundo

A ecopsicologia nos afasta da divisão mente-corpo, abraçando em vez disso um conceito ancestral popularizado no pensamento grego clássico: a *anima mundi*, que em português significa a "alma do mundo". Em vez de colocar os humanos como o ponto máximo da inteligência, a *anima mundi* remete à consciência e à inteligência do mundo natural. Somos parte da alma do mundo. Como muito bem descreve o renomado filósofo da ecologia, David Abram:

> A inteligência não é mais só nossa, mas é uma propriedade da Terra; nós estamos nela, somos dela, estamos mergulhados em suas profundezas. E, de fato, cada terreno, cada ecologia, parece ter sua própria inteligência particular, seu vernáculo próprio e único de solo e folhas e céu.*

Em vez de humanidade *versus* natureza, vivemos nossa humanidade *como* natureza, colocando a psique humana dentro da psique da Terra.

---

* David Abram. *The Spell of the Sensuous: Perception and Language in a More-than-Human World*. Nova York: Vintage Books, 2017, citado por Andy Fisher, em *Radical Ecopsychology: Psychology in the Service of Life*. State University of New York Press, 2013, p. 12.

Você já caminhou pela floresta e sentiu que alguma coisa a observava? Passei por isso durante meu curso de professora de yoga na Costa Rica. No começo, achei que era algum pássaro ou esquilo me observando nervoso, pronto para fugir ante meus movimentos repentinos e rudes. Nos momentos mais assustadores, imaginei-me sendo perseguida por um grande predador, pronto para se aproveitar de minha ignorância. Eu caminhava devagar, cautelosa, pressentindo que algo estava me observando.

Depois de um bom tempo, percebi que não havia nenhum gato selvagem ou roedor assustado – era a própria Terra! As folhas nas árvores, o mato, o solo, as flores silvestres – todos sentiam meu movimento e me olhavam com tanta intensidade quanto qualquer pessoa que eu já tivesse conhecido. A Terra é Gaia, viva, respirando. Não posso deixar de pensar, enquanto percorro uma floresta ou um campo, que estou caminhando sobre o cérebro da Terra. Imagino o chão esponjoso sob meus pés como o grande e sensível sistema nervoso das plantas do mundo. Isso me enche de assombro.

A cofundadora da Flower Essence Society, Patricia Kaminski, explica que a *anima mundi* não está baseada em uma projeção romântica, sentimental, ou na nostalgia por uma mítica idade de ouro.* A *anima mundi* está conosco, bem aqui e agora. Como nossos predecessores, os neoantigos também aprendem como reconhecer as forças arquetípicas da natureza como qualidades da alma humana. Penso na consciência do oceano, vejo o ir e vir de suas ondas. Visualizo-o trazendo-me bênçãos com a maré, e suas águas lavando minhas preocupações e levando-as para o mar. Deixo a música de suas ondas embalar-me até adormecer e, então, me vejo nas águas primordiais, nutritivas, do útero de Iemanjá. Também vejo a força do oceano personificada no filme da Disney, *Moana*, no qual o oceano é uma personagem que guia, nutre e ampara a heroína em sua jornada. Esta é a *anima mundi*. Quando nos

---

* Patricia Kaminski e Richard Katz. *Flower Essence Repertory: A Comprehensive Guide to North American and English Flower Essences for Emotional and Spiritual Well-Being*. Nevada City, Califórnia CA: Flower Essence Society, 2004, p. 26.

vemos nas forças da natureza, e vemos as forças da natureza revelando-se dentro de nós, compartilhamos a *anima mundi*.

A natureza é nosso espelho. Cada floral deste livro é um espelho arquetípico de um aspecto da psique humana. Podemos aprender a reconhecer os cinco elementos como as estações de nossa alma. Também podemos nos sentar em um parque, falar com o vento e escutar as ondas. É assim que começamos a encontrar nosso caminho de volta. Se pudermos ser mais humildes e prestarmos atenção, podemos voltar a ter uma relação recíproca com o mundo natural.

Ecoterapia: Princípios na Prática

Ecoterapia – a prática de passar algum tempo na natureza para cura pessoal ou espiritual – é uma tendência crescente. Em uma das pontas do espectro, a ecoterapia é tão acessível quanto comprar uma planta ou passar algum tempo ao ar livre. Na outra ponta do espectro, há elaborados sistemas para orientar os pacientes à medida que despertam os arquétipos da *anima mundi* na alma humana. Considero que a ecoterapia consiste em três camadas de práticas:

Práticas faça-você-mesmo	Práticas comunitárias	Práticas clínicas
Passar algum tempo na natureza	Trabalho em hortas comunitárias	Acupuntura
Visitar parques	Cultivo	Astrologia
Jardinagem	Plantar árvores	Florais
Cultivo de alimentos/ervas	Compostagem/reciclagem	Terapia
Fazer trilhas	Ambientes naturais/ Imersão na natureza	Fitoterapia
Ter plantas em casa		Rituais na natureza
Acampar	Justiça e ativismo ambientais	Trabalho com os sonhos
Ter animais de estimação	Voluntariado em abrigos de animais	Trabalho com as sombras
Consumo consciente		

Práticas Faça-Você-Mesmo

Todos podemos encontrar maneiras de nos conectarmos com a natureza, não importa onde moremos. A natureza está por toda parte! Temos a liberdade criativa de planejar nosso tempo com a natureza de acordo com nossas preferências, orçamento e estilo de vida. Quando perguntei aos alunos de meu programa de formação de terapeutas de que modo eles se conectavam com a natureza, eles responderam:

- Mexer no jardim e até aparar um pouco o meu gramado fazem com que eu me conecte
- Caminhadas no parque, jardinagem e arranjos florais
- Fico parado em pé em um estacionamento e sinto a brisa e o beijo do sol
- Ouvir a chuva, dançar na chuva e sentar à beira de rios, lagos e praias
- Correr descalço na grama, sentindo-me enraizado e em paz na Terra
- Seguir os ciclos da lua em rituais e cerimônias
- Consumir alimentos supersazonais
- Contemplar o horizonte
- Ofertar algo ao rio
- Andar de bicicleta ao sol, na hora mágica, com o vento nos cabelos
- Observar a natureza, como as coisas vêm e vão, o modo como as plantas se movem, respiram e se comunicam
- Às vezes, apenas sentar-me na grama e olhar para o céu, recordando que todos nós partilhamos este planeta
- Adoro me conectar com a natureza por meio da entrega*

Uma de minhas formas favoritas de conexão com a natureza é por meio de minhas práticas de consumo com *mindfulness*, que envolvem trazer de

---

* Alunos de "Nature Knows: Ecological Consciousness and Reciprocity" ["A Natureza Sabe: Consciência Ecológica e Reciprocidade"], (aula) Primavera de 2021, www.TheSpiritSeed.org.

volta o que compro à sua fonte natural, como um lembrete de que tudo que existe vem da Terra. Trago essa contemplação empática à minha última refeição, um burrito de um restaurante local. Era feito com ingredientes simples: milho, feijão, queijo e uma tortilla. Mas, quando considero a quantidade de tempo, energia e recursos envolvidos naquela refeição, é algo de tirar o fôlego! Consigo imaginar a vaca sendo ordenhada, bem como os recursos necessários para mantê-la alimentada? Quem colheu o milho e o trigo, e será que sou capaz de visualizar como cresce um pé de feijão preto? Aprofundando minha reflexão, percebo as lacunas em meu conhecimento – o burrito está envolto em papel alumínio, mas afinal de contas como ele é feito? Quem embalou os ingredientes? Do que é feita a tinta do impresso no saco de papel pardo? Quantas árvores entraram na fabricação daquele saco? Onde e como elas foram processadas? Essa simples reflexão pode continuar infinitamente, ressaltando as maneiras pelas quais eu pessoalmente não presto atenção na Terra.

Há possibilidades ilimitadas pelas quais podemos vivenciar a natureza com graus variados de impacto, que vão de experiências imersivas profundas até o simples gesto de abrir uma janela ou contemplar um ambiente natural.* Todos podemos encontrar uma maneira de integrar as dádivas curativas da natureza em nossa vida pessoal.

Práticas Comunitárias

As práticas comunitárias nos ajudam a nos sentirmos como parte da família humana e a honrar nossa relação recíproca com a natureza. Tais práticas dependem de conhecimento, habilidade e colaboração compartilhados, de modo a alcançar um objetivo comum, que é deixar o mundo melhor do que o encontramos. Elas também desenvolvem nossa capacidade de criar laços saudáveis e duradouros com os outros, com empatia, cuidado e preocupação. As práticas comunitárias nos ajudam a reaprender o que o ecologista Andrew

---

* Roly Russell *et al.* "Humans and Nature: How Knowing and Experiencing Nature Affect Well-Being". *Annual Review of Environment and Resources* 38, nº 1, 2013: pp. 473-502.

Fisher chama de a arte humana de reverenciar, retribuir e manter relacionamentos recíprocos como o mundo natural animado.* Podemos desempenhar um papel ativo na modelagem e na elaboração de práticas que protegem e ajudam o ambiente. Isso também pode incluir engajar-se no ativismo voltado para as muitas questões sociais e ambientais que causam preocupação no século XXI.

Às vezes, quando ouvimos palavras como "ambientalismo" e "ecologia", pensamos que elas se referem a algo que se encontra "lá longe"; há uma dissonância cognitiva. Agora, serei a primeira a admitir que com frequência *existe* uma falta de conexão entre a luta pelo meio ambiente e a luta pelos direitos humanos. O ativista ambiental Carl Anthony faz a pergunta que sintetiza esse dilema: "Por que é tão fácil para essas pessoas pensarem como montanhas e não como pessoas não brancas?"** A mídia não ajuda ao criar imagens estereotipadas de ambientalistas radicais comedores de granola que condenam os confortos modernos. Comédias de televisão estão repletas de caricaturas de amantes da natureza que abraçam árvores e falam com cristais (eu faço as duas coisas). A mídia tende a apresentar quem se preocupa com o meio ambiente e faz ativismo como sendo místicos malucos. Mas uma mentalidade *sim/e*, em vez de *ou/ou*, ajuda a sairmos dessa estranha armadilha mental. Podemos nos conectar à natureza, defender o meio ambiente *e* viver uma vida moderna. Podemos nos preocupar com o planeta *e* com as pessoas. Digo sim a tudo isso.

Tenho uma tremenda admiração e respeito por aqueles que dedicam a vida a defender o planeta, cultivar a terra e viver quase exclusivamente com materiais sustentáveis. Às vezes, me vejo morando à beira de um lago nas montanhas, em uma casinha minúscula inspirada em programas de tevê,

---

* Andy Fisher. *Radical Ecopsychology: Psychology in the Service of Life*. State University of New York Press, 2013, p. 26.

** Carl Anthony. "Ecopsychology and the Deconstruction of Whiteness", em *Ecopsychology: Restoring the Earth, Healing the Mind*, orgs. Theodore Roszak e Mary E. Gomes. San Francisco: Sierra Club Books, 1995, pp. 263-78.

com um sanitário compostável. Talvez um dia essa seja minha realidade. Mas até lá, posso ter pequenas atitudes, como apanhar todo lixo que encontrar, reciclar e estar atenta à minha pegada de carbono. Por exemplo, surpreendi-me ao ver como é fácil começar a fazer compostagem. Apenas comprei um balde de compostagem para meus restos de comida. Uma rápida busca na internet me informou o que pode virar composto (café moído, chá, frutas e restos de legumes) e o que não pode (ovos, carne, laticínios). Era fácil (e um bom exercício!) caminhar até a horta comunitária, a duas quadras de distância, para entregar minha sacola de restos. E quando levei em conta como a terra transforma alguns restos em solo fértil, enquanto outros restos apodrecem, comecei a fazer escolhas alimentares mais saudáveis. A reciprocidade é real: o que fazemos à Terra, fazemos a nós mesmos.

Práticas Clínicas

A relação entre natureza humana e a inteligência do mundo natural não é apenas poética – ela tem implicações práticas no campo da medicina mente-corpo. Eu simplesmente adoro formar terapeutas, acupunturistas, terapeutas de energia e profissionais da saúde nos cinco elementos e na botânica médica, duas das muitas maneiras pelas quais podemos conectar nossos pacientes à *anima mundi*. Muitos modelos indígenas e diaspóricos de alma e soma (= corpo) baseados na natureza ainda estão vivos hoje em dia, permitindo-nos receber dessas linhagens ancestrais uma incrível sabedoria. Florais (incluindo aqueles sobre os quais você aprendeu neste livro) podem ser integrados com terapia, fitoterapia, acupuntura, astrologia e aconselhamento espiritual para conectarem a nossa jornada da alma à inteligência da natureza.

É importante demais termos uma relação com a natureza. E é mais importante lembrar: nós *somos* natureza. A palavra "humano" vem do latim *humus*, que significa solo ou terra. Somos feitos literalmente da mesma substância que a terra; as moléculas de carbono e hidrogênio que formam as árvores, a grama e as flores são a mesma substância que formam nossa carne e nossos ossos. Somos 75% água, assim como a Terra é 75% água. As ramificações de uma árvore têm exatamente a mesma aparência das ramificações de nossos pulmões. Os sistemas de raízes – o sistema nervoso do reino vegetal – têm exatamente a mesma aparência que a rede neural em nosso cérebro. As veias traçam seu caminho em nosso corpo exatamente como os rios correm para o oceano. Nosso coração pulsa com um ritmo sagrado da pulsação da Terra. O pulso eletromagnético que muda as estações é o mesmo que muda nossa psique. Somos feitos de pulsação, sangue, respiração e raízes compartilhados.

Neste momento crítico do mundo, somos convidados a expandir nossa consciência. Estamos nos lembrando de que o dom da cura pela natureza esteve no passado disponível a todos, sendo transmitido de geração a geração na forma de velhas receitas e contos populares. Estamos nos lembrando de como escutar a natureza e respeitar nossa intuição. Estamos prestando atenção a nossos desejos mais profundos. Estamos encarando nossos medos. Estamos contando uns com os outros. Somos agentes da mudança. Somos aqueles a quem estivemos esperando.

Enquanto o mundo que conhecemos se transforma diante de nossos olhos, os cinco elementos nos ajudam a explorar nosso potencial máximo.

A natureza é nosso espelho. Vá para fora e enxergue-se.

Recursos

Onde Encontrar Florais

Existem muitas companhias e terapeutas de florais pelo mundo. A autora encoraja os leitores a explorarem e a contribuírem para o crescente corpo de pesquisas e experiências acerca dos florais.

[Obs.: Todos os sites citados a seguir são em inglês.]

Elementals Flower Essences

Fórmulas arquetípicas de florais criadas pela autora, inspiradas nos cinco elementos. Cada fórmula está alinhada de perto com as Lições para a alma exploradas neste livro.
www.ElementalsEssences.com

Flower Essences Services

www.fesflowers.com

Alaskan Essences

www.AlaskanEssences.com

Akika Flower Essences

www.akikafloweressences.com

Aulas e Cursos *On-line*

The Spirit Seed

Cursos sobre florais, tanto para profissionais quanto para o desenvolvimento pessoal oferecidos pela autora, incluindo links para as *playlists* e outros materiais mencionados neste livro.
www.theSpiritSeed.org

A New Possibility

Cursos de Alquimia, Astrologia e Medicina Chinesa
www.anewpossibility.com

MINKA School of the Healing Arts & Sciences

Bem-estar e justiça social
www.minkamysteryschool.com

The Flower Essence Society

Cursos e pesquisas em florais
www.flowersociety.com

Encontre um Terapeuta

Os sites a seguir oferecem serviços virtuais de cura ou um diretório de terapeutas.

The Spirit Seed

www.theSpiritSeed.org

Black Acupuncturist Association

www.blackacupuncturist.org/

MINKA Brooklyn

www.minkabrooklyn.com

Maha Rose

www.maharose.com

The Flower Essence Society Practitioner Referral Network

http://www.flowersociety.org/Practitioner/index.php

Bibliografia

Abram, David. *The Spell of the Sensuous: Perception and Language in a More-than--Human World*. Nova York: Vintage Books, 2017.

Akbar, Na'im. *Know Thyself*. Tallahassee, Flórida: Mind Productions & Associates, 1999.

Bakare, Lanre. "Trevor Noah: 'It's Easier to Be an Angry White Man than an Angry Black Man.'" *The Guardian*, 2 de abril, 2016.

Brown, Brené. *Daring Greatly: How the Courage to Be Vulnerable Transforms the Way We Live, Love, Parent, and Lead*. Nova York: Penguin Random House Audio Publishing Group, 2017.

Brown, Timothy T., Juulia Partanen, Linh Chuong, Vaughn Villaverde, Ann Chantal Griffin e Aaron Mendelson. "Discrimination Hurts: The Effect of Discrimination on the Development of Chronic Pain." *Social Science & Medicine* 204 (2018): 1-8. https://doi.org/10.1016/j.socscimed.2018.03.015.

Butler, Octavia E. *Parable of the Sower*. Nova York: Grand Central Publishing, 2019.

Campbell, Joseph, Bill D. Moyers e Betty S. Flowers. *The Power of Myth*. Turtleback Books, 2012.

Chapman, Gary D. e Amy Summers. *The Five Love Languages: How to Express Heartfelt Commitment to Your Mate*. Nashville, Tennessee: LifeWay Press, 2010.

Cheng, Susan. "Apparently, Beyonce Did the 'Mi Gente' Remix Because of Blue Ivy." BuzzFeed News, 10 de outubro, 2017. https://www.buzzfeednews.com/article/susancheng/beyonce-mi-gente-remix.

Dechar, Lorie. *Five Spirits: Alchemical Acupuncture for Psychological and Spiritual Healing*. Asheville, Carolina do Norte: Chiron Publications/Lantern Books, 2006.

Dechar, Lorie Eve e Benjamin Fox. *The Alchemy of Inner Work: A Guide for Turning Illness and Suffering into True Health and Well-Being*. Newburyport, Massachussetts: Weiser Books, 2021.

DeGruy-Leary, Joy e Randall Robinson. *Post Traumatic Slave Syndrome: America's Legacy of Enduring Injury and Healing*. Portland, Oregon: Joy DeGruy Publications, 2018.

"Depression." *Website* do Instituto Nacional de Saúde Mental dos Estados Unidos (National Institute of Mental Health). Acessado em 20 de setembro de 2021. https://www.nimh.nih.gov/health/publications/depression/index.shtml.

DiAngelo, Robin J. *White Fragility: Why It's So Hard for White People to Talk about Racism*. Boston: Beacon Press, 2020.

Dispenza, Joe. *You Are the Placebo: Making Your Mind Matter*. Carlsbad, Califórnia: Hay House, 2015.

Emoto, Masaru. *The Miracle of Water*. Nova York: Atria, 2011. [*O Milagre da Água*. São Paulo: Cultrix, 2009 (fora de catálogo).]

"Facts & Statistics: Anxiety and Depression Association of America, ADAA." *Website* da ADAA [Associação de Ansiedade e Depressão dos Estados Unidos]: https://adaa.org/understanding-anxiety/facts-statistics.

Fisher, Andy. *Radical Ecopsychology: Psychology in the Service of Life*. State University of New York Press, 2013.

"Flower Essence Society: Research, Education, Networking for Mind-Body Health." Website da Flower Society. Acesso em de setembro de 2021. http://www.flower-society.org/.

Frankel, Lois. *Nice Girls Don't Get the Corner Office: Unconscious Mistakes Women Make That Sabotage Their Careers*. Nova York: Grand Central Publishing, 2014.

Garcia, Hector, Francesc Miralles e Heather Cleary. *Ikigai: The Japanese Secret to a Long and Happy Life*. Nova York: Penguin Books, 2017.

Gorman, Amanda. *The Hill We Climb: Poems*. Nova York: Viking Children's Books, 2021.

Gumbs, Alexis Pauline. *Undrowned Black Feminist Lessons from Marine Mammals*. Chico, Califórnia: AK Press, 2020.

Hartman, Eviana. "Are Flower Essences the New Prozac? Inside Fashion's Far-Out Healing Craze." *Vogue*, 4 de fevereiro de 2016.

Hicks, Angela, John Hicks e Peter Mole. *Five Element Constitutional Acupuncture*. Edimburgo, Reino Unido: Churchill Livingstone, 2011.

Hughes, Langston e Arnold Rampersad. "'Harlem.'" In *The Collected Works of Langston Hughes*. Columbia, Missouri: University of Missouri Press, 2002.

Ikuenobe, Polycarp A. "Traditional African Environmental Ethics and Colonial Legacy." *International Journal of Philosophy and Theology (IJPT)* 2, nº 4 (2014). https://doi.org/10.15640/ijpt.v2n4a1.

Iwu, Maurice M. *Handbook of African Medicinal Plants*. Nova York: CRC Press, 2014.

Johnson, Robert A. *Inner Work: Using Dreams and Active Imagination for Personal Growth*. Nova York: HarperOne, 2009.

Judith, Anodea e Lion Goodman. *Creating on Purpose: The Spiritual Technology of Manifesting Through the Chakras*. Louisville, Colorado: Sounds True, 2012.

Judith, Anodea. *Wheels of Life: A User's Guide to the Chakra System*. Woodbury, Minnesota: Llewellyn Publications, 2016.

Kaminski, Patricia e Richard Katz. *Flower Essence Repertory: A Comprehensive Guide to North American and English Flower Essences for Emotional and Spiritual Well-Being*. Nevada City, Califórnia: Flower Essence Society, 2004.

Karren, Keith J., N. Lee Smith e Kathryn J Gordon. *Mind/Body Health: The Effects of Attitudes, Emotions, and Relationships*. Boston: Pearson, 2014.

Koger, Susan M. e Winter Deborah Du Nann. *The Psychology of Environmental Problems: Psychology for Sustainability*. Nova York: Psychology Press, 2010.

Koskie, Brandi. "Depression: Facts, Statistics, and You." *Website* da Healthline. Acessado em 3 de junho de 2020. https://www. https: travelbiznews.com/depression-facts-statistics-and-you/.

Kumari, Ayele. *The Isese Spirituality Workbook: The Ancestral Wisdom of the Orisa Tradition*. Edição da autora, 2020.

Larre, Claude, Elisabeth Rochat de la Vallée e Caroline Root. *The Seven Emotions: Psychology and Health in Ancient China*. Londres: Monkey Press, 2014.

Lerner, Harriet Goldhor. *The Dance of Anger: A Woman's Guide to Changing the Patterns of Intimate Relationships*. Nova York: William Morrow & Co., 2014.

"Lilac." *Website* da Flower Essences Services. Acessado em 19 de setembro de 2021. http:// fesflowers.com/catablog-items/lilac/.

Linderd. "Lynchings: By State and Race, 1882-1968." *Famous American Trials: The Trial of Sheriff Joseph Shipp, et al.*, website. Acessado em 22 de setembro de 2021. https://famous-trials.com/sheriffshipp/1083-lynchingsstate.

Maciocia, Giovanni. *The Foundations of Chinese Medicine*. Edimburgo, Reino Unido: Elsevier Churchill Livingstone, 2005.

Mark, Margaret e Carol S. Pearson. *The Hero and the Outlaw: Harnessing the Power of Archetypes to Create a Winning Brand*. Nova York: McGraw-Hill, 2002. [*O Herói e o Fora-da-Lei*. São Paulo: Cultrix, 2003.]

McLaren, Karla. *The Art of Empathy: A Complete Guide to Life's Most Essential Skill*. Louisville, Colorado: Sounds True, 2013.

Menakem, Resmaa. *My Grandmother's Hands: Racialized Trauma and the Pathway to Mending Our Hearts and Bodies*. Nova York: Penguin Books, 2021.

Montgomery, Pam. *Plant Spirit Healing: A Guide to Working with Plant Consciousness*. Rochester, Vermont: Bear & Co., 2008.

Myss, Caroline. *Archetypes: A Beginner's Guide to Your Inner-Net*. Carlsbad, Califórnia: Hay House, 2014.

Ohajunwa, Chioma e Gubela Mji. "The African Indigenous Lens of Understanding Spirituality: Reflection on Key Emerging Concepts from a Reviewed Literature." *Journal of Religion and Health* 57, nº 6 (2018): pp. 2523-537. https://doi.org/10.1007/s10943-018-0652-9.

Pennebaker, James W. *Opening Up: The Healing Power of Confiding in Others*. Nova York: William Morrow & Co., 1990.

Peper, Erik, Annette Booiman, I-Mei Lin e Richard Harvey. "Increase Strength and Mood with Posture." *Biofeedback* 44, nº 2 (2016): pp. 66-72. https://doi.org/10.5298/1081-5937-44.2.04.

Pilisuk, Marc e Susan Hillier Parks. *The Healing Web: Social Networks and Human Survival*. Hanover, New Hampshire: University Press of New England, 1986.

Redfield, James. *The Celestine Prophecy*. Hoover, Alabama: Satori Publishing, 1993.

Rhimes, Shonda. *Year of Yes: How to Dance It Out, Stand in the Sun and Be Your Own Person*. Waterville, Maine: Thorndike Press, 2016.

Roszak, Theodore, Mary E. Gomes, Allen D. Kanner e Carl Anthony. "Ecopsychology and the Deconstruction of Whiteness." Em *Ecopsychology – Restoring the Earth, Healing the Mind*. San Francisco: Sierra Club Books, 1995.

Russell, James e John W. Friedman. *The Grief Recovery Handbook: 20th Anniversary Edition: The Action Program for Moving Beyond Death, Divorce, and Other Losses*. Nova York: HarperCollins, 2009.

Russell, Roly, Anne D. Guerry, Patricia Balvanera, Rachelle K. Gould, Xavier Basurto, Kai M. A. Chan, Sarah Klain, Jordan Levine e Jordan Tam. "Humans and Nature: How Knowing and Experiencing Nature Affect Well-Being." *Annual Review of Environment and Resources* 38, nº 1 (2013): pp. 473-502. https://doi.org/10.1146/annurev-environ-012312-110838.

Selassie, Sebene. *You Belong: A Call for Connection*. Nova York: HarperOne, 2021.

Smith, Rebecca e Marie Manthey. *Should: How Habits of Language Shape Our Lives*. Minneapolis, Minnesota: Creative Health Care Management, 2016.

Softas-Nall, Sofia e William Douglas Woody. "The Loss of Human Connection to Nature: Revitalizing Selfhood and Meaning in Life through the Ideas of Rollo May." *Ecopsychology* 9, nº 4 (2017): pp. 241-52.

Some, Malidoma Patrice. *The Healing Wisdom of Africa: Finding Life Purpose Through Nature, Ritual, and Community*. Londres: Thorsons, 1999.

"Spiritual bypass" Wikipedia. Acessado em 24 de setembro de 2021. https://en.wikipedia.org/wiki/Spiritual_bypass.

Taylor, Sonya Renee. *Your Body Is Not an Apology: The Power of Radical Self-Love*. Oakland, Califórnia: Berrett-Koehler Publishers, 2018.

"Twelve Windows of Plant Perception." *Website da* Flower Society. Acessado em 22 de setembro de 2021. http://flowersociety.org/twelve.htm.

Washington, Harriet A. *Medical Apartheid: The Dark History of Medical Experimentation on Black Americans from Colonial Times to the Present*. Nova York: Anchor, 2008.

Wellman, Barry. "*The Healing Web: Social Networks and Human Survival*. Marc Pilisuk, Susan Hillier Parks." *American Journal of Sociology* 93, nº 4 (1988): 1006-1008. https://doi.org/10.1086/228852.

Welwood, John. *Toward a Psychology of Awakening: Buddhism, Psychotherapy, and the Path of Personal and Spiritual Transformation*. Boulder, Colorado: Shambhala, 2002.

Wilder, Barbara. *Money Is Love: Reconnecting to the Sacred Origins of Money*. Londres: Cygnus Books, 2010.

Wilheim, Richard e Cary F. Baynes. *The I Ching or Book of Changes*. Princeton, Nova Jersey: Princeton University Press, 1967. [*I Ching: O Livro das Mutações*. São Paulo: Pensamento, 1984.]

Williams, Justin Michael. *Stay Woke: A Meditation Guide for the Rest of Us*. Louisville, Colorado: Sounds True, 2020.

Wilson, Vietta E. e Erik Peper. "The Effects of Upright and Slumped Postures on the Recall of Positive and Negative Thoughts." *Applied Psychophysiology and Biofeedback* 29, nº 3 (2004): pp. 189-95. https://doi.org/10.1023/b:apbi.0000039057.32963.34.

Wingfield, Adia Harvey. "The Modern Mammy and the Angry Black Man: African American Professionals' Experiences with Gendered Racism in the Workplace." *Race, Gender & Class* 14, nº 1/2 (2007): pp. 196-212.

Winters, Clyde. *The Ancient Black Civilizations of Asia*. Chicago: Uthman dan Fodio Institute, 2015.

Wohlleben, Peter. *Hidden Life of Trees: What They Feel, How They Communicate*. Nova York: HarperCollins Publishers, 2020.

Wu, Mestre Zhongxian. "Daoist Imagery and Internal Alchemy". Em *Transformative Imagery: Cultivating the Imagination for Healing, Change and Growth*, org. Leslie Davenport. Londres: Jessica Kingsley Publishers, 2016.